全国高等学校中药资源与开发、中草药栽培与鉴定、中药制药等专业
国家卫生健康委员会"十三五"规划教材

"十三五"江苏省高等学校重点教材（编号：2018-2-208）

中药资源开发与利用

主　编　段金廒　曾建国
副主编　孙志蓉　张俊清　杨　滨　周日宝　桂双英

编　委（以姓氏笔画为序）

王汉卿（宁夏医科大学）　　　　　张红瑞（河南农业大学）

王利丽（河南中医药大学）　　　　张俊清（海南医学院）

王晓琴（内蒙古医科大学）　　　　周日宝（湖南中医药大学）

石森林（浙江中医药大学）　　　　段金廒（南京中医药大学）

刘秀斌（湖南农业大学）　　　　　晋　玲（甘肃中医药大学）

刘妍如（陕西中医药大学）　　　　桂双英（安徽中医药大学）

齐伟辰（长春中医药大学）　　　　贾凌云（沈阳药科大学）

许　亮（辽宁中医药大学）　　　　徐　伟（福建中医药大学）

孙志蓉（北京中医药大学）　　　　郭　盛（南京中医药大学）

李　佳（山东中医药大学）　　　　郭盛磊（黑龙江中医药大学）

李宏哲（云南中医药大学）　　　　戚　进（中国药科大学）

杨　滨（中国中医科学院中药研究所）　曾建国（湖南农业大学）

余　坤（湖北中医药大学）　　　　裴香萍（山西中医药大学）

人民卫生出版社
·北京·

图书在版编目（CIP）数据

中药资源开发与利用 / 段金廒，曾建国主编 . —北京：人民卫生出版社，2021.4

ISBN 978-7-117-30979-0

I.①中⋯　II.①段⋯②曾⋯　III.①中药资源 —高等学校 —教材　IV.①R282

中国版本图书馆 CIP 数据核字（2020）第 268987 号

| 人卫智网 | www.ipmph.com | 医学教育、学术、考试、健康，购书智慧智能综合服务平台 |
| 人卫官网 | www.pmph.com | 人卫官方资讯发布平台 |

中药资源开发与利用

Zhongyao Ziyuan Kaifa yu Liyong

主　　编：段金廒　曾建国

出版发行：人民卫生出版社（中继线 010-59780011）

地　　址：北京市朝阳区潘家园南里 19 号

邮　　编：100021

E - mail：pmph @ pmph.com

购书热线：010-59787592　010-59787584　010-65264830

印　　刷：人卫印务（北京）有限公司

经　　销：新华书店

开　　本：850×1168　1/16　　印张：18

字　　数：437 千字

版　　次：2021 年 4 月第 1 版

印　　次：2021 年 6 月第 1 次印刷

标准书号：ISBN 978-7-117-30979-0

定　　价：68.00 元

打击盗版举报电话：010-59787491　E-mail：WQ @ pmph.com

质量问题联系电话：010-59787234　E-mail：zhiliang @ pmph.com

全国高等学校中药资源与开发、中草药栽培与鉴定、中药制药等专业国家卫生健康委员会"十三五"规划教材

出版说明

高等教育发展水平是一个国家发展水平和发展潜力的重要标志。办好高等教育,事关国家发展,事关民族未来。党的十九大报告明确提出,要"加快一流大学和一流学科建设,实现高等教育内涵式发展",这是党和国家在中国特色社会主义进入新时代的关键时期对高等教育提出的新要求。近年来,《关于加快建设高水平本科教育全面提高人才培养能力的意见》《普通高等学校本科专业类教学质量国家标准》《关于高等学校加快"双一流"建设的指导意见》等一系列重要指导性文件相继出台,明确了我国高等教育应深入坚持"以本为本",推进"四个回归",建设中国特色、世界水平的一流本科教育的发展方向。中医药高等教育在党和政府的高度重视和正确指导下,已经完成了从传统教育方式向现代教育方式的转变,中药学类专业从当初的一个专业分化为中药学专业、中药资源与开发专业、中草药栽培与鉴定专业、中药制药专业等多个专业,这些专业共同成为我国高等教育体系的重要组成部分。

随着经济全球化发展,国际医药市场竞争日趋激烈,中医药产业发展迅速,社会对中药学类专业人才的需求与日俱增。《中华人民共和国中医药法》的颁布,"健康中国2030"战略中"坚持中西医并重,传承发展中医药事业"的布局,以及《中医药发展战略规划纲要(2016—2030年)》《中医药健康服务发展规划(2015—2020年)》《中药材保护和发展规划(2015—2020年)》等系列文件的出台,都系统地筹划并推进了中医药的发展。

为全面贯彻国家教育方针,跟上行业发展的步伐,实施人才强国战略,引导学生求真学问、练真本领,培养高质量、高素质、创新型人才,将现代高等教育发展理念融入教材建设全过程,人民卫生出版社组建了全国高等学校中药资源与开发、中草药栽培与鉴定、中药制药专业规划教材建设指导委员会。在指导委员会的直接指导下,经过广泛调研论证,我们全面启动了全国高等学校中药资源与开发、中草药栽培与鉴定、中药制药等专业国家卫生健康委员会"十三五"规划教材的编写出版工作。本套规划教材是"十三五"时期人民卫生出版社的重点教材建设项目,教材编写将秉承"夯实基础理论、强化专业知识、深化中医药思维、锻炼实践能力、坚定文化自信、树立创新意识"的教学理念,结合国内中药学类专业教育教学的发展趋势,紧跟行业发展的方向与需求,并充分融合新媒体技术,重点突出如下特点:

1. 适应发展需求,体现专业特色　本套教材定位于中药资源与开发专业、中草药栽培与鉴定

专业、中药制药专业，教材的顶层设计在坚持中医药理论、保持和发挥中医药特色优势的前提下，重视现代科学技术、方法论的融入，以促进中医药理论和实践的整体发展，满足培养特色中医药人才的需求。同时，我们充分考虑中医药人才的成长规律，在教材定位、体系建设、内容设计上，注重理论学习、生产实践及学术研究之间的平衡。

2. 深化中医药思维，坚定文化自信　中医药学根植于中国博大精深的传统文化，其学科具有文化和科学双重属性，这就决定了中药学类专业知识的学习，要在对中医药学深厚的人文内涵的发掘中去理解、去还原，而非简单套用照搬今天其他学科的概念内涵。本套教材在编写的相关内容中注重中医药思维的培养，尽量使学生具备用传统中医药理论和方法进行学习和研究的能力。

3. 理论联系实际，提升实践技能　本套教材遵循"三基、五性、三特定"教材建设的总体要求，做到理论知识深入浅出，难度适宜，确保学生掌握基本理论、基本知识和基本技能，满足教学的要求，同时注重理论与实践的结合，使学生在获取知识的过程中能与未来的职业实践相结合，帮助学生培养创新能力，引导学生独立思考，理清理论知识与实际工作之间的关系，并帮助学生逐渐建立分析问题、解决问题的能力，提高实践技能。

4. 优化编写形式，拓宽学生视野　本套教材在内容设计上，突出中药学类相关专业的特色，在保证学生对学习脉络系统把握的同时，针对学有余力的学生设置"学术前沿""产业聚焦"等体现专业特色的栏目，重点提示学生的科研思路，引导学生思考学科关键问题，拓宽学生的知识面，了解所学知识与行业、产业之间的关系。书后列出供查阅的相关参考书籍，兼顾学生课外拓展需求。

5. 推进纸数融合，提升学习兴趣　为了适应新教学模式的需要，本套教材同步建设了以纸质教材内容为核心的多样化的数字教学资源，从广度、深度上拓展了纸质教材的内容。通过在纸质教材中增加二维码的方式"无缝隙"地链接视频、动画、图片、PPT、音频、文档等富媒体资源，丰富纸质教材的表现形式，补充拓展性的知识内容，为多元化的人才培养提供更多的信息知识支撑，提升学生的学习兴趣。

本套教材在编写过程中，众多学术水平一流和教学经验丰富的专家教授以高度负责、严谨认真的态度为教材的编写付出了诸多心血，各参编院校对编写工作的顺利开展给予了大力支持，在此对相关单位和各位专家表示诚挚的感谢！教材出版后，各位教师、学生在使用过程中，如发现问题请反馈给我们（renweiyaoxue@163.com），以便及时更正和修订完善。

人民卫生出版社

2019 年 2 月

教材书目

序号	教材名称	主编	单位
1	无机化学	闫　静 张师愚	黑龙江中医药大学 天津中医药大学
2	物理化学	孙　波 魏泽英	长春中医药大学 云南中医药大学
3	有机化学	刘　华 杨武德	江西中医药大学 贵州中医药大学
4	生物化学与分子生物学	李　荷	广东药科大学
5	分析化学	池玉梅 范卓文	南京中医药大学 黑龙江中医药大学
6	中药拉丁语	刘　勇	北京中医药大学
7	中医学基础	战丽彬	南京中医药大学
8	中药学	崔　瑛 张一昕	河南中医药大学 河北中医学院
9	中药资源学概论	黄璐琦 段金廒	中国中医科学院中药资源中心 南京中医药大学
10	药用植物学	董诚明 马　琳	河南中医药大学 天津中医药大学
11	药用菌物学	王淑敏 郭顺星	长春中医药大学 中国医学科学院药用植物研究所
12	药用动物学	张　辉 李　峰	长春中医药大学 辽宁中医药大学
13	中药生物技术	贾景明 余伯阳	沈阳药科大学 中国药科大学
14	中药药理学	陆　茵 戴　敏	南京中医药大学 安徽中医药大学
15	中药分析学	李　萍 张振秋	中国药科大学 辽宁中医药大学
16	中药化学	孔令义 冯卫生	中国药科大学 河南中医药大学
17	波谱解析	邱　峰 冯　锋	天津中医药大学 中国药科大学

序号	教材名称	主编	单位
18	制药设备与工艺设计	周长征 王宝华	山东中医药大学 北京中医药大学
19	中药制药工艺学	杜守颖 唐志书	北京中医药大学 陕西中医药大学
20	中药新产品开发概论	甄汉深 孟宪生	广西中医药大学 辽宁中医药大学
21	现代中药创制关键技术与方法	李范珠	浙江中医药大学
22	中药资源化学	唐于平 宿树兰	陕西中医药大学 南京中医药大学
23	中药制剂分析	刘　斌 刘丽芳	北京中医药大学 中国药科大学
24	土壤与肥料学	王光志	成都中医药大学
25	中药资源生态学	郭兰萍 谷　巍	中国中医科学院中药资源中心 南京中医药大学
26	中药材加工与养护	陈随清 李向日	河南中医药大学 北京中医药大学
27	药用植物保护学	孙海峰	黑龙江中医药大学
28	药用植物栽培学	巢建国 张永清	南京中医药大学 山东中医药大学
29	药用植物遗传育种学	俞年军 魏建和	安徽中医药大学 中国医学科学院药用植物研究所
30	中药鉴定学	吴啟南 张丽娟	南京中医药大学 天津中医药大学
31	中药药剂学	傅超美 刘　文	成都中医药大学 贵州中医药大学
32	中药材商品学	周小江 郑玉光	湖南中医药大学 河北中医学院
33	中药炮制学	李　飞 陆兔林	北京中医药大学 南京中医药大学
34	中药资源开发与利用	段金廒 曾建国	南京中医药大学 湖南农业大学
35	药事管理与法规	谢　明 田　侃	辽宁中医药大学 南京中医药大学
36	中药资源经济学	申俊龙 马云桐	南京中医药大学 成都中医药大学
37	药用植物保育学	缪剑华 黄璐琦	广西壮族自治区药用植物园 中国中医科学院中药资源中心
38	分子生药学	袁　媛 刘春生	中国中医科学院中药资源中心 北京中医药大学

全国高等学校中药资源与开发、中草药栽培与鉴定、中药制药专业规划教材建设指导委员会

成员名单

主任委员　黄璐琦　中国中医科学院中药资源中心
　　　　　段金廒　南京中医药大学

副主任委员　(以姓氏笔画为序)

王喜军　黑龙江中医药大学

牛　阳　宁夏医科大学

孔令义　中国药科大学

石　岩　辽宁中医药大学

史正刚　甘肃中医药大学

冯卫生　河南中医药大学

毕开顺　沈阳药科大学

乔延江　北京中医药大学

刘　文　贵州中医药大学

刘红宁　江西中医药大学

杨　明　江西中医药大学

吴啟南　南京中医药大学

邱　勇　云南中医药大学

何清湖　湖南中医药大学

谷晓红　北京中医药大学

张陆勇　广东药科大学

张俊清　海南医学院

陈　勃　江西中医药大学

林文雄　福建农林大学

罗伟生　广西中医药大学

庞宇舟　广西中医药大学

宫　平　沈阳药科大学

高树中　山东中医药大学

郭兰萍　中国中医科学院中药资源中心

唐志书　陕西中医药大学
黄必胜　湖北中医药大学
梁沛华　广州中医药大学
彭　成　成都中医药大学
彭代银　安徽中医药大学
简　晖　江西中医药大学

委　　员（以姓氏笔画为序）

马　琳	马云桐	王文全	王光志	王宝华	王振月	王淑敏
申俊龙	田　侃	冯　锋	刘　华	刘　勇	刘　斌	刘合刚
刘丽芳	刘春生	闫　静	池玉梅	孙　波	孙海峰	严玉平
杜守颖	李　飞	李　荷	李　峰	李　萍	李向日	李范珠
杨武德	吴　卫	邱　峰	余伯阳	谷　巍	张　辉	张一昕
张永清	张师愚	张丽娟	张振秋	陆　茵	陆兔林	陈随清
范卓文	林　励	罗光明	周小江	周日宝	周长征	郑玉光
孟宪生	战丽彬	钟国跃	俞年军	秦民坚	袁　媛	贾景明
郭顺星	唐于平	崔　瑛	宿树兰	巢建国	董诚明	傅超美
曾建国	谢　明	甄汉深	裴妙荣	缪剑华	魏泽英	魏建和

秘 书 长　吴啟南　郭兰萍

秘　　书　宿树兰　李有白

前　言

中药资源开发与利用是中药学科中的一门新兴分支学科,其主要研究任务是以中药资源为全部或部分原料,运用中医药理论及现代多学科知识和技术进行产品研究开发与合理利用,是中药资源与开发、中草药栽培与鉴定、中药制药等专业的一门专业必修课程,但目前未见用于该门课程讲授的全国或行业统编教材。为了填补该专业必修课程长期无适宜配套教材的空白,由南京中医药大学段金廒教授作为第一主编,团结全国24所中医药及西医药、农林院校多年从事中药资源开发与利用的一线教学及科研人员编写了这部《中药资源开发与利用》教材。

本教材共分9章,第一章介绍了中药资源开发与利用的内涵、现状、途径与原则等;第二和第三章分别介绍了中药资源开发与利用的思路、方法、效益评价;第四至第八章分别介绍了中药提取物、中药新药、含中药食品、含中药化妆品及其他含中药产品的开发;第九章介绍了中药资源循环利用与产业绿色发展。教材充分兼顾了学科体系的完整性,既有基本理论的阐释,也有相关案例的介绍,同时注重时效性,将基于中药资源的大健康产品开发作为重点内容进行分章论述,并通过成功案例进一步强化中药资源开发与利用的特点、产业健康发展方向等,具有明显的时代特色。

本教材顶层设计定位准确,结构完整严谨,内容翔实全面,特色鲜明,概念准确,重点突出,体现了中药行业的特点。本教材契合我国中药产业发展的需求,适应新时代高等教育改革发展的趋势,适应高素质应用型、复合型、技术技能型人才的培养要求。此外,本教材基于纸质和数字融合的概念,以纸质教材为主要载体,综合利用数字化技术,配套编写了数字教学资源多媒体课件,有利于学生梳理和掌握重点和难点内容。

在本教材的编写过程中,得到了相关院校及专家的大力支持,在此一并致谢。教材围绕中药资源多途径、高值化利用展开,内容丰富,创新性强。若有疏漏之处,敬请读者在使用时指出,以便再版时修正。

《中药资源开发与利用》编委会

2021年2月

目　录

第一章　绪论 1

第一节　中药资源开发与利用的内涵及其研究任务 1

一、中药资源开发与利用的内涵 1

二、中药资源开发与利用的研究任务 2

第二节　中药资源开发与利用的现状与可持续发展 4

一、中药资源开发与利用的历史与现状 4

二、中药资源开发与利用的可持续发展 7

第三节　中药资源开发与利用的途径与原则 9

一、中药资源开发与利用的途径 9

二、中药资源开发与利用的原则 15

三、中药资源产品开发的政策与管理 18

第二章　中药资源开发与利用的思路与方法 22

第一节　药用植物资源开发利用的思路与方法 22

一、药用植物资源开发与利用的思路与策略 22

二、药用植物资源开发与利用研究的方法与适宜技术 28

三、药用植物资源开发与利用实例 31

第二节　药用动物资源开发利用的思路与方法 34

一、药用动物资源是中药资源的重要组成部分 34

二、药用动物资源开发利用的思路与策略 35

三、药用动物资源研究的方法与技术 37

四、药用动物资源开发与利用实例 45

第三节　药用矿物资源开发利用的思路与方法 47

一、药用矿物资源是中药资源的重要组成部分 47

二、药用矿物资源研究的思路与策略 48

三、药用矿物资源研究的方法与技术 51

四、药用矿物资源开发与利用实例 53

第三章　中药资源开发与利用的效益评价 　　55

第一节　中药资源开发与利用的社会效益评价 ···············55
一、中药资源开发与利用社会效益评价的概念 ··············55
二、中药资源开发与利用社会效益评价的意义 ··············56
三、中药资源开发与利用社会效益评价的指标与方法 ·······57

第二节　中药资源开发与利用的经济效益评价 ···············61
一、中药资源开发与利用经济效益评价的概念 ··············61
二、中药资源开发与利用经济效益评价的意义 ··············62
三、中药资源开发与利用经济效益评价的指标与方法 ·······63

第三节　中药资源开发与利用的生态效益评价 ···············68
一、中药资源开发与利用生态效益评价的概念 ··············68
二、中药资源开发与利用生态效益评价的意义 ··············69
三、中药资源开发与利用生态效益评价的指标与方法 ·······69

第四章　以中药资源为原料的中药提取物产品开发 　　75

第一节　中药提取物的形成发展与前景 ·····················75
一、中药提取物的形成发展 ······························75
二、中药提取物的应用现状 ······························76
三、中药提取物的行业发展前景 ··························79

第二节　中药提取物的分类 ·······························80
一、中药提取物的分类概述 ······························81
二、中药提取物的分类方法 ······························81

第三节　中药提取物国际市场需求分析 ·····················84
一、中药提取物国际市场的基本情况 ······················84
二、中药提取物的出口现状 ······························86
三、中药提取物的国际市场前景 ··························88

第四节　中药提取物的标准化及应用研发实例 ···············90
一、中药提取物的标准化 ································90
二、中药提取物产品研发实例 ····························96

第五章　以中药资源为原料的新药开发 　　111

第一节　以中药资源为原料的中药新药研究与开发 ···········111
一、中药新药的概念与研究特点 ··························111
二、中药新药开发的现状与发展 ··························112
三、中药新药开发的思路与程序 ··························112
四、中药新药开发的研究内容 ····························114

　　五、中药新药的申报与审批 ·· 128

　　六、中药新药的知识产权保护 ·· 129

第二节　以中药资源为原料的功效物质新药研究与开发 ············· 132

　　一、来源于中药资源的糖类功效物质新药研究与开发 ············· 132

　　二、来源于中药资源的生物碱类功效物质新药研究与开发 ······· 134

　　三、来源于中药资源的黄酮类功效物质新药研究与开发 ········· 140

　　四、来源于中药资源的萜类功效物质新药研究与开发 ············· 141

　　五、来源于中药资源的强心苷类功效物质新药研究与开发 ······· 142

　　六、来源于中药资源的酚酸类功效物质新药研究与开发 ········· 143

　　七、来源于中药资源的其他类型功效物质新药研究与开发 ······· 145

第三节　以中药资源为原料的中药配方颗粒研究与开发 ············· 146

　　一、概述 ··· 146

　　二、中药配方颗粒产品的开发思路与质量标准要求 ··············· 148

　　三、中药配方颗粒产品的注册申报与管理办法 ····················· 153

第六章　以中药资源为原料的食品开发 157

第一节　含中药食品的分类与开发思路 ····························· 157

　　一、含中药食品的概念与分类 ·· 157

　　二、含中药食品的形成源流与发展现状 ······························ 158

　　三、含中药食品的开发思路与发展方向 ······························ 159

第二节　含中药普通食品的研究与开发 ····························· 161

　　一、含中药普通食品的研究 ··· 161

　　二、含中药普通食品的原料与质量控制 ······························ 164

　　三、含中药普通食品的申报与审批 ···································· 165

　　四、新食品原料的申报与审批 ·· 167

　　五、含中药普通食品研发实例 ·· 170

第三节　含中药保健食品的研究与开发 ····························· 171

　　一、含中药保健食品的研究 ··· 172

　　二、含中药保健食品的原料与质量控制 ······························ 173

　　三、中药保健食品的申报与审批 ······································· 178

　　四、中药保健食品研发实例 ··· 179

第七章　以中药资源为原料的日化产品开发 181

第一节　含中药日化产品的分类与发展现状 ························ 181

　　一、含中药化妆品的概念与分类 ······································· 181

　　二、含中药化妆品的形成源流与发展现状 ··························· 183

三、含中药化妆品的主要生产工艺设计 ……184
四、含中药化妆品的管理 ……185

第二节　含中药化妆品的研究与开发 ……186
一、含中药化妆品开发的基本思路与研究内容 ……186
二、含中药化妆品的原料与产品质量控制 ……190
三、含中药化妆品的申报与审批 ……199
四、含中药化妆品研发实例 ……200

第八章　以中药资源为原料的中兽药及可饲用等产品的研究与开发 ……203
第一节　中兽药产品的研究与开发 ……203
一、中兽药概述 ……203
二、中兽药的分类 ……204
三、中兽药开发的思路与程序 ……205
四、中兽药开发应用实例 ……208
第二节　以中药资源为原料的饲料和饲料添加剂的研究与开发 ……210
一、以中药资源为原料开发的饲料 ……210
二、以中药资源为原料开发的饲料添加剂 ……210
三、以中药资源为原料开发饲料添加剂的思路与程序 ……215
四、以中药资源为原料开发饲料添加剂的应用实例 ……216
第三节　以中药资源为原料的植物源农药的研究与开发 ……218
一、以中药资源为原料的植物源农药概述 ……219
二、以中药资源为原料的植物源农药的分类 ……220
三、以中药资源为原料的植物源农药的功效物质 ……222
四、以中药资源为原料的植物源农药开发的思路与程序 ……223
五、以中药资源为原料的植物源农药开发应用实例 ……224
第四节　含中药天然香精香料及色素等产品的研究与开发 ……225
一、天然香精香料的研究与开发利用 ……226
二、天然色素的研究与开发利用 ……230
三、中药胶黏剂的研究与开发利用 ……233

第九章　中药资源循环利用与产业绿色发展 ……235
第一节　中药产业发展与中药资源循环利用的目的与意义 ……235
一、中药资源循环利用是中药资源产业绿色发展的迫切需求 ……236
二、循环经济理论为中药资源循环利用和产业绿色发展提供理论依据 ……241
三、中药资源化学为中药资源循环利用和产业绿色发展提供重要支撑 ……242
四、中药资源全产业链的循环利用与循环经济发展 ……243

■ **第二节　中药资源产业化过程废弃物及副产物的分类利用** ···244

一、中药材生产过程废弃物和副产物及其分类利用 ···244

二、中药工业生产过程废弃物和副产物及其分类利用 ···246

三、中药资源循环利用与资源经济学评价 ···246

四、相关基本概念 ···248

■ **第三节　中药废弃物及副产物的资源化利用策略与技术体系** ··························249

一、中药资源产业化过程废弃物及副产物的资源化利用策略 ·····································249

二、中药资源循环利用的适宜方法技术体系 ···252

三、中药资源循环利用发展模式的形成 ···260

主要参考文献 ···270

第一章 绪论

　　中药资源是国家战略资源,是中医药事业发展的物质基础。中药资源开发与利用是中药资源研究的中心任务之一,其主要目的是将中药资源转变为人类社会和自然环境所需的生产资料和生活资料,并实现合理利用。近年来,随着大健康产业的发展,中药资源开发与利用已由传统医药产品开发转变为健康食品、功能性日化产品、中兽药及饲用产品、中药农药等"大中药"开发,其开发与利用的途径渐趋多元化和系统化。

第一节　中药资源开发与利用的内涵及其研究任务

　　中药资源开发与利用的内涵及其研究任务是服务于中药资源产品开发及资源合理利用,提高中药资源的利用效率和产业效益,减少资源的消耗和浪费,推进我国中药资源产业向着节约资源和环境友好的循环经济产业模式转变和发展,更好地将中药资源转变为人类社会和自然环境所需的生产资料和生活资料。

一、中药资源开发与利用的内涵

　　资源开发与利用是指人类利用已有的工具或智慧将发现的可以为人类服务的物质、能量、生命体、智慧进行加工、改造或利用,进而为人类服务的行为。《资源科学》(石玉林主编,高等教育出版社,2006)总论中指出,资源开发和资源利用在理论上是有区别的。资源开发是指人们对资源进行劳动,以发现资源的利用价值或潜在应用价值;资源利用是指人们对已开发出来的资源进行一定目的的使用。但两者在实际应用中又紧密联系,中药资源开发是使中药资源达到可供人类利用的目的,即实现其社会效益、生态效益及循环经济效益而采取的措施和过程;中药资源利用是对已开发出来的资源产品进行一定目的的使用。中药资源开发与利用主要是以中药资源为主要原料进行资源产品的多层次开发与合理利用。

　　随着对中药资源开发与利用认识的持续深入及开发与利用途径的多元化和系统化,尤其近年来基于中药资源的大健康产品开发的广泛实践,中药资源开发与利用已逐渐凝练形成中药学科中的一门新兴分支学科。该学科是以中药资源为全部或部分原料,运用中医药理论及现代多学科知识和技术,进行产品研究开发与合理利用的一门学科。其研究任务是通过一系列的技术措施,将中药资源转变为人类社会和自然环境所需的生产资料和生活资料,并实现合理利用。

二、中药资源开发与利用的研究任务

(一) 以中药资源产品创制为主要目的的开发与利用

中药资源产品是以中药资源为全部或部分原料,运用中医药理论及现代多学科知识和技术开发形成的具有防病治病、保健功能或其他使用价值的各类含中药产品,其来源包括植物药、动物药和矿物药。从资源经济方面理解,中药资源产品是指我国各类中药资源经人们劳动和生产加工后,开发出来的用于满足人类医疗卫生保健及日用需要的中药类产品。

中药资源开发与利用的主要目标之一是通过一系列的技术措施,将中药资源转变为人类社会和自然环境所需的资源产品。其主要包括中药药品、中药保健食品、中药食品、中药兽药或农药、中药日用品、中药提取物的开发等。

1. 中药药品的开发　中药药品是指用于预防、治疗、诊断疾病,有目的地调节人的生理功能并规定适应证或功能主治、用法和用量的物质,包括中药材、中药饮片、中药配方颗粒和中成药。中药资源用于药品开发是其传统开发与利用的主要途径,包括以生产药材、饮片为主的初级开发,以配伍应用发展中药制剂和其他中药产品为主的二级开发,以及以提取精制有效物质或化学纯品进行的药物开发的三级开发。

2. 含中药食品的开发　含中药食品的开发在我国具有悠久的历史和文化基础,是颇具特色和优势的一个重要领域。含中药食品的开发包括含中药保健食品的开发和含中药普通食品的开发两类。

(1) 含中药保健食品的开发:保健食品是指标明具有特定保健功能,适宜特定人群食用,可调节机体功能,不以治疗疾病为目的的食品。即适宜于特定人群食用,能调节机体功能,不以治疗疾病为目的,对人体不产生急性、亚急性或者慢性危害的食品。含中药保健食品即其组成原料中含有某些中药的保健食品,保健食品中所加入中药的品种和剂量均具有严格的规范控制。保健食品不能脱离食品,是食品的一个种类。与药品的主要区别是保健食品不以治疗为目的,但可以声称具有保健功能,不能有任何毒性,可以长期使用;而药品应当有明确的治疗目的,并有确定的适应证和功能主治,可以有不良反应,有规定的使用期限。保健食品是介于食品和药品之间的一类特殊的食品。近年来,保健食品行业以平均年增长率10%~15%的速度增长,含中药保健食品的产值约3 000亿元。随着大健康产业的发展,具有一定保健功能的含中药保健食品的开发已成为中药资源开发与利用的重要方向。

(2) 含中药普通食品的开发:含中药普通食品原料中所含的中药必须是中国传统上有食用习惯、民间广泛食用,但又在中医临床中使用的物品。含中药普通食品不可以声称具有特定保健功能。据统计,目前我国药食同源产品的消费市场已从以原药材为主发展为粉剂、茶剂、饮料及酒类等多种形式;消费对象从中老年群体拓展到青少年、亚健康人群、体弱人群;消费目标从传统以滋补、强身健体为主转变为以科学调理、预防疾病为主。因此,基于传统药食同源中药食品广泛的群众基础及深厚的文化底蕴,含中药普通食品开发的市场潜力巨大。

3. 含中药日化产品的开发　日化产品是指日常生活中需要用的物品,按照用途划分,有洗漱用品、化妆用品、家居用品、炊事用品、装饰用品等。中医药在洗发护肤、沐浴、洗衣液、洗洁精、卫生巾等洗护、洗涤以及个人护理领域应用广泛。中药日化行业的发展潜力非常巨大,也是国内外各行业中发展较为迅速的领域。2014年我国含中药或植物日化用品的市场规模达到1 100亿元,是世界第二大消费市场,以中药为核心理念的日化产品越来越被国内外的消费者认可,现已成为消费者追求的新时尚。将中药的治疗、调理功能和普通日化产品相结合起来,以功能性产品角度进入日化等快速消费品领域,将是含中药日化产品今后发展的重要方向。含中药日化产品中所用的中药原料应符合相关日化用品的物料要求。

4. 含中药饲用产品的开发 含中药饲用产品主要包括含中药饲料、饲料添加剂以及中兽药等,其主要目的是在畜禽水产养殖过程中达到防治疾病、增加生产性能、提升产品品质的作用。中药资源以其疗效确切、来源天然等特性用于禽畜疾病防治已有悠久的历史,现已在中兽药、饲料添加剂等饲用产品中广泛应用,成为支撑当前我国畜禽水产产业健康发展的重要组成部分。据调查,在国家实施饲用产品禁用抗生素政策的驱使下,中药类饲用产品已成为"禁抗、减抗"的主力军,在各种"替抗"添加剂中,养殖户对于中药作为抗生素替代品的认同率达90%,中药类饲用产品在肉禽养殖场中的使用普及率达到95%。因此,随着国家"禁抗、减抗、无抗"政策实施的深入,基于具有增强免疫、促生长等作用的中药类饲用产品的产业规模将逐年增大,前景广阔。

5. 含中药其他产品的开发 部分中药资源尚具有杀虫、杀菌、抗病毒和除草等活性,且具有较好的环境相容性,因此以其为主要原料用于中药农药的开发是其资源利用的重要方向之一。此外,部分中药含有天然色素类物质、植物胶类物质等功能性成分,也可用于相关产品的开发。

(二) 以资源利用效率提升和可持续发展为主要目的的开发与利用

广义的中药资源开发与利用的研究任务还应包括通过新资源发现、技术革新、工艺改进等提高中药资源的利用效率和产业效益,减少资源的消耗和浪费,推进我国中药资源产业向着节约资源和环境友好的循环经济产业模式转变和发展,实现中药资源产业的可持续发展。

1. 新资源发现与开发利用 基于近缘生物具有相似的化学组成及其生物活性的观点,寻找和发现新资源及替代补偿资源等,为紧缺、珍稀濒危资源提供发展策略和支持,进而形成可替代性资源产业和新资源的补充及其产业化。

2. 资源性物质价值发现与利用效率提升 基于精细化利用中药资源的策略,通过拆分和解析传统药材的多元功效及其物质组分(成分),以有效提升资源利用效率,形成由复杂混合物-组分(群)-成分(群)组成的各具特色的中药资源产业结构及其资源经济产业链。

3. 资源性物质提取分离效率提升 基于多元化技术耦合集成,提升优化中药资源深加工生产工艺及工程化方法;针对中药提取、富集、分离工艺落后和转化率低、资源性化学成分浪费严重等问题,开展化学-材料-工艺多学科交融,提升资源利用效率和效益。

4. 资源性物质的转化增值 通过生物转化、化学转化等转化方式或资源性化学成分结构修饰策略,提高资源性物质的转化效率,提升资源性物质的利用价值或潜在利用价值。

5. 资源性物质的再生利用 基于循环经济的发展理念,围绕中药资源产业化过程产生的非药用部位、原料加工下脚料以及深加工生产过程产生的废渣、废水、废气中的资源性化学物质进行回收利用,以实现节约资源、减少排放,建立有效的中药资源循环经济产业模式和生产方式。

第二节　中药资源开发与利用的现状与可持续发展

资源的稀缺性是资源开发与利用过程中需要关注的战略性问题。中药资源是自然资源的一部分,在中药经济快速发展的同时,中药资源可持续利用应做到科学合理地开发利用,不断提高中药资源开发与利用的水平及能力,力求形成一个科学合理的中药资源开发体系;通过加强中药资源环境保护、改善中药资源生态环境,来维护中药资源生态系统的良性循环,实现中药资源与中药经济、生态环境的协调发展,并力争留给后代一个良好的中药资源生态环境。

一、中药资源开发与利用的历史与现状

(一) 中药资源开发与利用发展简史

我国中药资源开发与利用的历史悠久。从神农尝百草到东汉《神农本草经》问世,从明代《本草纲目》到现代《中华本草》的编纂,浩瀚的本草文献深刻反映了我国医药发展和劳动人民开发利用中药资源的丰富经验。它是人们从盲目地、自发地对自然资源的利用到与自然和疾病的斗争中,发现药物、认识药物的真实而生动的写照。古代时期具有划时代意义的杰作是东汉成书的《神农本草经》,后又经《本草经集注》增补、完善,初步形成一套独特的理论体系。至此,我国中药理论体系的雏形已定,中药资源开发与利用也得到进一步的扩大和提高。到了唐代,药物知识也已基本满足一般临床应用的需要。国家曾组织力量开展药源调查,在此基础上于显庆年间编修了《新修本草》,又名《唐本草》,这是世界上第一部由政府编修并颁布实施的具药典性质的药学专著,开发利用的中药资源已达 1 500 多种。至明代,举世闻名的《本草纲目》收载药物 1 892 种,将古代中药资源开发与利用推向顶峰,并以博大精深的内涵总结了明代以前中药资源开发与利用的经验,图文并茂,提高了本草学的编纂技能和水平,开拓了后世中药发展的新局面。一直到清代,随着中药商品经济的发展,在全国形成药材集散市场、中药行和中药店,使中药材的产量和运销量随之大增,中药资源开发与利用的范围得到扩展和提高,著录和存世的本草近 400 部,其中学术价值较高的著作有《本草纲目拾遗》《植物名实图考》。前者收载《本草纲目》未收载的药物 716 种;后者收载植物 1 714 种,虽名为《植物名实图考》,但实际上也是一部宝贵的药物专著。与此同时,我国民族药的开发与利用也得到很大的发展,如藏族著名药学家帝玛尔·丹增彭措编著了《晶珠本草》,共收载药物 2 294 种,具有浓厚的藏药特色,是我国藏医药学史上的一部经典之作。但一直到中华人民共和国成立之前,我国中药产业发展缓慢甚至处于停滞不前的状态。

中华人民共和国的成立,为中医药事业的发展创造了良好的社会环境,使中药资源开发与利用、中药经营管理、中药市场的供求出现了蒸蒸日上的大好局面,中成药生产持续、稳定、协调地发展。70 多年来中药资源开发与利用由单纯的经营、收购转向多学科、多部门协同配合,多层次、多方位的深层次的开发和综合利用,取得明显的经济效益和社会效益,为增进人民健康和丰富人民生活发挥广泛的作用。同时,民族药、民间药和海洋药的研究有了新的发展,拓宽了开发领域,使

之更有利于防病、治病和康复、保健,保障人民身体健康。同时,加强在畜牧业、农业、食品及化工等各个方面的综合利用,以进一步造福人类。

(二) 中药资源开发与利用的现状与问题

当前我国的中药新产品研发能力已基本形成,规范建设已逐步完善,中药产业已初具规模,拥有中成药 6 000 余种,中药新品研发工作取得显著的成果。但是,据统计在国际草药市场中,我国中药出口额占世界草药贸易额的 3% 左右,而且主要是以中药材和中药饮片出口为主,中成药出口仅占我国中药出口的 15.4%。目前我国中药产业还存在创新体系欠完善,基础研究尚较薄弱,科学研究与产业需求相脱节,研究成果转化率低,产品的科技竞争力和市场占有率较低等诸多问题。

1. 新产品研发投入大、周期长,创新动力不足 自 2007 年版《药品注册管理办法》倡导"新药要新、改剂要优、仿制要同"的监管理念以来,中药新药注册申请的数量和批准量逐年下降,让之前近乎狂热的中药研发逐渐回归理性。但受政策环境影响,目前创新中药存在投入大、研发周期长、成本高、研发回报率低的现象。2016 年至今,5 年间批准的中药新药仅 10 件,其中能与化学药进行头对头临床对比研究的仅有 2 件。现代科技创新中药正面临着价值理念转变带来的转型"阵痛"和"青黄不接"的困境。

2. 新产品研发投入不足 从国际制药企业的研发情况看,新产品研发大多以企业为主体,而我国大多数制药企业规模不大,难以承担新药研发的高投入、高风险,尚不能成为医药研发的主体。在新产品研发投入方面,国际制药企业一般将销售额的 10%~20% 用于研发,而我国研发平均投入仅占销售额的 0.7%,广告费用却达到 5%~10%,这种资金分配的不合理直接导致新技术、新产品研究开发能力不足,产品科技含量不高,难以维持长期的销售业绩。

3. 科学研究与产业需求相脱节 主要表现在科研院所、高校资源与企业之间联系不紧密或缺乏衔接。科研院所、大学拥有大量的科研资源,但其应用性研究工作大多尚不能有效地直接面对市场,其研究成果的转化率较低。如何进行"产、学、研"的有效联合,促进高校创新成果的产业转化是当前我国中药新产品研发的一个重要问题。

(三) 中药资源开发与利用的发展方向

随着全球天然药物潮流的兴起,各国政府纷纷将植物药、传统药纳入政府管理,给予合法的地位,植物药与传统医药取得前所未有的发展机遇。中药新产品的开发应适应世界潮流,满足人们个性化和多样性消费的需求,顺应人类医疗服务模式转向自助预防保健的大趋势,解决人类疾病谱改变所产生的新课题。应对产品技术、政策法规和市场前景进行综合分析研究,开发出有中药特色的新药产品。

1. 利用中药资源优势,开发具有市场需求的新产品。我国的中药资源开发与利用是建立在中华民族博大精深的中医药理论基础上的,在中医理论指导下,几千年来行之有效的中药应用经验以及逾 10 万首中药方剂是创新中药资源产品的根基和源泉。因此,从事中药产品开发研究应充分学习和挖掘中医药理论知识,深入探究中药资源蕴含的多宜性价值,同时学习和借鉴国际上开发天然药物的思路及方法技术,方可走出一条具有中医药特色优势的中药资源开发与利用之路。

应针对危害健康的重大疾病开发新产品。现代医学在诊断和治疗上已取得了显著的成绩,但到目前为止仍有相当多的疾病缺乏有效的治疗方法,因此中医药科研应瞄准现代医学的难点选题攻关,加强对病毒性疾病、自身免疫病、过敏性疾病、肿瘤、痴呆、肥胖等的研究。特别是针对中药具优势而市场又缺少的产品开发,如中医的外用药、皮肤科用药、儿科用药、妇科用药,以及多途径和多类型的健康系列产品,服务于人类社会崇尚自然、信仰传统的消费理念和健康追求。

2. 中药资源产品的开发应突出以其功效价值为立足点。中药新产品的开发必须首先考虑其是否能通过严格的临床试验。目前公认的阻碍中药走向世界的最大的问题是药品质量控制问题,而对产品开发的临床设计没能引起足够重视。但随着质量工程的实施,中药走向世界的瓶颈将不再是质量标准问题,而是临床方案的设计及临床评价结果能不能经得起严格的临床验证和国际公认的问题。

对于药品来说,临床试验的重要性要远大于临床前的药学研究,因为药品的最基本的属性——有效性及安全性最终都靠它检验。国际上化学新药从基础研究开始直到获批,一般需要8~10 年或更长时间,平均开发费用超过 10 亿美元,而其中 70% 以上的费用和时间花费在临床研究中。相比之下,以往国内中药新药研制和评审中重基础(药学、药理学、毒理学)而轻临床的现象比较普遍,新药临床试验的地位未得到应有的重视。随着国家药品监督管理局将中药审评的重点逐渐向临床试验研究倾斜,中药的开发从研究立项起就应很好地对临床研究进行规划,确认所立的项目能否通过严格的临床验证。

3. 深入细致的科学研究是中药资源产品创制的基础。中药含有复杂的活性物质、具有复杂的药理效应和作用机制,新产品的开发需要有阐释中药科学内涵的基础研究作为前提,而长期以来中药基础研究的薄弱极大地限制了中药创新产品的开发。从标准规范的角度来看,当前国内符合国际 GLP 的研究中心和 GCP 的临床试验基地还较少,提高新药研发的技术规范也迫在眉睫。

研发技术上重视新理论、新技术的应用,重视国际合作和知识产权保护。在当前应特别重视依托高校和科研院所的“一库四平台”(药物信息数据库、化学提取分离与分析平台、制剂技术平台、药效筛选与评价平台、安全性评价平台),与企业形成相互联系、相互配套、优化集成的整体性布局,以提升新药自主创新和研究开发能力。

4. 中药资源产品开发需重视资源的有效供给。随着人类活动的不断加剧和对生物资源的消耗及生态环境的破坏,一些重要的依赖自然资源提供药材的药用生物种类和资源蕴藏量出现稀缺乃至濒危,被纳入政府和行业严格管理范畴,无法满足工业化生产的需求。另外由于药材产地的不同,各地药材的质量存在较大的差异,使得中药的质量难以控制,影响药物的疗效。因而在中药资源产品开发前,处方选择需保障药源质量和供应。

资源的有限性和资源的稀缺性决定了人类在利用资源的过程中需要不断寻找替代资源,发现新资源,在补偿和保障资源有效供给的同时,又可保护珍稀、濒危自然资源的可持续发展。近些年来,运用中药资源化学与植物化学分类学的思路和方法,通过对近缘药用生物类群资源性化学成分直接或潜在利用价值的发现,以获得可替代和补偿性资源化学物质已逐渐成为发现替代资源的重要方式。

5. 中药资源产业化过程需重视资源循环利用和产业绿色发展。中药资源产业化制造过程必将产生大量的废渣、废水、废气等,这些中药废弃物中尚包含着未被利用的部分资源性化学成分,若不能得到有效的回收利用和推行循环经济发展,不仅造成宝贵的中药资源的巨大浪费,而且污染环境并加重生态负担。通过倡导中药资源循环利用的理念,推行多途径、多层次资源价值创新策略,有针对性地进行科学研究与适宜技术集成,从废弃物中发现资源的残留价值,并通过对其副产品进行合理配置和利用,实现资源残值在相关或另一产业中的转移和资源最大限度的利用。由此逐步推行对取自自然资源或是人工替代资源的中药原材料使用的"减量化",达到节约资源、维护生态的目的;通过对资源产业化过程产生的下脚料等废弃物的"再利用"和"资源化",以充分拓展资源产业化空间,扩大和延伸资源产业链,有效提升资源利用效率和产业效益。

通过以循环利用的中药资源和生态环境为前提和基础,充分满足人类社会对健康生活和经济发展的追求,对于中药资源事业的健康可持续发展具有重要意义,也是必然选择。

6. 中药资源深加工企业应成为中药资源产品开发的主体。当前国家正积极制定政策引导企业作为新药开发的主体,这不仅有助于中药产业的发展,更将会给企业带来巨大的效益。企业作为中药开发的主体,有利于开发出最适合自身销售的产品,以获得最大的利润;有利于获得自主知识产权,以保证自主定价权和市场销售独占性,在国内外激烈的市场竞争中胜出;有助于提高自身科技水平,树立起企业的高科技形象,增加产品的品牌效应,为中药产品的技术销售打下良好的基础。另外,应建立成果转化平台,使丰富的高校科研成果能转化为市场需要的产品。

二、中药资源开发与利用的可持续发展

中药资源的可持续发展是中医药事业可持续发展的基础,是中药现代化发展过程中需要建立的一项基础性系统工程。《国务院办公厅关于转发工业和信息化部等部门中药材保护和发展规划(2015—2020 年)的通知》中也指出"提高中药材资源综合利用水平,发展中药材绿色循环经济"。中药资源可持续利用涉及社会、经济、政策和技术多个方面的问题,是一项复杂的系统工程。在充分利用资源的同时,保护资源和环境,保护生物多样性和生态平衡。特别要注意对濒危和紧缺中药材资源的修复和再生,防止流失、退化和灭绝,保障中药资源可持续利用和中药产业可持续发展。

(一)中药资源可持续利用的含义

资源的可持续利用是指高效的、可再生性的、兼有保护性的利用。中药资源是自然资源中的一部分,在中药经济快速发展的同时,中药资源可持续利用应做到科学合理地开发利用,不断提高中药资源开发与利用的水平及能力,力求形成一个科学合理的中药资源开发体系;通过加强中药资源环境保护、改善中药资源生态环境,来维护中药资源生态系统的良性循环,实现中药资源与中药经济、生态环境的协调发展,并力争留给后代一个良好的中药资源生态环境。换句话说,中药资源可持续利用是指一种技术上可能、经济上可行、社会可接受的,在保证中药资源可持续性的前提

下,充分、合理、节约、高效地开发利用现有的中药资源,并不断开发新的替代资源,从而达到区域内资源、社会、经济、生态环境协调发展的一种合理利用方式。这种可持续性强调在时间尺度上,当代人的需求不能危害和削弱后代人满足他们对中药资源及其产品或社会服务需求的能力。

可持续利用是一种资源管理战略,即将全部资源的一部分加以合理收获,在适宜的生态环境下,新生长的资源数量又足以弥补所收获的数量。中药资源可持续利用是以可持续发展为战略目标,确定中药资源发展的宏观调控政策,合理利用现有的中药资源,保护生态环境,使中药资源能够不断地满足当代人和后代人医疗保健的需求。

中药资源可持续利用是中药资源和中药产业可持续发展的目标之一。中药资源可持续发展(sustainable development of traditional Chinese medicine resources)就是在可持续发展思想的指引下,从实际出发,依靠富有远见的宏观调控政策、先进的经营管理机制,因地制宜地确立中药资源发展战略与选择发展模式,合理利用中药资源,保护生态环境,增强发展后劲,确保当代人及其后代人对中药资源的需求不断得到满足的发展。中药产业可持续发展的内涵是指中药产业的发展既能满足中医药临床及保健用药的需要,又能保证资源的永续利用,同时对环境不造成危害。中药资源一部分来源于野生品,且以多年生植物最多,资源再生速度慢,资源蕴藏量有限,因此中药资源可持续利用是中药产业可持续发展的一个重要方面。

(二) 实现中药资源可持续利用的意义

我国作为一个疆域辽阔的国家,气候和自然地理条件复杂多样,因而中药资源种类较多且储量较丰富。然而近年来由于某些利益的驱使,中药资源遭遇"竭泽而渔"的消耗方式,导致中药资源储量锐减。据统计,素有"十方九草"之称的甘草蕴藏量比 1950 年下降 40%,冬虫夏草产量也逐年大幅下降,近几年对紫杉醇的开发导致全世界红豆杉资源的迅速破坏。大宗品种黄柏的年需求量已达到 2.4×10^6 kg,其野生资源蕴藏量约 7×10^7 kg,按其生产周期 30 年计算,只能利用 16 年。1992 年公布的《中国植物红皮书》中收载的 398 种濒危植物中,药用植物达 168 种,占 42%;我国处于濒危状态的近 3 000 种植物中,用于中药或具有药用价值的占 60%~70%。随着世界经济和人类医疗保健事业的快速发展,中药资源的社会需求总量急剧增加,给环境和资源造成巨大的压力,使中药资源可持续发展面临严峻的挑战。因此,针对中药资源的特点对其进行客观全面、符合中医药特色的评价,并在此基础上实行有效的管理,是实现中药资源可持续发展和促进中医药走向世界的必然举措。

中药资源可持续利用的主要任务即是保护药用动植物资源赖以生存的生态环境,保护药用动植物物种资源和生物多样性,通过人工种植、养殖或以生物技术等为主要手段减少野生资源消耗,以保持社会、经济、生态环境协调发展为前提,确保当代人及后代人对中药资源的需求不断地得到满足。

协调好中药资源的保护和利用,实现中药资源可持续利用,已成为当前中药资源保护与管理的工作重点之一。而要实现中药资源可持续利用,其核心内容之一就是要构建中药资源可持续利用评价的指标体系,有了管理依据和衡量可持续利用能力的基本手段,才能更好地对中药可持续利用进行评价。

第三节　中药资源开发与利用的途径与原则

中药资源作为自然资源的一部分,具有自然资源的基本属性和特点,即有价性、整体性、社会性、时空性、有限性等,其价值的开发和利用随着社会、经济、文化等发展水平和人们生活水平的不断提高而逐渐显现出来。在社会生产力发展水平低下的情况下,中药资源开发与利用的程度较低,其资源相对比较丰富。但随着社会经济的不断发展,人们的生活需求亦日益广泛,特别是近些年来,中药资源开发与利用研究的深度和广度明显提高,由于过度开发、环境破坏等因素,资源紧缺已成为社会经济持续、稳定、协调发展的重要制约因素。因此,如何适时、适度、适量地开发利用中药资源是当前需要研究和解决的重要问题。

一、中药资源开发与利用的途径

目前,源自中药及天然药物的资源产品在全世界范围内越来越受到人们的重视,对其资源的依赖程度不断提高,开发和利用资源的途径和方法日益扩展,人类消费自然资源的能力空前增长。近年来,欧盟的天然药物市场发展速度要快于化学药品,天然药物市场销售额年均增长10%左右。在日本,有40%的医师开汉方药和天然药物,35%的患者接受天然药物治疗,特别是许多天然药物制成的保健食品。可见,中药及天然药物产品在国际医药消费市场中具有广阔的应用前景和发展潜力。

(一) 中药提取物的开发与利用

中药提取物指以中药材为原料,经提取、浓缩或分离、干燥等制成的符合一定质量标准的粉状提取物,是介于中药材和中成药之间的一种产品类型,是中药用药的一种新方式,作为原料广泛用于天然药物制剂、保健食品等,有良好的市场前景。在古代中成药的制备过程中,已经有使用中药提取物的记载。例如,古代就有将部分药味煎煮提取后,加入其他固体药料中制成丸剂的制备方法,类似于现在的半浓缩丸。

中药提取物不同于植物提取物,其来源包括植物、动物和矿物,少部分为人工制品如酒、神曲、醋,是在中医药理论指导下用来预防、诊断和治疗疾病的产品,是药材的深度加工产品。中药提取物具有开发投入较少、技术含量高、产品附加值大、国际市场广泛等优势和特点。

中药提取物在我国作为中药的一种类别已有20多年。近几年顺应国际市场的需求,国家各职能部门对提取物有了中肯的评价和支持,它的重要性不是在市场销售及创汇总量的规模上,而是在中药生产的关键环节中取得突破性认识,使得中药提取逐渐成为中药现代化的重要关键环节。

作为中药用药的新方式,国内已有单味中药提取物应用于临床。中药提取物生产经营企业与日俱增,多种中药提取物除供应国内的医药市场外,还销往欧美、东南亚及日本、韩国等地,为我国的中药出口闯出了一条新路子,充分体现了中药资源的综合利用和开发,取得较好的经济效益。

目前国内中药提取物的应用主要集中在医药、保健食品领域,国外绝大部分应用在植物药的开发和使用上,并有逐步扩大适用范围的趋势,如膳食补充剂、化妆品、饲料添加剂等。

(二) 医药产品的开发与利用

中药作为我国的传统医药,不仅为人民的健康事业作出了巨大贡献,也成为我国医药产业的重要支柱,在经济发展中也发挥重要作用。随着我国医药科学技术的进步,加之近年来西方国家包括美国、加拿大、欧盟、澳大利亚等对传统药物和植物药的逐步开放和注册政策的调整,也给中药进入国际市场提供了良好的契机。目前中药新药产品的研究开发主要有以下几种途径:

1. 以传统经典名方为基础的中药新药发现　中药的使用历史悠久,形成数以十万计的有效方剂,这些方剂在辨证论治的基础上,针对病机以药物的性味、归经、功用为依据,按照"君臣佐使"的配伍原理组成,其疗效确切,对人类防治疾病发挥了重要作用,成为现代中药研发的主要源泉。

2. 以中医临床有效验方为基础的中药新药发现　中医理论是中药新药研发的优势和理论保障,在中医药理论指导下,按照中医"辨证施治"的处方原则研发中药新药。该类新药的特点是保持了中医药的特色,但由于受中药复方作用机制和物质基础不明的制约,存在制剂相对落后、药效重现性差以及临床疗效评价有难度等问题,使得所研制的品种存在普遍的低水平重复、科技含量不高、创新性不强的现象,致使该类新药缺乏能够反映中药特点的药效评价体系。

3. 基于民族、民间用药经验的中药新药发现　中国是一个多民族国家,具有五千年的文明史,各少数民族在漫长的医药实践过程中积累了丰富且宝贵的医药经验。各少数民族应用的药物总量达 3 750 种之多,尤其是藏族、傣族、苗族、彝族、高山族等少数民族医药中蕴藏着丰富的药物应用经验,具有巨大的挖掘潜力。

东北长白山区民间使用蔷薇科植物龙芽草 *Agrimonia pilosa* 的冬芽驱除绦虫,疗效显著。经研究发现,驱除绦虫作用的活性成分为鹤草酚(aprimophol),进而经结构改造成为鹤草酚精氨酸盐,毒性减半。

从云贵高原地区苗族用于治疗偏瘫的草药——菊科植物短葶飞蓬 *Erigeron breviscapus* 中发现其含有的焦袂康酸(pyromeconic acid)、飞蓬苷(erigeroside)、野黄芩苷(scutellarein)等活性成分具有扩张血管、增加血流量、减低外周血管阻力、改善脑血液循环的药理作用。经 200 多例临床疗效观察,证实该植物的黄酮类及酚酸类物质对脑血管意外所致的中风瘫痪有显著的疗效,现已开发生产的制剂产品有灯盏素片及灯盏花素注射液。

此外,从河南民间用于治疗食管癌、贲门癌的药用植物——冬凌草 *Rabdosia rubescens* 中开发出来的冬凌草素片是一新型抗肿瘤药。从安徽民间用于抗血吸虫的百合科植物萱草 *Hemerocallis fulva* 根中发现萱草根素,开发得到抗血吸虫的有效药物。

4. 以组分配伍理论为指导的中药新药发现　组分中药是在传承基础上的创新,在病症结合、方证相应、理法方药一致的基础上,以中医药理论、系统科学思想为指导,从有效方剂出发,以组分为表达形式,针对有限适应证(证候类型),通过多组分、多靶点,以整合调节为基本作用方式的新的中药应用形式。其特征是药效物质和作用机制相对清楚,具有"安全、有效、稳定、可控"的药物特征,还具有多途径、多靶点、多效应整合调控作用模式等中医药特点。

5. 采用天然植物药发现策略的中药新药发现　从中药中分离活性成分或活性部位,经一系列研究与开发过程发展为新药。该类新药是采用现代提取分离、纯化技术,从中药材中提取分离有效成分(单体化合物)或有效部位。这一新药发现模式的典型成功案例是麻黄碱、青蒿素的发现。

6. 基于中药和化学药组合策略的新药发现　药品特征为中药复方或单味中药加化学药组成的中西药复方。从研发理念来看,该类新药有其合理性。但从研发现状看,该类药物多数缺乏深入细致的研究,难以准确揭示化学药与中药或所含有效成分的相互作用规律,不能清楚地说明化学药和中药所发挥的作用以及两者的互补关系等。

(三) 健康食品(功能食品)的开发与利用

我国历史文化悠久,自古以来就有食疗养生的传统。我国人民经过几千年的实践,积累了大量的养生保健经验,形成了具有中国特色的保健养生理论。随着物质生活的不断改善和提高,这些理论逐渐在普通老百姓的日常生活中得到了更多的应用,食物由常规的营养型逐渐向滋补、保健型发展,药膳及各种保健食品进入消费领域。

1. 普通食品　普通食品是指各种可供人们食用或饮用的成品和原料,具有营养价值和良好的感官性状(色、香、味)。人们日常食品中的植物有些本身就有药用价值,如紫苏 *Perilla frutescens*、蕺菜 *Houttuynia cordata* 和薏苡 *Coix lacryma-jobi* 等。在国家卫生和药品监督管理部门确定的既是食品又是药品的植物名单中有 100 余种。

2. 保健食品　保健食品的理论基础是"药食同源",指适宜于特定人群食用,能调节机体功能,不以治疗疾病为目的,并且对人体不产生任何急性、亚急性或者慢性危害的食品。在我国,保健食品从 1996 年 6 月开始被赋予法律地位。目前保健食品行业用原料 60% 以上为中草药,已发展保健食品近万种,以免疫调节、抗疲劳和调节血脂为主。产品有口服液、软胶囊、硬胶囊、片剂、罐头等多种形式,如人参蜂王浆口服液、西洋参口服液、虫草鸡精、儿童营养液、芦荟软胶囊、大蒜油软胶囊、银杏硬胶囊、灵芝胶囊、松花粉硬胶囊、罗汉果含片、金银花含片、草珊瑚含片、怀参罐头、地黄罐头等。利用药用植物资源开发的饮料、保健茶等也品种众多,如怀参茶、人参茶、黄芪茶、绞股蓝茶以及各种各样的凉茶。凉茶是指将药性寒凉和能消解人体内热的中草药煎水作饮料喝,以消除夏季人体内的暑气,或治疗冬日干燥引起的喉咙疼痛等疾患,它为首批"广东省食品(饮食)文化遗产",也是国家级非物质文化遗产,目前年销售总额已近 100 亿元。其他保健食品还有人参酒、五味子酒等药酒类,巴戟软糖、何首乌软糖、薄荷糖等糖果。

3. 药膳　药膳(health-protection food)是集传统中医的"理、法、方、药"原理与食品烹饪于一体的成功创造。它是在中医药理论指导下利用食材本身或者在食材中加入特定的中药材,使之具有调整人体脏腑阴阳气血生理功能以及色、香、味、形特点,适用于特定人群的食品,包括菜肴、汤品、面食、米食、粥、茶、酒、饮品、果脯等。我国许多城市均有药膳餐馆,目前经营的药膳有几百个品种,如"茯苓夹饼""茯苓包子""龟苓膏""中药味酸梅汤""银花露""虫草鸡""虫草鸭""川贝雪梨"等。可用于药膳食品开发的中药资源种类很多,据《中国药膳大全》和《中国药膳学》等书籍的收载统计,共有 120 多种,其中大多为常用药材,如薏苡仁、芡实、大枣、枸杞子、百合、龙眼、核桃、山药、芝麻、莲子等。

(四) 功能性日化用品的开发与利用

日化用品为人们日常生活的必需品,并随着人们生活水平的提高,其需求量越来越大,对其质量及功能性要求也越来越高。随着世界范围内的"回归自然"潮流以及对化学合成日化用品原料危害性认识的加深,日化用品工业掀起开发天然保健用品的热潮,并逐渐成为当前国际日化用品工业发展的方向和潮流,这给中药日化用品的发展带来前所未有的大好机遇。

1. 中药化妆品　中国古代本草中就包含许多美容药物,据统计《本草纲目》中记载的具有美容作用的药物共有500多味,主要用于面、鼻、牙齿、须发、疣痣等方面。而借鉴传统医药理论和实践经验,通过发掘研究,现已筛选出可用于化妆品的中药资源有数百种,如芦荟 *Aloe vera var.chinensis*、当归 *Angelica sinensis*、白芷 *Angelica dahurica*、白术 *Atractylodes macrocephala*、红花 *Carthamus tinctorius*、积雪草 *Centella asiatica*、菊花 *Chrysanthemum morifolium*、灵芝 *Ganoderma lucidum*、甘草 *Glycyrrhiza uralensis*、绞股蓝 *Gynostemma pentaphyllum*、人参 *Panax ginseng*、广藿香 *Pogostemon cablin*、丹参 *Salvia miltiorrhiza*、防风 *Saposhnikovia divaricata*、银耳 *Tremella fuciformis* 等。这些中药化妆品往往具有独特的功能,如甘草在化妆品生产中可作为较好的沐浴液原料;麦冬 *Ophiopogon japonicus* 用于配制润肤霜效果较理想;槐花所含的芸香苷对皮肤有保护作用,能降低 X 射线的影响;白芍、赤芍具有活血化瘀的功效,对蝴蝶斑、雀斑及色素沉着都有一定的治疗作用,还可增白,是一种非激素类增白祛斑剂;甘松所含的芳香油可作化妆品定香剂等。应用中药提取物作乳化剂、基质、添加剂等开发出的药物性化妆品不仅能达到美容、保健、治疗的目的,而且较化学性化妆品的副作用小,较受消费者欢迎。因此,中药化妆品的生产近年来发展较快,产品也是琳琅满目,有的已形成产品系列,如人参类的产品有人参强力生发灵、人参生发露、人参祛皱霜、人参液体香波、七日香人参胎素美容膏、田七人参高级药性洗发精等,芦荟产品有芦荟洗面奶、护发素、洗发香波等。

2. 中药牙膏　将中草药添加到牙膏产品中是国内牙膏企业的一大创新,是它们打破外资巨头市场垄断、重新划分市场格局的有力武器。中药牙膏不但品牌林立,而且种类繁多。添加的药用植物有两面针 *Zanthoxylum nitidum*、草珊瑚 *Sarcandra glabra*、三七 *Panax notoginseng*、黄芩 *Scutellaria baicalensis*、忍冬 *Lonicera japonica*、野菊 *Chrysanthemum indicum*、人参 *Panax ginseng*、黄檗 *Phellodendron amurense*、荆芥 *Nepeta cataria*、黄连 *Coptis chinensis* 等。

3. 中药香皂　它是中药类日用品的常用品种之一,特别是在农村。一些含中药的香皂除具有清洁皮肤的作用外,对某些皮肤病还有一定的治疗作用。通常加入香皂内的中药材料来源于苦参 *Sophora flavescens*、忍冬 *Lonicera japonica*、芦荟 *Aloe vera* var. *chinensis*、薄荷 *Mentha canadensis*、菊花 *Chrysanthemum morifolium*、白鲜 *Dictamnus dasycarpus* 和千里光 *Senecio scandens* 等。

(五) 中兽药产品的开发与利用

1. 传统中兽药　中兽药是祖国医药学的组成部分,有着悠久的历史和丰富的内容,如成书于公元前 2 世纪的《神农本草经》中已有"牛扁疗牛病""柳叶治马疥""梓叶传猪疮"的记载。千百年来,中兽药对中国畜牧业和家庭养殖业的发展发挥重要作用。当前,清热药、补益药、驱虫药等在中兽药中使用较多。实践证明,无论是纯中药制剂还是中西药复方制剂,都对防治畜禽的大多数细菌性疾病、病毒性疾病、寄生虫病及其他疾病都有较好的效果。目前,中兽药在国际上也产生了一定的影响,亚洲的很多国家和地区把使用中兽药当成提高畜禽健康质量的重要手段,与西方现代兽医药共同用于临床。欧美各国在"回归大自然"的口号的影响下,也越来越重视中兽药的研究,一些中兽药的治疗作用逐渐得到临床认可。目前,利用中药开发无公害药品已成为兽药研究的重要领域。无公害兽药既要保证其给药后对动物无毒副作用、在动物体内残留少,也要保证其对环境的污染少。

2. 饲料及饲料添加剂　中药作为饲料添加剂,是近20年来中兽药应用的一个重要方面,也是饲料添加剂的一个独特系列。它是指应用我国传统的中兽医理论(正气内存、邪不可干)和中药的物性(阴阳、寒凉、温热)、物味(酸、辣、苦、甘、咸)及物间关系,在饲料中加入一些微量的,具有益气健脾、消食开胃、补气养血、滋阴生津、镇静安神等扶正祛邪、调节阴阳平衡功效的中药而制成的饲料添加剂。据不完全统计,到目前为止,已有超过200种中药可用作饲料添加剂,如山楂、苍术、人参、何首乌、黄芪、益母草、鸡冠花、大蒜等。此外,还有大量中药复方,如催肥散、肥猪散、壮膘散、复壮散等,在畜禽和水产养殖业中发挥重要作用。如对虾白斑综合征的防治是一个世界性难题,但在发病季节前或在发病初期投喂含有复方中草药制剂的对虾饲料,可有效提高预防和控制对虾白斑综合征的能力,该制剂包含地丁草、板蓝根、黄芪、大青叶、藿香、泽兰、岗梅根、绞股蓝等多味中药。而给蛋鸡服用刺五加制剂,可促使鸡输卵管的总氮量和蛋白质显著增加,提高产蛋率和蛋重。

目前,除具有一组方多用途的添加剂外,还有一些功能定向添加剂,如促产蛋剂、促生长剂、畜产品质量改善剂、蛋黄色泽增强剂、猪肉瘦肉率提高剂、畜产品风味剂、免疫功能促进剂等,这应该是今后中药在畜禽和水产养殖业中应用的一个新方向。例如用海藻喂鸡可使其鸡蛋的含碘量提高15~30倍而成为“碘蛋”,以小茴香和茯苓为主的中草药复方“香苓粉”则能明显改善鸡肉的风味特征。

3. 宠物中药保健食品　随着“宠物热”的兴起,宠物中药保健食品市场逐渐形成,而一些补益类中药复方对提高动物的免疫力、降低发病率和死亡率有确切、显著的作用,可以在开发此类产品时应用。

(六) 生物农药的开发与利用

随着人们生活质量的提高和对生态环境的关注,无公害农产品成为迫切需求。源于植物或其他生物基源开发的生物农药是无公害农产品生产的重要保证,其国内外市场需求和应用前景广阔。据发达国家经济发展的经验和规律,人均国民收入超过800~1 000美元之后,市场对农产品和食品的需求就开始由追求数量增长转向追求质量效益方向发展。

植物源农药是指利用植物根、茎、叶、种子等部位粗加工或提取其活性成分加工成的制剂,用于防治植物的病害、虫害和草害。植物源农药是生物农药的重要一类,与化学农药相比有许多优点:①生产原料来源广泛;②对非靶标生物安全、毒副作用小、对环境兼容性好,因而被称为绿色农药;③对毒杀对象的选择性强,生物活性高;④作用机制独特,可在病虫害综合防治、抗性治理、协调治理中发挥显著作用;⑤种类繁多,开发与利用的途径多,选择余地大。目前用于农药的有楝科的苦楝 *Melia azadirachta*、川楝 *Melia toosendan* 和楝 *Melia azedarach*,卫矛科的雷公藤 *Tripterygium wilfordii* 和苦皮藤 *Celastrus angulatus*,蓼科的掌叶大黄 *Rheum palmatum*、药用大黄 *Rheum officinale* 和唐古特大黄 *Rheum tanguticum*,杜鹃花科的羊踯躅 *Rhododendron molle*,瑞香科的狼毒 *Stellera chamaejasme*,伞形科的蛇床 *Cnidium monnieri*,豆科的苦参 *Sophora flavescens*、西非灰毛豆 *Tephrosia vogelii*、鱼藤 *Derris trifoliata* 和毛鱼藤 *Derris elliptica*，芸香科的黄檗 *Phellodendron amurense* 和芸香 *Ruta graveolens*，罂粟科的博落回 *Macleaya cordata*，菊科的除虫菊 *Pyrethrum cinerariifolium*、万寿菊 *Tagetes erecta* 和猪毛蒿 *Artemisia scoparia*，茄科的烟草 *Nicotiana tabacum*，唇形科的黄芩 *Scutellaria baicalensis*、薄荷 *Mentha haplocalyx* 和广藿香 *Pogostemon cablin*，百合科的蒜 *Allium sativum*，柏科的叉子圆柏 *Juniperus sabina* 等多种植物，开发应用的产品有楝素乳油、鱼藤酮乳油、苦皮藤乳油、蛇床子乳油、苦参碱粉剂等。如印楝素杀虫灵对包括小菜蛾、蝗虫、菜青虫等在内的 400 多种昆虫有杀灭作用，0.2% 苦皮藤乳油对菜青虫、小菜蛾等害虫有特效，0.4% 蛇床子素乳油可用于防治十字花科蔬菜菜青虫和茶树茶尺蠖等。虽然大多数植物源农药由于药性缓慢、喷药次数多、残效期短等局限性而使其应用只是处在初级阶段，但随着有机农业浪潮在全球的兴起和人们环保意识的加强，以及新的食品安全法的严格实施，安全、有效、可生物降解、对环境友好的植物源农药的大发展是必然趋势。

（七）食用色素的开发与利用

食用色素是食品添加剂的重要组成部分，它不仅广泛应用于食品工业以改善食品的色泽，给予人们一种美的享受，还广泛用于医药和化妆品领域。在 19 世纪中叶以前，人们都是用天然色素着色，自从 1856 年英国 Perkins 发明了第一个合成有机色素苯胺紫以后，相继合成了许多有机色素，由于这类色素色泽鲜艳、性质稳定、成本低廉，很快就取代了天然色素。随着科学的发展，人们发现许多合成色素对人体有害，有的甚至有致癌、致畸作用，因此许多合成色素的用途受到限制甚至被淘汰。据统计，世界各国曾作为食用的合成色素品种有近 90 种，但现在各国使用的仅 10 余种，有的国家（如挪威）已完全禁止使用任何合成色素。天然食用色素不仅安全性好，而且大多还具有一定的营养价值，重新受到消费者的欢迎，因此对天然色素的研制和社会需求日益提升。

药用生物资源类群中有许多种类不同的组织器官含有丰富的天然色素类资源性化学物质，是宝贵的色素资源。这类色素大多色调自然、安全性高，且兼有营养和治疗作用。例如番茄红素、姜黄素、甜菜红素、仙人掌色素、紫草色素、玫瑰茄色素、叶绿素、叶黄素等。许多药用植物自古以来就是提取天然色素的重要原料，如从中药姜黄的根茎中提取姜黄色素、从红花中提取红花黄色素、从栀子的果实中提取栀子黄色素、从玫瑰茄 *Hibiscus sabdariffa* 的花萼中提取玫瑰茄色素、从紫草中提取天然紫色素等。此外，某些昆虫的分泌产物也是重要的天然色素来源，如紫胶虫所分泌的一种紫胶色素（蒽醌色素）常用于汽水、糖果等着色。我国有着丰富的天然色素生物原料资源，展现出良好的开发利用前景。

（八）天然香料、香精的开发与利用

我国的芳香植物资源十分丰富，据调查，香料植物资源有 400 余种，其中主要用作食用香料植物资源。美国香辛料协会（America Spice Association）规定，凡是主要用作食品调味用的植物，均可称为食用香料植物。香料植物是指用于各类食品加香调味或饮料调配的植物性原料，是植物的某个部位或全部。在食品中具有调味调香、防腐抑菌、抗氧化等作用，还可以作为饲料的天然添加剂。

根据食用香料植物的利用部位不同，可分为根茎类香料植物，如姜、高良姜等；茎、叶类香料植物，如月桂等；花类香料植物，如桂花、代代花等；果实类香料植物，如花椒、草果、八角茴香等；种子

类香料植物,如胡椒、八角茴香等;树皮类香料植物,如肉桂等。常用的中药品种中直接应用于调味料或矫味剂的食用香料有肉桂、八角茴香、花椒、小茴香、丁香、薄荷、陈皮、草果、砂仁、豆蔻、干姜、高良姜等。

食用香料植物的开发与利用在农业和食品工业中具有重要地位。当今和未来世界对食品追求的目标是无污染、无残毒、安全可靠,且口味芳香、颜色各异。作为赋香原料,天然药用植物具有独特的优越性,不仅具备上述条件,而且能够增强食品的抗腐败和抗氧化性,甚至起到保健食品的作用,这些是人工合成香料所不能比拟的。因此,源自天然生物资源的香料品种日益受到人们的青睐。

药用植物中食用香料的开发与利用可根据食品口味的基本类型进行分类调配。甜味食品适用的香料植物主要有斯里兰卡肉桂、肉桂、茵陈蒿、八角茴香、小茴香、姜、迷迭香等;酸味食品适用的香料植物有胡椒、茵陈蒿、牛膝、月桂、芥菜、斯里兰卡肉桂、肉桂等;咸味食品适用的香料植物有胡椒、蒜、肉豆蔻、葛缕子、小豆蔻、莳萝等;油脂类食品适用的香料植物有洋葱、辣椒、洋香菜、蒜、牛膝、肉豆蔻等。此外,丁香和桂皮等的精油以及小豆蔻、芫荽子、百里香等的精油还有一定的防腐作用。

近年来,人们对芳香植物和精油的医疗效果日益关注,芳香治疗已得到社会大众的认可。在治疗中以植物精油为基本治疗物质,通过植物精油焕发机体本身的治愈力。柑橘油可散发出一种闻之有愉快、清新感的香气,既能解除疲劳,又能减轻烦恼。有些植物精油对神经系统能激发兴奋状态或起到一定的镇静作用,可根据精油的香气特征调配成多种具有保健功能的制剂产品。

此外,以中药材为原料制得的胶黏剂即为中药胶黏剂。中药胶黏剂应用较多的有黄蓍树胶、果胶、木瓜子胶、海藻酸钠和鹿角菜胶等。在工业生产上,中药芦荟的提取物可防止盐酸或硫酸对铝、锌、铜的腐蚀。在采矿业中,为防止复杂地层钻井地段破碎崩塌,科研人员利用中药魔芋与硼砂制成一种胶黏液,其黏性强、护壁性能好,极大地降低了钻井工作的危险性。中药杜仲可开发出橡胶,具有可塑性强、高度绝缘、耐水、耐腐蚀的优点,可用于制作海底电缆、航空电器等高级橡胶材料。红花油除食用外,可制作油漆,保色性强。在油漆中加入芦荟,可使油漆长期不脱落,并保持光泽。

二、中药资源开发与利用的原则

从资源科学研究的角度分析,人类社会的发展就是一部对自然资源的认知史与开发利用史的具体体现,中药资源的开发亦不例外。中药资源开发与利用是在中药资源调查的基础上,当单项资源研究达到一定深度以致可以从区域的角度提出资源综合开发利用时而进行的综合研究。因此,应正确地评价影响中药资源开发和中药资源生产的自然条件及社会经济条件的特点,揭示中药资源与中药生产的区位优势,按区内相似性和区际差异性划分不同级别的中药区,明确各区开发中药资源和发展中药资源生产的优势及其地域性特点,因地制宜地提出生产发展方向和建设途径,以利发挥各区位的经济及技术等优势,为建立"道地药材"的商品基地奠定基础。因此,在进行中药资源可持续开发过程中应注意以下基本原则:

(一) 经济、社会和生态效益相结合的原则

中药资源开发与利用是一种社会经济现象,因此必须考虑为了达到一定的目的,采用某些措施和办法,投入一定的人、财、物力之后所产生的经济效益等问题。在资源开发与利用中,应尽量以最少的劳动和物化劳动消耗为社会提供更多的具有应用价值的产品,这是进行资源开发与利用研究的根本目的。

开发与利用中药资源必须与资源的性质相适应,才能具有较高的生产力,做到低成本、高收入。各个地区的现有经济文化基础、交通运输状况、劳动力多寡、民族构成等社会经济条件不同,均影响和限制区域性资源的开发与利用。因此,要立足本地资源,选择已有一定的开发基础,并有发展潜力的种类进行综合开发与利用,才能做到投资少、见效快、收益大。在开发利用过程中,应不断加强开发利用的深度与广度,做到既能充分利用资源,又能取得经济 - 社会 - 生态效益的协调发展。如某山区坡地的应用,应考虑当地的区位优势,适宜种植哪些药材产量高、质量好,并能充分发挥土地的生产能力,不断提高单位面积的中药材产量。

药用植物巴戟天 *Morinda officinalis* 的干燥根称巴戟天入药,为广东肇庆地区著名的道地药材。在当地主要种植在山坡与丘陵,一方面充分利用当地的山坡与丘陵,避免巴戟天茎基枯萎病的发生;另一方面获得品质优良、产量高的巴戟天药材,并在当地形成特有的巴戟天种植、加工、销售等一条龙的资源经济产业链。

植物肉桂 *Cinnamomum cassia* 的树皮或茎枝入药,是广东著名的"南药",人工种植已有近 20 年的历史,常与巴戟天间作套种在山坡与丘陵处,并可避免巴戟天种植后引起的水土流失现象。目前,随着商品生产的发展,当地农村大力开展农作物工业副业的开发,对肉桂进行多层次的加工,除销售桂皮、桂枝外,利用水蒸气蒸馏的方法,将大量的肉桂叶加工成肉桂油,作为药品、化妆品、饮料等原料销往全国以及欧美各地,为当地农民带来可观的经济效益。

开发中药资源除要考虑经济效益外,更要注意社会与生态效益的统筹。一些资源是工农业生产和尖端技术不可缺少的,一些资源则与人民的生活休戚相关。中药资源开发的重点首先是社会急需的、影响国计民生的资源,如急需的中药材、濒危的中药资源等。如果仅以满足当代人的经济增长和社会需求,却过度消耗子孙后代的资源储备,势必造成社会资源的不可持续发展。

(二) 中药资源开发量与其生态、更新相适应的原则

对自然生态系统中中药资源的开发与利用,其开发量要小于资源的生长、更新量,方能保持生态系统的平衡稳定。换言之,要保持某种药用植物资源再生量与资源利用量之间的比值大于或等于 1,才可以做到药用植物资源的可持续利用。每个生态系统都有其特定的、大小不同的能量流动和物质循环的规律,其生态平衡关系也有差异,因此中药资源更新的速度、规模、完整性皆有差异。例如在荒漠草原生态系统中,植被的光能利用率只有 0.1%~0.3%,而高产玉米可达 4%~5%。它们之间的物质循环的规模就有很大的差别,但不管各生态系统之间能量流动的规模相差有多大,只要其系统内部的各组分能年复一年地保持稳定的水平,就可有效地实现生态保护与系统平衡。如果从该系统消耗的大量物质和能量超出维持资源更新的界限而得不到适当的补偿,则必然引起该系统能流、物流规模的持续降低,从而失去平衡,甚至导致该系统退化直至崩溃,也就无法保持永续利用。

例如分布在我国西北地区的甘草、麻黄、沙棘等药材,其本身是防沙、固沙的重要植被,一旦被大量采挖,必然加速土壤沙化进程,随之而来的就是草原整体退化、生态环境恶化迅速蔓延。据测算,每挖 1kg 甘草根会破坏草场 $2\sim4m^2$。因此,在甘草的主产区,其开发量每年应该控制在多少范围才不至于破坏生态的平衡稳定,需要利用中药资源学、生态学等学科领域的知识科学地分析评估其最大持续产量,以指导资源开发量维持在合理区间内。

据美国科罗拉多州试验,当牧畜采食量超过牧草植株产量的 40%~50% 时就会引起牧草产量降低、草质变坏,并导致畜产品产量降低及经济收入减少。只有在这一限度内实行合理放牧,最终报酬才是最高的。一旦草地生态平衡破坏将很难恢复,有时甚至是完全不可能恢复的。澳大利亚的荒漠草原,过去曾因为超载而失去生态平衡,后经禁牧 25 年后才勉强恢复。越是生境条件恶劣的自然条件,其生态系统就越脆弱,也最难忍受环境变化导致的压力,就越需要注意保护。

(三) 当前利益与长远利益相结合的原则

由于受生产力发展水平的限制,过去人们开发利用资源的广度和深度是有限的,同时生物、土地、矿产资源的数量、面积、质量也是有限的。而当前的社会条件在现代科学技术的支撑下,以前所未有的速度和规模开发利用资源,使资源的种类不断减少、储量逐渐下降、质量日趋降低。因此,开发资源要有规划,要与国民经济的发展速度相适应,还要与当地的资源蕴藏量一致。资源的开发利用要与保护相结合,资源的经济效益要与生态效益相统筹,方能保证中药资源的健康可持续发展。要树立自然资源是社会发展的物质基础的观念,自然资源是一种资产,是国民财富的重要组成部分。中药资源是自然资源的一部分,也是社会资产财富的组成部分,需要社会和全民的监督、管理和合理利用。

红豆杉是第四纪冰川遗留下来的古老树种,在地球上已有 250 万年的历史。在自然条件下红豆杉生长速度缓慢,再生能力差。我国分布共有 4 个种和 1 个变种,包括云南红豆杉 *Taxus yunnanensis*、东北红豆杉 *Taxus cuspidata*、西藏红豆杉 *Taxus wallichiana*、中国红豆杉 *Taxus chinensis* 和南方红豆杉 *Taxus chinensis var.mairei*。在 20 世纪 90 年代由于其树皮中含有昂贵的抗癌物质紫杉醇,红豆杉资源遭遇掠夺式开发,自然资源存有量锐减。目前,我国大力发展红豆杉人工种植,生产面积不断扩大,保障了药用资源的需求。红豆杉开发利用的例证告诫人们,只利用、不保护,只顾当前利益、不顾长远发展的掠夺式开发利用是不可取的,只有对资源进行合理利用与保护更新,才能实现永续利用的目的。

(四) 遵循中药资源区域分布规律的原则

由于地域分布规律的作用和影响,各个地区所处的地理位置、范围大小、地质形成过程、开发利用历史等在空间分布上的不平衡性,使得每种中药资源的种类、数量、质量等都有明显的地域性。例如矿产资源的分布主要取决于地壳内部的物质在不同地质时期的成矿活动。土壤资源的适宜性和限制性不同则是因为野生动植物和农作物、林木、牧畜都要求不同的适生条件造成的。中药资源中的"道地药材"的形成,其中重要的原因是地域分布差异,也是导致目前中药质量复杂多变的重要原因之一。同一物种因产地不同,质量有明显差异,如当归 *Angelica sinensis*、地

黄 *Rehmannia glutinosa*、天麻 *Gastrodia elata*、人参 *Panax ginseng*、杜仲 *Eucommia ulmoides*、巴戟天 *Morinda officinalis*、砂仁 *Amomum villosum*、广藿香 *Pogostemon cablin* 等具有鲜明的地域分布特点。因此,在进行中药资源开发与利用时,首先在按照本地区资源的种类、性质、数量、质量等实际情况,采取最适宜的方向、方式、途径和措施来开发利用本地区的资源。重点发展与本地区的资源优势相适宜的生产部门和产品,使其成为地区经济的主导部门和拳头产品,并以此带动地区经济的发展。例如人参为我国主产的药用植物,自然资源主要分布于长白山小兴安岭针阔叶混交林、杂木及灌木林中。人工栽培人参的技术早已成功,目前种植的林下参主要分布在辽宁和吉林,已形成产业化。我国的人参产量约占世界的 75%,出口量约占年产量的 65%,出口的国家和地区多达 33 个。人参主要用于中药原料,与多种中药配伍形成的中医古方、名方、成方达 1 443 个,目前已批准生产的含人参的中药制剂有 30 余种,同时还开发用于食品、保健食品。目前人参的生产与开发已成为当地的支柱产业,为当地农民带来较大的收益。

如果一个地区的某一特产资源不足,满足不了生产生活的需求,就需要采取一系列措施加以补救。如进行中药材规范化种植、养殖等,开展药材植物野生转家种的技术,以弥补自然资源再生不足和过度使用造成的资源短缺现象。巴戟天是岭南地区常用的大宗药材,且具有明显的地理分布区域,目前在广东省德庆县的巴戟天主产区已很难见到野生资源分布。为了满足人们对该产品的需求,20 世纪 60 年代开展了野生转家种的工作,目前在道地药材产区的种植面积广大,并建立了规范化种植产业化生产基地,一方面解决了中药工业和食品加工业的需求,另一方面也保护了当地的巴戟天野生资源。

(五) 统筹兼顾、综合利用的原则

一个国家或地区的资源都在一定的范围内组成互相促进、互相制约的综合体。土地资源是农业的最基本的生产资料,从物质交换和能量转化的角度来看,它的农业利用应组成一个统一的整体。农业可以生产牧业所需的饲草料,畜牧业可以供给农业有机肥料;林业除本身能发挥综合作用外,还可以保护农牧业生产的顺利进行。因此,在开发某地区的土地资源时,不仅要考虑耕地资源的作用,而且要考虑林地、草地以及其他土地资源的开发,实现以一业为主,农林牧多种经营、全面发展。不仅在土地类型多样的丘陵与山区是如此,而且在类型单一的平原与河谷地区也应该是这样的,以便充分利用土地,最大限度地挖掘它的生产潜力。中药资源属于农业或林业的一部分,在资源综合利用方面,许多经验值得借鉴。如在广东省肇庆、高要地区肉桂林的种植,一方面为中药加工业提供药用原料桂皮,另一方面也为当地的工业发展提供原料肉桂叶,利用肉桂叶提取肉桂油;同时作为巴戟天药材的遮阴植物,两者间作配套种,取得较好的经济效益和生态效益,目前已成为当地农民致富的主要渠道。

三、中药资源产品开发的政策与管理

(一) 中药药品开发的政策与管理

国家药物政策(national drug policy,NDP)是国家卫生政策的组成部分,是由政府制定的在一定时期内指导药品研制、生产、流通、使用和监督管理的总体纲领。其目标是保证药品的安全性、

有效性、经济性、合理性等。国家药物政策由一系列政策目标和政策措施构成,包括国家基本药物政策、药品研制政策、分类管理政策、生产供应政策、使用政策和经济政策等内容。

药品管理制度则是为实现某一特定的政策目标而建立的一组药品管理规则或规则体系,包括药品研制管理制度、生产供应管理制度、使用管理制度以及经济管理制度等。主要包括以下内容:①对药品统一实行国家药品标准,对药品生产实行批准文号管理的制度;②对药品生产、经营企业和医疗机构生产(包括配制)、经营药品实行许可证的制度;③对处方药与非处方药实行分类管理的制度;④对药品生产企业、经营企业严格按照《药品生产质量管理规范》(GMP)和《药品经营质量管理规范》(GSP)实行规范化管理的制度;⑤对放射性药品、精神药品、麻醉药品、医疗用毒性药品实行特殊管理的制度;⑥建立血液制品管理制度,对单采血浆站和血液制品生产单位实行严格的质量管理,预防和控制经血液途径传播的疾病,保证血液制品的质量。

从国家药物政策、药品管理制度、药事管理法律法规三者的关系来看,国家药物政策是一种宏观性的纲领,对各项药品管理制度的制定和实施以及药事管理立法具有普遍导向作用。国家药物政策可以通过这种导向机制发挥作用,但更主要的作用机制是通过具体化为相关药品管理制度和药事管理法律法规来保证实现其政策目标。尤其是国家药物政策上升为法律以后,其内容得到具体化和定型化,法律的国家强制性、严格的程序性、切实的可诉性使国家药物政策目标的实现得到可靠保障。

《中华人民共和国药品管理法》规定,研制新药,必须按照国务院药品监督管理部门的规定如实报送研制方法、质量指标、药理及毒理试验结果等有关资料和样品,经国务院药品监督管理部门批准后,方可进行临床试验。药物临床试验机构资格的认定办法,由国务院药品监督管理部门、国务院卫生行政部门共同制定。完成临床试验并通过审批的新药,由国务院药品监督管理部门批准,发给新药证书。药物的非临床安全性评价研究机构和临床试验机构必须分别执行《药物非临床研究质量管理规范》《药物临床试验质量管理规范》。生产新药或者已有国家标准的药品,须经国务院药品监督管理部门批准,并发给药品批准文号;实施批准文号管理的中药材、中药饮片品种目录由国务院药品监督管理部门会同国务院中医药主管部门制定。药品生产企业在取得药品批准文号后,方可生产该药品。

国家药品监督管理局主管全国药品注册管理工作,依法组织药品注册审评审批以及相关的监督管理工作。《药品注册管理办法》建立药品加快上市注册制度,支持以临床价值为导向的药物创新。对符合条件的药品注册申请,申请人可以申请适用突破性治疗药物、附条件批准、优先审评审批及特别审批程序。该管理办法对在中华人民共和国境内以药品上市为目的,从事药品研制、注册及监督管理活动进行了明确规定,对药品上市注册过程中的药物临床试验、药品上市许可、关联审评审批、药品注册核查、药品注册检验提出了明确要求;对药品加快上市注册程序中的突破性治疗药物程序、附条件批准程序、优先审评审批程序、特别审批程序的适用范围及具体程序进行了规定,并对药品上市后研究和变更及再注册进行了明确界定。

《中药品种保护条例》对开发的疗效确切、质量稳定的中药品种实行行政保护,自1993年实施以来一直是中药生产企业市场"维权"的重要手段。中药保护品种的保护期限:一级保护品种分别为30年、20年和10年;二级保护品种为7年。生产企业可申请延长保护期限,但每次延长的保护期限不得超过第1次批准时的保护期限。被批准保护的中药品种在保护期内限于由获得中药保护品种证书的企业生产;擅自仿制中药保护品种的,由卫生行政部门以生产假药依法论处。国家药品监督管理局依据国务院颁布的《中药品种保护条例》进一步制定了《中药品种保护指导原则》。该原则强调中药保护品种的可保护性,突出保护先进的理念,提高延长保护期的技术门槛,有利于促进中药保护品种质量和水平的不断提高,带动中药产业的发展。

(二)含中药保健食品和普通食品开发的政策与管理

《中华人民共和国食品安全法》及《中华人民共和国食品安全法实施条例》明确规定,保健食品(即声称具有特定保健功能的食品)是指适宜于特定人群食用,能调节机体功能,不以治疗疾病为目的,对人体不产生急性、亚急性或者慢性危害的食品。以补充维生素、矿物质为目的的营养素补充剂按照保健食品进行管理。国家对声称具有特定保健功能的食品实行严格监管。有关监督管理部门应当依法履职,承担责任。具体管理办法由国务院规定。

保健食品的审批要求保健食品必须符合下列要求:①经必要的动物和/或人群功能试验,证明其具有明确、稳定的保健作用;②各种原料及其产品必须符合食品卫生要求,对人体不产生任何急性、亚急性或慢性危害;③配方的组成及用量必须具有科学依据,具有明确的功效成分;④标签、说明书及广告不得宣传疗效作用。凡声称具有保健功能的食品必须经国家卫生健康委员会审查确认。

研制者在申请保健食品批准证书时必须提交保健食品申请表、保健食品的配方、生产工艺及质量标准、安全性评价报告、保健功能评价报告、保健食品的功效成分名单、功效成分的定性和/或定量检验方法、稳定性研究报告、产品的样品及其卫生学检验报告、标签及说明书(送审样)、国内外的有关资料,以及根据有关规定或产品特性应提交的其他材料。

为规范保健食品的注册与备案,根据《中华人民共和国食品安全法》,2016年,国家食品药品监督管理总局颁布了《保健食品注册与备案管理办法》。新颁布的管理办法在以下方面有所改进和提高:

1. 与以往的注册管理制度相比,依据新食品安全法,对保健食品实行注册与备案相结合的分类管理制度。其中,保健食品注册,是指食品药品监督管理部门根据注册申请人申请,依照法定程序、条件和要求,对申请注册的保健食品的安全性、保健功能和质量可控性等相关申请材料进行系统评价和审评,并决定是否准予其注册的审批过程。保健食品备案,是指保健食品生产企业依照法定程序、条件和要求,将表明产品安全性、保健功能和质量可控性的材料提交食品药品监督管理部门进行存档、公开、备查的过程。

2. 对使用保健食品原料目录以外原料的保健食品和首次进口的保健食品实行注册管理。对使用的原料已经列入保健食品原料目录的和首次进口的属于补充维生素、矿物质等营养物质的保健食品实行备案管理。首次进口属于补充维生素、矿物质等营养物质的保健食品,其营养物质应当是列入保健食品原料目录的物质。

3. 产品声称的保健功能应当已经列入保健食品功能目录。保健食品原料目录和允许保健食品声称的保健功能目录由总局会同国务院卫生行政部门、国家中医药管理部门制定、调整和公布,相关配套管理办法另行制定。

4. 对保健食品的注册程序有重要调整,保健食品注册申请由总局受理机构承担。以受理为注册审批起点,将生产现场核查和复核检验调整至技术审评环节,并对审评内容、审评程序、总体时限和判定依据等提出具体严格的限定和要求。技术审评按申请材料核查、现场核查、动态抽样、复核检验等程序开展,任一环节不符合要求,审评机构均可终止审评,提出不予注册建议。

5. 对保健食品技术审评补充资料的要求有重要调整,审评机构认为需要注册申请人补正材料的,应当一次告知需要补正的全部内容。注册申请人应当在 3 个月内按照补正通知的要求一次提供补充材料。注册申请人逾期未提交补充材料或者未完成补正的,不足以证明产品安全性、保健功能和质量可控性的,审评机构应当终止审评,提出不予注册的建议。

6. 对保健食品技术转让程序有调整,保健食品注册人转让技术的,受让方应当在转让方的指导下重新提出产品注册申请。产品技术要求等应当与原申请材料一致。审评机构按照相关规定简化审评程序。

(三) 中药化妆品开发的政策与管理

化妆品管理制度主要包括以下内容:①对化妆品生产企业实行卫生许可证的制度;②对直接从事化妆品生产的人员实行健康检查的制度;③对生产化妆品所需的原料、辅料以及直接接触化妆品的容器和包装材料实行卫生标准管理的制度;④对进口化妆品、特殊用途化妆品和化妆品新原料进行安全性评审的制度。

课后习题

简答题

1. 试简述中药资源开发与利用的内涵与研究任务。
2. 试简述中药资源开发与利用的途径与原则。

02章 课件

第二章 中药资源开发与利用的思路与方法

开发与利用不同门类的资源服务于人们的生活与生产过程,以求得丰衣足食和生产力发展,是人类社会不变的追求。在中医药理论指导下,立足于中药维护健康的独特价值及自然资源的多宜性原则,通过创建一系列适宜于各类型中药资源理化特性和潜在价值的方法学及技术体系,开展中药资源产品的系统开发与合理利用,以促进产业提质增效和绿色发展,实现中药及天然药物资源利用效率和生产效益的最大化。同时,基于资源稀缺性原则及可持续发展战略愿景,必须注意在开发利用资源实现经济效益的同时要重视生态平衡和社会效益,实现中药资源的合理利用,推动中医药资源的有序利用与和谐发展。

第一节 药用植物资源开发利用的思路与方法

药用植物资源是中药资源的主体部分。该类资源品种多、产量大、具有可再生性,属可更新资源。但须注意的是多数药用植物之药用部位形成药性的过程需要一定的周期,其种群的更替周期各有不同,在开发利用这些生物资源时必须注意保持一定的资源储量并保护原生环境,维持其再生修复能力,方可实现利用与更新的平衡,以实现社会效益、经济效益和生态效益的协调可持续发展。

一、药用植物资源开发与利用的思路与策略

(一)突出中医药特点,开发符合社会需要的多类型资源产品

随着经济社会的发展和人民生活水平的不断提高,人们对营养保健、美容及调整功能自身健康等方面的需求日益增强;以及随着在经济动物饲养过程中抗生素应用的逐步限制和替代,以中药和天然药物资源为原料开发中兽药、饲料添加剂、生物农药等的前景广阔,为中药资源利用拓展了新的市场空间。因此,中药资源产品应切合市场需求,研制开发功效独特且新颖的中药新药、保健食品、中药化妆品等功能性健康产品,以满足人们追求高品质幸福生活所需的丰富多样的迫切需求,以不断探索中药资源的多途径利用方式和高质量发展模式,彰显中医药的深厚底蕴和不可替代的资源价值。

中药资源产品是在中医药理论指导下进行研究开发的,具有独特的医疗和保健价值的产品。开发中药资源产品首先应注意学习先辈们千百年来积累的中医药经典本草著作,从中挖掘和发现

药用植物、动物和矿物的开发应用源流及其多用途价值,同时要重视国内外的近现代研究进展及其文献与专利等知识产权。中药新药开发要选择中医药确有疗效的病种,选择毒性较低的中药及复方进行开发;保健食品要选既有滋补、保健功能,又有风味的品种进行开发;中药化妆品要选既有明确的美容功能,又有良好的外观及使用舒适感的品种进行开发;中兽药及饲料添加剂的开发是中药的历史机遇,是社会进步的需要,应不失时机地充分利用中药和天然药物资源的优势大力开发可替代抗生素的药物或保健产品,以造福于人类社会。

(二)立足于资源稀缺性原则,寻找发现或人工生产可替代性资源

资源的稀缺性是经济学概念,是指在一定的时空范围内能够被人们利用的自然资源是有限的,而人们对物质需求欲望是无限的,这两者矛盾构成资源的稀缺性。这种矛盾的存在是永恒的,而资源稀缺性将推动资源科学的进步,推动资源节约、资源替代和积极寻求新资源,实现资源循环利用。同时,资源的稀缺性也是资源评价的重要指标。

1. 从近缘植物类群中寻找和发现替代性中药资源 资源的稀缺性是自然资源的基本属性。中药资源的蕴藏量是有限的,随着人口剧增,中药资源的消耗量增加,其稀缺性日益突出,以致许多中药资源类群日趋衰减,甚至处于濒临灭绝的境地,一些自然选育的优良资源种质正在逐步消失或流失,成为我国中医药事业发展的制约瓶颈之一。为了扩大和寻找发现替代资源和新资源,依据"近缘植物中含有相似的化学成分"的植物化学分类原理,运用中药资源化学的研究思路和方法,通过从自然资源近缘生物类群中寻找发现替代性资源或类效资源,为珍稀、濒危、紧缺和高含量、低毒性、高附加值资源性化学物质资源提供替代或补偿,有利于协调中药资源保护与利用的关系,有利于促进中医药事业及中药资源产业的可持续发展。

2. 驯化培育和发展人工生产以替代和补偿自然资源 千百年来,中华民族在先贤智慧的指引下不断认识和利用具有药用价值的植物、动物、菌物、矿物等自然资源保障民众的健康与繁衍,形成内涵丰富的中医药资源体系。但部分自然资源品种由于生物种质或生态的脆弱性导致种群衰退、种群数量减少,蕴藏量满足不了应用需求;有些多年生药用生物种类则由于形成药用部位的更替或再生周期长,生物产量难于满足利用需求;有些则是随着人口剧增和中药工业快速发展的产业需求量激增,出现竭泽而渔、过度利用自然资源的窘境,造成自然生物的更替周期与利用需求的允收量之间的平衡被打破。迄今,在中药配方饮片和中成药生产使用的近千种药材中,约有30%的种类已由原来依赖自然资源提供而不得不通过人工驯化、占据大量农田和生产资料发展种植/养殖生产以替代和补偿资源的短缺,满足人口健康的需求。

随着社会需求的不断增加,人工培育药材资源不论从种类还是数量上来看,均呈现出必要性和迫切性。开展野生种类变为家种种类、发展大规模的种植生产以及药用生物资源的野生抚育等研究可突破传统的中药材生产经营模式,促进生态环境保护,有利于重建或恢复一些药用生物资源种群的更替和再生与开发利用间的平衡,减轻生态环境的压力,缓和人类无限需求与有限资源之间的矛盾,从而推动实施中药材规范化生产及发展新兴的中药生态农业产业化模式。

(三)立足于资源多宜性原则,多途径与多层次挖掘和拓展资源经济产业链

中药资源具有满足人类多种需求的性能。由于药用生物资源种类繁多,药用部位不同,新陈

代谢产物多样,因而不仅可药用,也可作为化妆品、保健食品、健康食品、调味品、环境健康产品、生物农药等资源产品制造的天然资源原料;中药和天然药物资源的开发也是多层次、多途径的,可开发药物原材料,亦可作为有效部位提取的原料,或作为单体化合物或先导化合物分离的原料,或进而作为化合物结构改造与修饰等的重要原料等。随着科学技术的进步,资源的多宜性特点在不断扩展和延伸,自然资源的价值和使用价值也在不断提高和拓展。

1. 传统药材的再认识及其新用途、新价值的发现　由于科技发展水平的历史局限性及对传统药材的科学内涵及其资源化价值认知的局限性,中药材的生产水平与利用潜力受到制约。随着现代科学技术的迅速发展和进步,对传统药材有了更为深入的研究与认识。每种中药资源往往具有多种用途,既可直接入药,又能从中提取制药原料,或有利于保护环境和维持生态平衡。除供药用外,还可用于食品、保健食品、日用化工品、轻工业产品、农林产品、园艺产品等的开发。药用动物或植物的不同组织器官及其所含有的资源性化学成分又往往具有不同的临床功效、生物活性以及多宜性价值等特点。因此,依据中药资源化学原理和利用策略,开展传统药材的再认识和新用途、新价值的发现研究,提高资源产品的价值和产业化效益,延伸和拓展中药资源经济产业链。

2. 多途径开发利用及多层次精细化产业发展　以消耗中药资源性原料为特征的中药资源产业属于我国传统特色经济产业范畴,工业化与现代化基础较为薄弱。药材的商品属性为农副产品,未能体现出特色资源的经济性和稀缺性特征;中药饮片的商品属性尽管是药物,但由于缺乏药品应有的、严谨的科学内涵及其系统揭示及精细化的生产制造和价值展现,仍大多处于低附加值原材料的利用状态。尽管近年来以中成药制剂生产为代表的中药资源深加工产业集群得到突飞猛进的发展,然而由于大多数品种的生产仍在遵循较为落后的传统生产工艺和标准进行,表现出中药资源性原料提取过程的转化利用效率低下、功效物质的转移率不高,导致宝贵的化学物质随药渣的排放进入废弃物环节。从中药资源化学认识的角度,迫切需要得到中医药行业及其资源科学研究和资源产业领域关注的问题是中药传统功效的多元化是先辈们长期临床实践经验的总结,每个功效的实现均有其相对应的物质基础,这为医者处方配伍或是药者辨识其物质与功效之关联带来诸多的不确定性和复杂性。若能集中各方力量和科技资源对常用大宗中药材的多元功效及其物质归属进行系统研究,将为当代社会科学认知和广泛接受中药资源产品提供有力支撑,也将为中药资源的多途径开发和多层次利用提供科学依据,尤其是可促进将一味中药分解转变为多味药物,通过各自的精细化利用形成源自单一药材原料的高附加值产品群,推动中药资源产业向着资源节约型、环境友好型、精细高值型的绿色高效产业发展模式转型升级。最终通过科技创新将有限的药用生物资源所蕴含的资源价值潜力充分挖掘和释放出来并有效地转化为生产力,延伸资源经济产业链,提升资源产业价值水平。

(四) 立足于资源节约和环境友好原则,减少资源消耗和排放,提升资源利用效率和效益

随着国内外市场对中药及天然药物资源产品的需求量不断增长,利用资源与节约资源、保护资源与开发资源之间的矛盾日益突出。为了实现中药资源的有效供给与可持续发展,必然要求人们树立节约资源的意识,建立节约资源的公约,寻求节约资源的对策,研究节约资源的途径和方法,发展资源节约型社会。随着经济社会转型升级,我国的经济发展方式也在发生着转变,最终导致循环经济的发展和绿色产业的兴起。循环经济的内涵是减量化、资源化和资源的合理开发利用,绿色产业是基于可持续发展思想的资源利用合理、产品的生产和消费过程安全、无污染的产业。核心内容包括在中药农业生产过程中建立生态中药农业规程,减少资源投入、减少废弃物排放和资源回收利用;在中药工业生产过程中推行和逐步实施、固体废弃物及制药废水的回收再生利用与生态处理工程等无害化处理以及污染治理生物技术等绿色企业标准。目的是推动中药农业、中药工业及中药产品消费等产业链在循环经济理念的引领下走向"绿色"和"无害",促进资源节约和环境友好型中药资源产业循环经济的发展。

1. 提升资源利用效率,减少资源消耗,节约土地空间和生产力成本。随着我国人口的不断膨胀,与人们生存和健康息息相关的两大社会问题将会越来越突出,其根本解决之策就是要拥有充足的土地和空间以生产足够的粮食和药物。然而,我国可耕种及可开垦的土地面积和水土资源用于粮食生产已显得存量不足,但现实问题是由于中药工业经济的持续快速发展对药材原料的需求量在大幅攀升,种药材与种粮食争夺水土资源的矛盾日益突显。解决这一战略难题的方法就是通过切实推进中药材规范化生产以有效提升单位面积的产量和药材品质。通过对大宗常用中药材进行生产区域的科学规划和基地建设,实施机械化、规模化生产,有效提高生产力水平,真正改变目前千家万户千差万别的生产方式和产品质量,以提升资源的生产效率,节约宝贵的土地空间。提升中药资源利用效率,减少资源消耗,节约土地空间可借助的方法是多元的,创新驱动的途径是多样的。诸如通过加强合成生物学、细胞工程、酶工程等相关学科的科学研究和成果的转化应用能力,大力提升和推广中药资源性产物的工厂化和工业化生产。

在中药资源深加工产业化过程中,通过现代提取分离、精制纯化等工业技术集成和材料科学的有效运用,通过深加工过程的工程技术革新与工艺条件优化,通过生物活性系统评价,发现药用生物资源的多宜性价值和新用途,实现综合利用,减少资源投入和消耗,降低生产成本,提升资源利用效率,节约生产力成本。通过适宜技术集成和工艺条件优化,促进药材中资源性物质的有效转移和得率提高,减少资源投入;通过对药用生物资源各类物质的利用价值的不断研究发现,以逐步实现有限资源的多元化、精细化利用,已成为减少资源消耗、推进低碳经济发展的推广模式;通过降低原料成本以提升产品竞争力,实现资源节约型和环境友好型产业发展目标。

2. 提升资源利用效率,减少资源浪费,节约药材生产,促进循环利用。通过药材资源循环利用和减量化使用,可有效改善和减少目前通过大量种植生产药材,再从药材中提取获得某一化学组分或成分而造成巨大浪费的线性生产方式,以有效节约水土资源,实现资源生产和利用效率的提升,促进中药资源循环利用和高效经济产业的发展。

传统中药材除全草类、昆虫和小型动物等以全体入药外,大多药材是取自植物体或动物体的某一部位或组织器官。植物性药材多以其根或根及根茎、叶、花或花序、果实或种子等入药,因此在药材生产加工过程中产生的非药用部位或下脚料常被作为废弃物遗弃或低值化简单利用。例如中药人参根及根茎为传统的药用部位,地上茎、叶作为传统"非药用部位"未被重视和加以有效利用。随着科学研究的不断深入,发现人参茎、叶、花、果序等均含有与人参相似的资源性化学成分,其药用或保健价值均不容忽视。据此人参各组织部位的资源价值得到充分释放,人参资源经济产业链得到有效延伸。

人参叶作为新增药材品种也正式被《中华人民共和国药典》(简称《中国药典》)所收录。传统药材的形成具有动态性、传承性的演化特点。药材的生产已从采集于自然资源以满足行医者的需要发展至大面积规模化栽培生产和养殖,并延伸形成庞大的中药资源经济产业链。在此过程中产生大量的传统非药用部位被废弃而导致巨大的资源浪费和环境压力,针对传统非药用部位充分挖掘和发现其可用性和多宜性价值,对提高中药资源利用效率,发现新用途,实现物尽其用的目的具有重要的经济 - 社会 - 生态效益。

近些年来,应用现代科学技术对传统药用部位及非药用部位资源性化学成分进行深入研究,对其科学认识及其资源价值有了新见解和新思路。有些传统非药用部位的资源价值越来越引起人们的高度重视,诸如银杏叶、杜仲叶等逐渐演化为药用,成为中药体系中的新增品种。

同时,随着以消耗中药原料形成的产业集群不断扩张和日益庞大,中药资源深加工产业化过程中产生的废渣、废水、废气等废弃物大量排入生态环境中造成一系列的环境问题。但这些由药渣、废水形成的废弃物是基于该品种生产过程未加以回收利用,或未形成循环利用的经济发展模式,未形成有效的再利用资源产业链而言的。就资源学认识角度,废弃物只是放错地方的资源,若能采用循环经济发展的理念,融入现代科学技术要素,发掘其资源价值并进行有效转化利用和产业化开发,这些产业链环节中产生的废弃物仍然是值得进一步开发利用的可利用资源,需要全社会和相关行业加以关注和投入。

由此表明,随着社会与经济的发展以及人们资源观念的更新,资源产业化过程废弃物的循环利用将受到全社会的广泛关注和有力推动。通过科技创新驱动发展,实现多学科、多领域相关适宜技术,尤其是生物工程技术的集成应用,将有效促进中药废弃物中资源性物质的转化与转移,提升资源利用效率,延伸资源经济产业链。针对具有一定资源化潜力的中药废弃物,可通过微生物、细胞、酶等生物转化技术等,或可采用提取富集、化学转化等适宜技术加工处理,使其转化为利用价值较高的资源性物质,以提高产品附加值,充分挖掘中药废弃物的资源化潜力;或通过技术革新或技术集成,提升资源性物质的利用效率等,实现中药资源循环利用和可持续发展。通过倡导和推进循环经济发展模式和生产方式,将为中药资源产业化过程节约大量的生物资源、水土资源、劳动力资源、环境成本资源等社会资源和生产力要素,将对我国医药行业的科技进步和社会、经济、生态效益的整体提升起到不可估量的战略性贡献。

(五) 基于化害为利的资源化策略,研究发掘和开发利用外来入侵生物资源的药用价值及其潜在的多用途价值

外来入侵植物(alien invasive plant)是世界各国资源经济可持续发展所面临的共同问题,是国家贸易绿色技术壁垒,是实现国家生态安全战略目标的主要障碍。近年来,随着我国对外开放及其人员、商贸、旅游等交流的通道和方式的纷繁复杂,以不同目的、各种途径进入我国的生物种类与日俱增。

据中国科学院植物研究所的调查数据,我国的外来入侵植物共有 107 种 75 属,其中约有 58% 是以食用、药用以及农业、林业生产等目的主动引进或是被动接受的。这些外来生物资源种群中部分已成为经济作物得以发展,产生了一定的资源价值。许多物种在入境时表现为中性甚至良性,而当它们离开原来的生态系统后,在新生态系统中缺少原系统中其他物种和天敌的制约,表现为生机盎然甚至疯长蔓延成灾,对我国的生态环境、经济发展及人类健康产生极大的负面影响,迫使人们采用强制清除的手段,或是简单、低附加值的利用策略。分析表明,部分外来入侵生物在其原

产地就具有药用价值,或是我国药用生物资源的近缘种,有的已经成为常用药材。因此基于中药资源化学的研究思路和方法,开展其资源化利用研究,可拓宽外来入侵生物治理渠道,降低治理成本,变被动防治为主动利用,实现其资源化开发,化害为利,变废为宝。

1. 选择危害严重的生物资源类群,开展系统的物质基础和资源化利用研究,为开发利用提供科技支撑。外来入侵生物的资源化可被看作一个涉及经济、环境、社会效益等多个目标的连续过程,在其资源化过程中经济效益目标和环境效益目标之间的权衡及其动态演变特性决定资源化模式及其合理性。因此,依据外来入侵生物所含物质的化学组成与资源化潜力,可分门别类制定资源化利用策略。如对外来入侵植物可经简单加工处理实现饲料化、肥料化、材料化或直接燃烧等方式的粗放低值资源化利用;针对具有一定资源化潜力的外来入侵植物,通过生物转化等适宜技术加工处理,使其转化为利用价值较高的资源性物质,实现其转化增效方式的资源化利用;也可利用化学分离技术获得具有潜在开发价值的资源性化学成分,利用现代生物技术将外来入侵植物资源转化为具有生物功能的资源性物质,实现其精细、高值资源化利用。最终实现对外来入侵植物的分门别类和系统利用。充分有效地利用入侵植物所具有的资源化价值并将其加工转化,不仅将其转化为可利用的生产和生活资料,尚可减少环境污染、改善生态环境,且对自然资源日益枯竭的未来具有重大意义。

2. 挖掘和借鉴入侵生物原产地的应用经验,采用多途径利用模式,形成特色资源经济产业。调查分析表明,部分外来入侵生物具有一定药用价值的记载。因此,可借鉴该物种原产地及其他民族和区域的应用经验和资源价值,开展验证性和拓展性研究,将其为我所用,丰富中药及天然药物资源宝库。在阐释其药用功效的基础上,揭示其可利用物质基础及利用途径,从资源植物、药材、饮片、提取物、化学部位、活性化学成分多个层面实现其分级利用与产业化开发。依据该植物类群所处的系统分类学地位,也可通过比较性化学分析与生物学活性评价,以发现其作为替代资源的可能性和可行性,同时也可定向富集、分离其可利用化学组分,用于医药产品、标准提取物及化学对照物质的产业化开发。

此外,依据原产地的应用经验,也可采用生物农药化、饲料化、肥料化、能源化、基质化及工业原料化等若干领域多途径开发利用策略,挖掘其在生物农药、天然色素、生物质能源、畜牧饲料、纤维材料及生态治理等方面的资源化潜力,以最终构建其资源化系统利用模式,形成基于外来入侵生物治理与利用相结合的特色资源经济产业链。

(六) 基于化学成分结构修饰策略,发掘和提升中药资源性物质的高值化利用价值和潜在价值

当前,人类发现新天然产物的能力已经得到空前提高。然而,在种类和数量规模庞大的已知天然化合物中被人类利用的仅仅是极少部分,绝大多数天然产物在被发现之后并未得到有效利用,甚至被束之高阁。因此,基于合成化学及生物转化技术已经取得的进展和科技成果,针对中药资源性化学成分利用过程中存在的问题,可对已有天然产物进行结构修饰或改造,挖掘其利用价值,改善其利用效率,最终提升资源性化学成分的利用价值和产业化效益。

1. 提供制药原料和紧缺、难合成的医药化工中间体　目前,从天然产物中寻找活性先导物进而创制新药仍是全球药学工作者孜孜以求的有效途径之一,并已取得许多重要的成果。由于多数

天然产物的结构较为复杂,人工合成存在技术难度大、合成成本高等制约瓶颈。因此,基于中药资源化学的研究技术与方法,从中药资源生物中挖掘可供利用的资源性化学成分,采用化学/生物转化技术进行结构修饰,制备成制药原料或用于人工难以合成制备的医药中间体。如以存在于薯蓣科、百合科、玄参科、菝葜科、蒺藜科和龙舌兰科等植物中的薯蓣皂苷类化学成分为原料,经水解可制备成用于孕激素等甾体类药物生产的重要原料,解决了甾体药物制备过程中甾核结构难以合成的问题。

2. 发现利用价值和附加值更高的半合成修饰产物 以资源利用价值为导向,通过对中药资源生物中的化学成分进行结构修饰,使其转化为资源价值更高的修饰产物,提高其利用效率。如通过结构修饰一方面可使某些资源性化学成分转化为活性更强或副作用更低的修饰产物;另一方面也可通过结构修饰,改变其理化性质进而改善其理化稳定性以及生物利用度等行为,最终达到增强其成药性的目的。

如以存在于中药五味子中的具有保肝和降低氨基转移酶作用的木脂素类化学成分五味子丙素为原料,通过结构修饰获得其修饰产物联苯双酯,其活性远强于五味子丙素,现已开发为具有保肝降酶作用的临床常用药物;以苦豆子生物碱类成分为主要原料经化学修饰,使其中含有的苦参碱类成分全部转化为对乙型肝炎病毒活性更强的氧化苦参碱,从而开发为用于治疗乙型肝炎的临床常用药物,提高了资源利用效率。此外,存在于中药千层塔(蛇足石杉 *Huperzia serrata*)中的石杉碱甲(huperzine A)为胆碱酯酶抑制剂,用于提高阿尔茨海默病患者的认知能力,但由于其在体内易被质子化而不利于透过血脑屏障,减少脑内分布和影响生物利用度。目前有研究对其结构进行修饰,获得的修饰产物 mimopezil 的血脑屏障透过率显著增强,进入中枢后可水解释放出原药石杉碱甲,提高石杉碱甲的利用效率。利用微生物 *Streptomyces griseus*(ATCC 13273)对青蒿素等的生物转化研究,得到一个新化合物 9α- 羟基青蒿素,体外抗疟实验表明该化合物具有抗恶性疟原虫 FCC/HN 的活性。此外,还可利用微生物假单胞菌 B_1、毛霉、禾谷镰刀菌定向地将喜树碱转化成10- 羟基喜树碱;利用微生物中的脱烷基化酶、羟化酶等使甲氧基喜树碱、去氧喜树碱转化成喜树碱、羟喜树碱等。

二、药用植物资源开发与利用研究的方法与适宜技术

药用植物资源开发与利用所采用的研究方法与技术一般包括资源性物质组分的提取分离和富集、拟上市产品的资源价值评价(安全性与有效性)、产品制剂成型与剂型选择等,涉及多学科门类知识和技术。本部分仅就近年来发展较快、具有一定的特色优势且有助于提升资源性化学成分利用效率的方法进行简述。

(一)超临界流体萃取技术在药用植物资源开发与利用中的应用

超临界流体(supercritical fluid,SF)是指物质所处的温度和压力分别超过其临界温度(T_c)和临界压力(P_c)时的流体。以超临界状态下的流体为萃取剂,从液体或固体中萃取中药原料中的资源性化学成分并进行分离的方法称为超临界流体萃取技术。该法萃取温度低,可有效防止热敏性化学成分的破坏和逸散,生产周期短,被萃取的资源性化学成分的极性范围较广。若以 CO_2 为

萃取剂,无有机溶剂回收和污染的问题;但设备投资大,生产成本较高,萃出物成分复杂,需进一步精制。

任何一种化学物质均存在 3 种相态,即气相、液相与固相,三相呈平衡态共存的点称为三相点,液、气两相呈平衡状态的点称为临界点。处于临界点状态的物质可实现液态到气态的连续过渡,两相界面消失,汽化热为 0。超过临界点的物质,不论压力有多大都不会使其液化,压力的变化仅引起流体密度的变化。故超临界状态流体有别于固态、液态和气态。超临界流体其密度接近液体,而其扩散系数和黏度均接近气体,是性质介于气体和液体之间的流体。这种流体同时具有液体和气体的双重特性,它的密度与液体相似、黏度与气体相近,扩散系数虽不及气体大,但比液体大 100 倍。物质的溶解过程包括分子间的相互作用和扩散作用,物质的溶解与溶剂的密度、扩散系数成正比,与黏度成反比,因此超临界流体对许多物质有很强的溶解能力。超临界流体萃取技术是一种集提取和分离于一体的新技术。

充分利用超临界流体兼有气、液两重性的特点,在临界点附近,超临界流体对组分的溶解能力随体系的压力和温度发生连续变化,从而可方便地调节组分的溶解度和溶剂的选择性。超临界流体萃取法具有萃取和分离的双重作用,物料无相变过程因而节能明显,工艺流程简单,萃取效率高,无有机溶剂残留,产品质量好,无环境污染。

可作为超临界流体的气体较多,如二氧化碳、乙烯、氨、氧化亚氮、二氯二氟甲烷等,通常使用二氧化碳作为超临界流体萃取剂。CO_2 的临界温度(T_c=31.4℃)接近室温,临界压力(P_c=7.37MPa)较低,易操作,且本身呈惰性,价格便宜,是中药超临界流体萃取中最常用的溶剂。应用二氧化碳超临界流体作溶剂,具有临界温度与临界压力低、化学惰性等特点,适合于提取分离挥发性物质及含热敏性组分的物质。但是,超临界流体 CO_2 萃取法也有其局限性,较适合于亲脂性、相对分子量较小的物质萃取,萃取设备属高压设备,投资较大。

CO_2 超临界流体对物质的溶解作用有一定的选择性,主要与资源性化学物质的极性、沸点、分子量关系密切。极性较低的化合物如酯、醚、内酯和含氧化合物易萃取;化合物极性基团多如羟基、羧基增加,萃取较难,可采用在超临界流体萃取中加入挟带剂的方法予以解决。挟带剂是在被萃取溶质和超临界流体组成的二元系统中加入的第三组分,它可以改善原来溶质的溶解度。常用甲醇、乙醇、丙酮等。挟带剂的用量一般不超过 15%。例如在 2×10^4 kPa 和 70℃的条件下,棕榈酸在 $SF-CO_2$ 中的溶解度为 0.25%(W/W);在同样的条件下,于体系中加入 10% 乙醇,棕榈酸的溶解度可提高到 5.0% 以上。

(二) 微波辅助萃取技术在药用植物资源开发与利用中的应用

微波辅助萃取技术是指应用微波,使用适宜的溶剂在微波反应器内从中药原料中提取资源性化学成分的技术和方法。微波辅助萃取技术是微波和传统溶剂提取法相结合后形成的一种新型提取方法。利用微波加热导致细胞内的极性物质,尤其是水分子吸收微波能,产生热量,使胞内的温度迅速上升。液态水气化产生的压力使细胞膜和细胞壁产生孔洞和裂纹,胞外的溶剂容易进入胞内,提取资源性化学成分。

其优点为时间短、速度快、提取效率高;受热均匀;选择性好,对极性分子选择性加热而使其选择性溶出,产品纯度高;设备简单,没有热惯性,操作易控制,能耗低。缺点为微波穿透厚度有限,应用受限。

（三）超声辅助提取技术在药用植物资源开发与利用中的应用

超声辅助提取技术是指利用超声波辐射压强产生的强烈空化效应、热效应与机械效应等，通过增大介质分子的运动频率和速度，增大介质的穿透力，从而加速目标成分进入溶剂，以提取资源性化学成分的方法。

超声辅助提取技术广泛适用于植物类中药材中资源性化学成分的萃取，与传统提取方法相比，超声辅助提取技术具有以下优点：超声破碎是物理过程，目标成分的结构性质不会被破坏；无须加热或加热温度低，适用于热敏性物质的提取；溶剂与溶质的极性相关性不大，可供选择的萃取溶剂种类多；节省溶媒与时间，节约能源。缺点为噪声大，对设备要求高。现已成功应用于皂苷类、生物碱类、黄酮类、蒽醌类、有机酸类及多糖类等资源性化学成分的提取。

（四）动态连续逆流提取在药用植物资源开发与利用中的应用

逆流提取工艺流程为从浸取器的首端连续输入新药材，从末端不断排出提取后的药渣，新鲜溶剂则从排出药渣的末端连续通入，从加入新药材的首端连续流出浓度最大的浸出液，形成固体药材原料和溶剂（或溶液）同时在浸取器中连续地逆向接触，不仅溶剂作连续流动，固体也作连续移动。其原理是利用固、液两相的浓度梯度差，逐级将药料中的资源性化学成分扩散至起始浓度相对较低的套提溶液中，达到最大限度地转移物料中的可利用成分的目的。该方法确保各提取单元的物料与溶剂始终保持较大的有效成分浓度差，增加提取推动力，加快提取效率，提高最终溶剂有效成分的浓度，降低后续浓缩的能耗，降低溶剂的绝对用量。

该方法所采用的设备称为"移动床连续浸出器"，如何实现固体物料的移动是其关键环节。按照物料和溶剂间的接触方式，分为浸渍式、渗漉式和两者结合的混合式；按照药材和溶剂的固、液两相运动形式，可分成逆流式和混流式。

1. 浸渍式连续逆流浸出器　包括U形螺旋式、U形拖链式、V形拖链式、螺旋推进式、旋桨式、肯尼迪式等。在此浸出器中，液体溶媒与物料作相对逆向移动，以使物料与溶剂始终保持较大的有效成分浓度差。

2. 喷淋渗漉式连续浸出器　包括平转式连续浸出器、鲁奇式连续浸出器。在此类浸出器中液体溶媒均匀地喷淋到固体药层表面，与固体物料相接触浸出其资源性化学成分。

3. 混合式连续浸出器　这种浸出器种类较多。浸出器内部有浸渍过程，也有喷淋过程。

（五）生物酶解技术在药用植物资源开发与利用中的应用

生物酶解技术包括酶法提取和酶法分离精制两个方面。中药材的酶法提取是根据植物细胞壁的构成，利用酶反应具有高度专一性的特点，选择相应的酶将细胞壁的组成成分纤维素、半纤维素和果胶质进行水解或降解，破坏细胞壁结构，使细胞内的资源性化学成分溶解、混悬或胶溶于溶剂中，从而达到提取的目的，且有利于提高资源性化学成分的溶解率。

此外，由于许多天然植物中除含有目标成分外，还含有淀粉、蛋白质、果胶、树胶、树脂、黏液质等，这些成分的存在往往使提取液呈混悬状态，并影响提取液的滤过速度，因此需要除去杂质物质,常用方法有离心法、澄清剂法、醇沉法、大孔树脂吸附法、离子交换法、微孔滤膜滤过法及超滤法。而酶法除杂是分离精制的新方法,此方法是根据天然物提取液中杂质的种类、性质,有针对性地采用相应的酶将杂质分解或除去,以改善液体产品的澄清度,提高产品的稳定性。

(六) 半仿生提取技术在药用植物资源开发与利用中的应用

本方法是采用近似胃和肠道的酸性水和碱性水依次连续煎煮提取的方法。即药材先用一定酸度的酸水提取,继而以一定碱度的碱水提取。在提取工艺的设计中,以1种或几种有效成分、总浸出物及不同极性部分等作为考察指标和/或主要药理作用为指标,并考虑各个指标在工艺选择中的主次,给予不同的加权系数,从而优选出工艺参数。

半仿生提取法的主要特点,一是提取过程符合临床用药的特点和口服药物在胃肠道转运吸收的特点;二是在具体工艺的选择上,既考虑活性混合成分又以单体成分作指标,这样不仅能充分发挥混合物的综合作用,又能利用单体成分控制中药制剂的质量。但目前半仿生提取法仍沿袭高温煎煮的方式,容易影响许多有效活性成分,降低药效。因此,有学者建议将提取温度改为近人体温度,在提取液中加入拟人体消化酶活性物质,使提取过程更接近药物在人体胃肠道内的转运吸收过程。

三、药用植物资源开发与利用实例

现代研究表明,无论是单味中药还是中药复方,其物质组成都是多元而复杂的,由此表现出多途径利用价值和多元化生物活性,随着遣药组方及其用法用量之变化在临床上产生出不同的治疗价值。中药就是利用其多类型化学物质组分及成分,作用于机体不同器官、多元靶点,实现生物靶标(群)及生物网络调节,以调节机体平衡,发挥治病疗疾和顾护健康的功效。

来源各异、多姿多彩的药用植物资源,它们的化学成分是十分复杂的。这种复杂性表现在不同的中药可能含有不同类型的化学成分,且每种类型化学成分的种类和质量往往是不同的。例如中药人参中就含有人参皂苷 Rb_1(ginsenoside Rb_1)等20余种三萜皂苷类成分,以及蛋白质类、肽类、寡糖及多糖类、氨基酸类、挥发油、固醇类、炔醇类、有机酸类、维生素类、微量元素等多类型化学成分百余种。中药资源开发与利用的原则是科学利用、合理利用、有序利用和有效利用,目的是在最大限度地满足人们生活和生产需求的同时保持资源的可持续发展和永续利用。为了实现有限资源的可持续利用和保障供给,我们不仅要充分合理和有效利用传统药用部位,尚需关注和不断挖掘药材生产过程产生的副产物(非药用部位)的多元化利用价值,创新多类型资源产品,服务于经济社会的多元化需求。

现以临床常用中药甘草和五味子为例,阐释药用植物资源多用途开发和多元化利用的基本思路和产业化模式。

(一) 甘草资源的开发与利用

"十方九草"之说,既反映出甘草"调和诸药"的独特价值,也反映出该药味在调剂配伍中的应用频度,呈现出甘草资源在中医药事业和产业发展中的重要性和价值。甘草资源经过现代科技的不断挖掘和认识,不仅展现出在中医药临床及中药工业方面的不可替代的资源价值,同时在化妆品、健康食品、中兽药及饲料添加剂等方面也具有多用途资源潜力,形成庞大的产品群和多元化的产业体系,为国内外经济社会和大健康产业作出了巨大贡献。

1. 甘草皂苷类资源性物质的开发利用　甘草的皂苷类化学成分富含于其药用部位根部,该类物质是甘草资源中最早得到系统研究和系列应用的资源性化学成分。迄今已从甘草属植物中分离鉴定出 7 个结构类型的 42 种三萜皂苷元成分,主要是甘草酸、甘草次酸、甘草萜醇、齐墩果酸等,其中甘草酸的含量为 5%~11%、甘草次酸的含量为 0.01%~0.2%。目前,已有含甘草酸和次甘草酸成分的药物上市;又如甘草酸二铵肠溶胶囊,该药物采用先进的磷脂复合技术,将甘草酸二铵盐与磷脂结合后形成新型复合物,使药物的脂溶性增强,促进药物的有效吸收,提高药物的临床价值和市场价值。

研究表明,甘草次酸在体内外的活性均强于甘草酸。甘草次酸和甘草酸可以抑制人肝癌细胞增殖和诱导其分化逆转。甘草次酸的应用比较广泛,具有抗变态反应、消炎、降血脂、抗利尿、抗干扰素诱生剂及增强细胞免疫调节的功效,能很好地治疗胃肠炎症、溃疡和局部病变。同时,甘草次酸具有保肝、治疗肝炎和抑制肝癌的良好效果。除此之外,甘草次酸在化妆品行业也得到广泛应用,甘草次酸应用于膏、霜、水、露、乳液等多种形式的化妆品中,不但起到美白作用,而且具有消炎、润肤、清除氧自由基和防紫外线功能。

尚可利用甘草酸、甘草次酸等三萜类皂苷结构具有的两亲性及其增溶作用,使其有可能成为药物跨膜运输载体,开发其作为药物递送系统的辅料等。

甘草次酸作为重要的医药工业原料,主要来源于甘草药材的提取与转化。其生产方法主要有①酸水解法:用酸较多,环境成本高;②化学法:副产物多,转化率较低;③微生物酶解法:采用微生物与甘草酸共同发酵的方法,绿色生产,环境友好;④酶解法:成本较高。

2. 甘草黄酮类资源性物质的开发利用　目前已经从甘草植物资源中分离出 150 余种黄酮类化学成分,结构母核有黄酮类、黄酮醇类、异黄酮类、查耳酮类、双氢黄酮类、双氢查耳酮类等。近年来,随着中药资源循环利用与绿色发展理念和适宜技术的推广应用,以甘草茎、叶等非药用部位为原料提取甘草黄酮类资源性物质,并开发出一系列健康护理产品和食品等保健产品的添加剂,有效地提高了甘草资源的利用效率和效益。

研究报道,甘草查耳酮对 NLRP3 炎症小体具有显著的抑制作用,对细菌鞭毛蛋白 Lfn-Flic 诱导的 NLRC4 炎症小体有轻微的抑制作用。这为甘草查耳酮防治 NLRP3 炎症小体相关疾病提供潜在的药物。

甘草经过热水提取后(提取甘草酸)的甘草渣中含有较为丰富的甘草黄酮类资源性物质。该类化学成分具有抗溃疡、解痉、抗菌、抗炎、降血脂、镇痛、抗氧化及清除自由基的作用,在食品、化妆品和药物制造中均有所应用。目前,已有甘草黄酮分散片、甘草黄酮微丸等产品上市。

目前,甘草黄酮类物质的提取方式主要有①醇提法:成本较高,提取率低;②氢氧化钠提取法:使用强碱容易造成污染,对设备要求高,成本较高;③氢氧化钙提取法:反应速度快,工艺简单,成本较低。

3. 甘草多糖类资源性物质的开发利用　研究发现,甘草多糖具有能控制机体细胞的分裂与分化、调节机体细胞的生长和衰老、增强机体吞噬细胞的免疫功能等多方面的生物活性,这为甘草多糖类物质应用于维护健康和抗衰老保健产品的开发与利用提供了科学依据。

此外,甘草植物全株各部位均含有一定量的挥发性物质,已被应用于烟草增香剂、食品风味物质等。甘草中含有的喹啉及异喹啉类生物碱成分的生物活性和资源价值也引起了人们的关注。对其营养类成分的分析评价表明,甘草中含有天冬氨酸等 18 种氨基酸,其中 8 种为人体必需氨基酸。

(二) 五味子资源的开发与利用

中药五味子始载于东汉《神农本草经》,列为上品。因其皮肉甘酸,核中辛苦,有咸味,甘、酸、辛、苦、咸五味俱有,故名五味子。具有收敛固涩、益气生津、补肾宁心的功效,用于久咳虚喘、久泻不止、自汗、盗汗、津伤口渴、短气脉虚、心悸失眠等症。现代科学研究证明,五味子中含有木脂素类、三萜类、倍半萜类、挥发油类、有机酸类、多糖类及维生素类等多种化学成分。目前市场上流通的五味子药材商品有 2 种,分别称为"北五味子"和"南五味子",其植物基源不同,功效取向也有差异,在开发利用时不应混为一谈,应充分学习挖掘本草药用记述和现代研究进展,充分释放各自的资源特色和潜在价值,开发出高附加值的系列产品。

1. 五味子木脂素类资源性物质的开发利用 木脂素类化合物以联苯 1,3- 环辛二烯为母核,是五味子中最主要的药理活性成分。五味子中含有多种木脂素类成分:五味子甲素(去氧五味子素)、五味子乙素、五味子醇甲、五味子醇乙、五味子酯甲等。我国学者分离五味子木脂素始于 20 世纪 70 年代,因其具有降低肝脏细胞谷丙转氨酶(GPT)作用而备受重视。五味子能降低氨基转移酶,临床用于治疗慢性肝炎。除有明显的保肝作用外,这类化合物还具有抗 HIV、抗氧化、保护中枢神经系统作用以及安定作用,引起人们进一步研究的兴趣。现代研究尚表明,五味子木质素类成分有加强和调节心肌细胞和心脏、肾小动脉的能量代谢,改善心肌营养和功能等作用。

2. 五味子挥发油类资源性物质的开发利用 五味子挥发油含有单萜类、含氧单萜类、倍半萜类、含氧倍半类萜和少量醇、酸等含氧化合物,其中以倍半萜类为主。研究发现,五味子挥发油能明显缩短戊巴比妥钠引起小鼠睡眠的时间,且与中枢兴奋药士的宁无协同作用,它对肝细胞色素 P450 具有明显的诱导作用,说明五味子挥发油缩短戊巴比妥钠引起小鼠睡眠时间的机制与其加速戊巴比妥钠的代谢有关,而非对中枢神经系统的直接兴奋作用。

3. 五味子有机酸类资源性物质的开发利用 脂肪酸根据碳链长度的不同,可分为短链、中链以及长链脂肪酸;而根据其饱和度的不同,又可分为饱和脂肪酸、单不饱和脂肪酸以及多不饱和脂肪酸。以油酸为代表的单不饱和脂肪酸在植物油中的含量较高。多不饱和脂肪酸主要包括 n-9、n-6 和 n-3 系列脂肪酸,n-6 系列包括亚油酸、γ- 亚麻酸、花生四烯酸和双高 -n- 亚麻酸等,而 n-3 系列包括 α- 亚麻酸、二十碳五烯酸、二十二碳六烯酸等。而各产地的五味子及种子中均含有大量的亚油酸即十八碳二烯酸,其属于多不饱和脂肪酸,具有调节某些基因表达的作用,如调节编码脂肪酸合成酶、钠离子通道蛋白、氧化氮合成酶等基因的表达,从而直接影响脂肪酸合成、癌症发生及胆固醇含量。多不饱和脂肪酸可以转化成调节人体内的某些重要生理功能的代谢产物,具有极强的调节功能。

4. 五味子多糖类资源性物质的开发利用 研究提示,五味子粗多糖能明显提高小鼠的耐缺氧能力,具有抗疲劳作用,亦能使正常小鼠的胸腺和脾脏重量增加。说明五味子粗多糖能够提高机体对环境的适应能力和防御能力。

第二节　药用动物资源开发利用的思路与方法

人类社会发展史研究表明,原始社会的人类就依赖野生动物资源获得生活必需品来维持其生存,食其血肉,衣其毛羽。人类自从学会用火,便开始取火狩猎并进而用火烤动物蛋白为人类的身体发育提供宝贵的营养物质,由此,人类便摆脱了茹毛饮血的生活方式和生存策略。也正是在如此漫长的发展历史长河中,智慧的先民逐步发现和总结出具有药用和补益价值的动物性药物资源,它们包括野生的动物资源、驯养的动物资源、水生的动物资源等。因此,药用动物资源是中华民族及世界上其他民族的先民们在长期的生活与生产实践中认知发现并传承发展而来的宝贵生物资源。它不仅为人类健康提供宝贵的药物资源,同时也为经济社会发展作出诸多方面的贡献。

一、药用动物资源是中药资源的重要组成部分

动物类药材的应用历史悠久,出土于马王堆汉墓的我国第一部医学方书西汉《五十二病方》中有动物性药材 54 种。《黄帝内经》中收载 13 张方剂共 25 味药材,其中 6 味为动物类药材。我国第一部本草著作东汉的《神农本草经》中收载动物类药材 67 种,占药材总数的 18.36%。明代李时珍著《本草纲目》收载动物类药材 461 种,占药材总数的 24.36%。清代赵学敏《本草纲目拾遗》在此基础上又补充增加了 122 种,使动物性药材品种达到近 600 种。据此反映出中华民族先民在生存繁衍过程中对药用动物资源的利用程度。

截至 20 世纪 80 年代我国第三次中药资源普查结果表明,我国的中药资源达 12 800 余种,其中动物类中药有 1 581 种(列入国家保护的 161 种),占比达到 12.35%。据统计,《国家重点保护野生动物名录》收录的野生动物有 257 种,其中属 I 级保护的药用动物有 42 种、属 II 级保护的药用动物有 96 种;《国家重点保护野生药材物种名录》收录的药用动物有 18 种;《中国濒危动物红皮书》中包含的药用动物有 53 种;被列入《濒危野生动植物种国际贸易公约》(2017 版)附录 I 的药用动物共 43 种、附录 II 共 87 种、附录 III 共 10 种。

随着我国经济发展与城市化进程的加速,野生动物栖息地大面积缩小,加速了野生动物资源种群的萎缩。然而,动物类中药属"血肉有情之品",在中医临床方剂组成中不可或缺,可替代品种少,疗效独特,地位十分重要。著于东汉张仲景《伤寒杂病论》中的"大黄䗪虫丸""抵当汤"等迄今仍是常用的方剂。唐代孙思邈《备急千金要方》以动物肝脏治疗夜盲症、以羊靥治疗甲状腺肿均为同类治法的世界最早记载。已故国医大师朱良春应用动物类中药屡起沉疴而扬名医林。动物类中药材的疗效优势,清代叶天士在《临证指南医案》中介绍鹿茸、龟甲、乌骨鸡等温补类药材"夫精血皆有形,以草木无情之物为补益,声气必不相应……血肉有情,栽培身内之精血"。常以全蝎、蜈蚣等虫类药"藉虫蚁血中搜逐,以攻通邪结",用于治疗风湿痹症与癌症等疑难杂症。也由此创制形成"安宫牛黄丸""乌鸡白凤丸""六神丸""片仔癀"等传统著名的中成药。因此,动物类

中药材在方剂与中成药中疗效独特,具有不可替代性。

二、药用动物资源开发利用的思路与策略

随着人类社会的发展和人类文明程度的提高,药用动物资源的获取已经从主要依赖自然资源过渡到人工驯化养殖阶段,从依赖生物个体供给过渡到人工合成替代等生产方式,从利用生物体局部器官组织发展到系统利用和节约资源的新阶段。通过驯养发展与替代研究相结合,以有序解决野生动物保护和市场需求之间的矛盾。因此,驯化养殖是动物药供给的主要途径,替代品的开发逐步改变依赖野生资源的窘境。

(一) 加强驯化养殖与替代品研究,走资源保护与利用相结合发展之路

早在 3 000 多年前,我国就开始对蜜蜂的利用,一些重要的药用动物资源已变野生为人工养殖。近 40 年来,我国中药资源领域的科技人员及企业家致力于药源性野生动物的驯化养殖,如驯化梅花鹿与马鹿生产鹿茸,人工养麝活体取香,人工养熊引流胆汁生产熊胆粉,人工培育珍珠,蛤蚧、金钱白花蛇、全蝎、地鳖的人工养殖等。替代品开发方面,包括以水牛角取代犀角、山羊角弥补羚羊角资源短缺、培育灵猫香替代麝香等。这些为开展珍稀、濒危、市场需求量大的药用动物的驯化养殖提供了成功的经验。

因此,应加强药用动物资源的驯化养殖与开发利用,实现野生动物资源的有效保护。药用动物资源的生产和保障供给加速推动野生资源向驯化养殖转变,有利于动物种群的保护及资源的可持续发展,是为了更好地解决动物药资源紧缺与中医药需求之间的矛盾,因而对于野生动物资源与驯化家养动物资源应区别对待。一方面,从野生动物资源保护、人与自然和谐共生的角度,应摒弃野生动物的非法捕猎、贩卖和交易,保护自然环境,维持生态平衡;另一方面,对于驯化养殖的动物资源,应加快动物选育与繁殖,加强药用动物资源家养规范化、规模化的进程。加大对药用动物养殖产业的扶持,促进养殖技术的发展,科学合理地制定相关标准,保证药用动物养殖的规范化、标准化发展。养殖资源的产能提升也可减轻野生药用动物资源需求的压力。

(二) 加强珍稀濒危动物药类效资源的发现,积极开展人工代用品研究

类效资源的发现及其人工代用品和合成品是解决珍稀、濒危名贵动物药保护与利用之间的矛盾的重要途径之一。以生物多样性为基础的同种属或亲缘关系相近种属的生物之间的相互替代研究是类效资源发现的重要途径,如使用水牛角代替犀牛角、山羊角代替羚羊角、狗骨代替虎骨、灵猫香代替麝香等。

天然麝香资源不足,国内外均在寻找新的类效资源。近年来除以灵猫香的培植和生产实现作为麝香的替代资源研究外,麝鼠香的研究也取得了一定进展。麝鼠 Ondatra zibethicus 是啮齿目仓鼠科的草食性珍贵毛皮兽,20 世纪 50 年代初作为毛皮兽从前苏联引进养殖。其雄麝鼠于繁殖季节由香腺囊中分泌的乳白色物质称为麝鼠香,含有麝香酮、降麝香酮、十七环烷酮等与麝香相同和/或相近的成分,药理实验证明其抗炎、耐缺氧、降低血压及心肌耗氧等负性肌力作用与天然麝香相似,同时还具有促进生长等多种作用。作为天然香料,麝鼠香可以部分替代麝香。其在美国已

用于药品生产原料,在韩国用于制作保健食品,在日本用于生产香水,而在我国目前正在开发以麝鼠香为主要原料用于治疗心脑血管疾病、肿瘤疾病的麝鼠香滴丸系列产品。与麝的养殖相比较,麝鼠的适应性较强、繁殖快、易饲养、人工饲养成本低廉。

此外,结合动物药有效成分的研究,努力寻找、研制珍稀动物药人工代用品也是解决珍稀、濒危动物药资源保护与利用矛盾的重要手段,如人工培植牛黄、引流熊胆汁、人工提取蜂毒等。

(三)加强药用动物资源基础研究,提高资源的利用效率和效益

药用动物通常仅用角、骨、甲(壳)、香囊等,非药用部位通常利用率低而造成浪费。药用动物资源系统利用和产业链较为完善的是鹿科动物梅花鹿 *Cervus nippon* 和马鹿 *Cervus elaphus* 药用动物资源,它们浑身是宝,给人们提供了极为丰富的产品,《中国药典》中收载了鹿茸、鹿角、鹿角胶和鹿角霜 4 种动物性药材。

鹿茸 *Cervi cornu pantotrichum* 是上述 2 种动物的雄鹿密生茸毛的未骨化的幼角,具有壮肾阳、益精血、强筋骨、调冲任、托疮毒之功效,为我国传统名贵中药材,已有 2 000 多年的入药历史,能治疗多种疾病,是补肾阳的首选药,上百种中成药皆有鹿茸配伍。已骨化的角或锯茸后翌年春季脱落的角基称为鹿角,具有温肾阳、强筋骨、行血消肿之功效。鹿角胶为鹿角经水煎熬、浓缩制成的固体胶,具有温补肝肾、益精养血之功效。鹿角霜则为熬制鹿角胶后剩余的角块,具有温肾助阳、收敛止血之功效。鹿茸血能补血安神,可加工成鹿茸精口服液,除满足国内需要外还大量出口。鹿胎是传统名贵中药材,为母鹿在妊娠期经剖腹、流产或初生 3 日内胎仔的干燥品,性味甘、温,无毒,有益肾壮阳、补血调经的功能,用于月经不调、崩漏带下、宫冷不孕、肾虚体弱、腰腿酸软和妇女虚寒等,又是中成药"鹿胎膏"的主要原料。

鹿鞭为雄鹿的阴茎和睾丸干燥品,具有补肾、壮阳、益精的功能,用于治疗劳损、腰膝酸痛、肾虚、耳鸣、阳痿、宫冷不孕等症。鹿尾为滋补壮阳药,用于肾虚腰痛、屈伸不利、阳痿遗精、头昏耳鸣等症,多入丸剂。鹿心与其他药材配伍用于治疗心脏病,或制成制剂治疗受惊吓、疲劳过度、长期神经衰弱引起的心动过速与心血亏虚等疾病。鹿肉能温补肾阳,其营养价值高于牛肉。鹿骨与甜瓜 *Cucumis melo* 的干燥种子配伍可用于治疗骨折、风湿性关节炎和类风湿关节炎。鹿筋性味甘、温,具有壮筋骨、补虚劳、填精益髓之功效。鹿胆汁有消肿散毒的功效,可采用活鹿体外引流法获取。培养鹿脾细胞能获得免疫细胞活性因子,这些因子具有生长因子样活性和免疫调节、抗病毒等多种生物学活性,能在细胞培养基中代替血清的作用,对组织培养的人羊膜细胞、小鼠成纤维细胞及原代培养的大鼠乳鼠心肌细胞有显著的促增殖作用,对创伤的成纤维细胞具有促进愈合的作用,同时对小鼠乙醇型胃黏膜损伤有保护作用。

(四)发展生物工程、人工合成等技术,推动药用动物资源性物质的有效补充

在揭示动物药功效物质基础的情况下,采用生物发酵及人工合成等方式生产其主要活性组分用于临床是目前动物药资源保护与利用的重要途径之一。

麝香酮即 3- 甲基环十五酮,是天然麝香中最具生理活性的组分之一,采用人工合成方法生产麝香酮,并在此基础上复配天然麝香中的其他有效成分生产的人工麝香已被批准上市,为缓解天然麝香资源的紧缺局面提供了重要保障。

牛黄胆红素是天然牛黄中的主要活性组分之一,目前已实现半合成法制备胆红素、全合成法制备胆红素,在此基础上复配其他胆汁酸类组分形成人工合成牛黄。牛磺熊去氧胆酸是熊胆汁的有效成分,目前已实现人工合成,用于治疗胆石症及肝病具有明显的疗效。

胰岛素是由胰岛 β 细胞受内源性或外源性物质如葡萄糖、乳糖、核糖、精氨酸、胰高血糖素等的刺激而分泌的一种蛋白质激素。第一代产品是 1921 年从牛的胰腺中分离出的胰岛素;第二代产品是 1979—1981 年的基因重组人胰岛素;第三代产品是 20 世纪 90 年代末对人的胰岛素基因进行改造而获得的合成速效胰岛素类似物和长效胰岛素类似物。胰岛素类似物具有起效更快、作用更持久、副作用小等优势。

发酵工程、酶工程的快速发展为药用动物资源性物质的人工生产提供了重要途径。目前采用重组水蛭素Ⅲ工程菌发酵生产中药水蛭中的重要活性组分水蛭素的研究已获得成功并实现产业化。利用微生物生长代谢生产动物药活性成分,具有增加工业生产产量、提高效率、节约资源等特点。

(五) 挖掘民族民间用药经验,开拓药用动物资源开发利用新领域

动物源性毒素、分泌物等常常呈现出良好的生物活性而备受历代医药学家的重视和青睐,在民间也积累了丰富的采集、加工和应用经验。目前,对动物蛇类毒素、蟾蜍毒素、全蝎毒素、蜈蚣毒素等在毒素提取、化学组成、药理毒理、成药性研究等方面已有较为深入的研究,取得了一系列标志性成果,有些已经开发成制剂应用于临床。例如用蜂毒治病(蜂疗)是来源于我国民间的独特疗法,具有广泛的群众基础。现代将其蜂毒进行提取后用于治疗风湿疼痛性疾病,取得良好的疗效。近年来,医药学者对蜂毒进行系统深入的研究,并开发出蜂毒注射液药物,取得了良好的经济与社会效益。

三、药用动物资源研究的方法与技术

药用动物是我国医药宝库的重要组成部分。动物类药材源于动物全体、器官、组织、分泌物、提取物或加工品的资源产品,与植物药、矿物药共同构成中药材应用体系。作为动物的器官、组织或代谢产物,其来源、组成、成分与植物药相差甚远,药用动物研究是中药研究领域特有的分支,是具有独特体系的学科,其开发与利用所采用的研究方法及技术具有一定的独特性。

(一) 生化分离技术

动物药中除氨基酸、核酸、固醇、生物碱等小分子物质外,还含有大量与生命活动密切相关的蛋白质、多肽、酶等大分子物质。常用动物药的这些成分具有抗凝、抗血栓、抗肿瘤、抗炎、免疫调节等作用,可能是动物药的物质基础所在。对于动物药的分离纯化方法,不能采用植物药的常规方法,而应将现代生物技术引入动物药的研究中,并加以充分应用。

1. 色谱分离技术　色谱分离技术是一类分离方法的总称。即利用不同组分在固定相和流动相中的物理与化学性质(如吸附力、分子极性及大小、分子亲和力、分配系数等)的差别,使各组分在两相中以不同的速率移动而进一步分离的技术,称为色谱分离技术。适宜于药用动物资源开发

利用的色谱分离技术主要有凝胶过滤色谱、离子交换色谱和亲和色谱。

(1)凝胶过滤色谱(排阻色谱、分子筛色谱):以具有网状结构的凝胶颗粒作为固定相,根据物质的分子大小进行分离的一种色谱方法,主要原理近似于分子筛作用。混合物中的小分子可渗透到凝胶的微孔中而被滞留,中等分子可部分进入,大分子则完全不能进入。这样,样品分子基本上是按其分子排阻大小先后由柱中流出,从而达到分离的目的。药用动物资源中的蛋白质等大分子类物质可根据其分子量大小不同得以分离。

(2)离子交换色谱:以离子交换剂为固定相,根据物质的带电性质不同而进行分离的一种层析技术。带电荷多的离子对交换剂的亲和力大于带电荷少的离子,被分离混合物中各组分的离子交换能力将取决于各组分电荷的差异。解离组分的平均电荷与离子电荷、基团的离解常数以及介质的 pH 有关,同时还取决于溶液中的离子浓度。

(3)亲和色谱:是根据生物大分子和配体之间的特异性亲和力(如酶和抑制剂、抗体和抗原、激素和受体等),将某种配体连接在载体上作为固定相,而对能与配体特异性结合的生物大分子进行分离的一种层析技术。亲和色谱是分离生物大分子最为有效的层析技术,具有较高的分辨率。

对于蛋白质、酶、核酸等生物大分子,由于分子量大、易失活以及具有生物专一亲和性等特点,因而较多地选用多糖基质(如葡聚糖、琼脂糖等)离子交换色谱、疏水作用色谱、凝胶色谱和亲和色谱等。对于生物小分子的代谢物,由于它们的分子量小、结构和性质比较稳定、操作条件不太苛刻,采用吸附、分配和离子交换色谱进行分离较为适宜。

2. 电泳技术　电泳(electrophoresis)是指带电质点在电场作用下向异电荷电极移动。而今电泳技术已成为国内外生物学、分子生物学、生物工程学中不可缺少的分离分析手段之一,是生化药物生产、分析中不可缺少的分析工具。尤其是聚丙烯酰胺凝胶电泳(PAGE)、高效毛细管电泳(HPCE)在分离分析酶、蛋白质、多肽、核酸等大分子方面的运用较多。

(1)聚丙烯酰胺凝胶电泳(PAGE):PAGE 是由单体丙烯酰胺和 N,N'-甲叉双丙烯酰胺(Bis)在加速剂和催化剂的作用下聚合交联成三维网状结构的凝胶,以此凝胶为支撑物的电泳技术。其中最常用的定性分析蛋白质的电泳方法是 SDS 聚丙烯酰胺凝胶电泳(SDS-PAGE),是在电泳样品中加入十二烷基硫酸钠(SDS)和 β-巯基乙醇的样品处理液的一种电泳方法。

根据其有无浓缩效应,PAGE 可分为连续系统和不连续系统。前者电泳体系中的缓冲液 pH 和凝胶浓度相同,带电颗粒在电场作用下主要靠电荷及分子筛效应;后者电泳体系中的缓冲液离子成分、带电颗粒在电场作用下泳动,主要靠电荷及电位梯度的不连续性,带电颗粒在电场中泳动不仅有电荷效应、分子筛效应,还具有浓缩效应,较其他电泳技术有更高的分辨率。

PAGE 的优点:由于聚丙烯酰胺凝胶这种介质既具有分子筛效应,又具有静电效应,所以分辨力高于其他电泳技术;聚丙烯酰胺凝胶的化学稳定性高,既具有稳定的亲水性,又不带电荷,故其在电场中几乎没有电渗作用,是一种比较理想的电泳支撑物;聚丙烯酰胺凝胶的机械强度好,有弹性,在一定范围内是无色透明的,便于电泳后的各种处理,也易于观察和用仪器直接检测;聚丙烯酰胺凝胶是人工合成的凝胶,可以通过调节控制单体和交联剂的比例,得到孔径大小不同的凝胶,可用于分子大小不同的物质分离;此外,还具有样品分离的重复性较高、需要的样品少、需要的设备简单、时间短、可作固定相的惰性载体等优点。

(2)高效毛细管电泳(HPCE):HPCE 是在传统电泳的基础上发展起来的一种新型分离技术。

HPCE 指以高压直流电场为驱动力,以毛细管进行分离的一种液相分离技术。基本装置包括毛细管、电解液槽、冷却装置、进样器、高压电源和检测器。按分离模式不同,可分为毛细管区带电泳(CZE)、毛细管凝胶电泳(CGE)、胶束动电毛细管色谱(MECC)、毛细管等电聚焦(CIEF)、亲和毛细管电泳(ACE)、非水相亲和毛细管电泳(NACE)、毛细管等速电泳(CITP)等。

高效毛细管电泳主要具有高分辨率、高灵敏度、高分析速度、试样用量少、仪器简单、操作成本低等优点,但有一些不足,如进样不够方便等。HPCE 的应用范围较广,可用于分离氨基酸、手性分子、胺类、维生素、无机离子、肽和蛋白质、低聚核苷酸和 DNA 限制性内切片段等。近年来,在毛细管电泳技术的基础上,形成了一些与毛细管电泳技术联用的技术,如毛细管电泳 - 化学发光联用技术、毛细管电泳 - 激光诱导荧光检测技术(CE-LIFD)等。

动物药成分复杂多样,较植物药研究困难,但随着电泳技术的发展,其种类逐渐增多、手段日趋完善,可作为研究动物药的一种简单、高效的分离手段。电泳技术的发展与实验方法、研究对象及其应用领域的发展方向是密不可分的,随着人们对实验的精度、可操作性和重现性要求的不断提高,电泳技术的发展也在不断革新,与其他分离技术(如色谱)之间的相互借鉴和融合是一个值得注意的趋势。

3. 其他生化分离技术　在动物药研究中,其他较为常用的生化分离技术还包括沉淀分离技术、膜分离技术、离心分离技术等。

(1)沉淀分离技术:沉淀分离技术是指在溶液中加入沉淀剂使溶质的溶解度降低,形成固体从溶液中析出而达到分离的一种技术。沉淀分离技术具有过程简单、成本低、原料易得的优点,在产物浓度越高的溶液中沉淀越容易、收率越高;缺点为过滤困难,产品质量较低,需要精制。沉淀分离技术对大多数生物分子如蛋白质、多糖和核酸等的分离纯化有独特的优势。

沉淀分离技术一般包括有机溶剂沉淀法、盐析法、高聚物沉淀法、高价金属离子沉淀法、聚电介质沉淀法、生成盐复合物沉淀法、热变性及酸碱变性沉淀法等。

(2)膜分离技术:膜分离技术是用一种特殊的半渗透膜作为分离介质,当膜的两侧存在某种推动力时,半透膜有选择性地允许某些组分透过,同时阻止或保留混合物中的其他组分,从而达到分离或提纯的目的。这个推动力可以是压力差、温度差、浓度差或电位差,水处理领域中的压力驱动型分离工艺有微滤、超滤、纳滤、反渗透等,电位差驱动型分离工艺主要有电渗析,浓度差驱动型模分离则主要是指渗析膜。膜分为固膜、液膜和气膜 3 类,其中固膜的应用最多,可分为无机膜和有机膜。

膜分离技术的优点:仅需在常温下操作、无相态变化、设备简单、操作方便、处理效率高、设备易于放大、高效节能以及在过程中不产生污染等,特别适用于热敏性混合体系的分离,从而可以减少活性成分的失活,化学与机械损害很少,有较好的选择性,可在分离、浓缩的同时达到部分纯化的目的;不需要外加化学物质,透过液可循环使用,从而可降低成本,并减少操作过程对环境的污染。

(3)离心分离技术:离心分离技术是利用离心机转子高速旋转时产生的强大离心力来达到物质分离的目的的一种常用技术,主要包括差数离心和密度梯度离心,常用于高分子物质(蛋白质、核酸)以及细胞或亚细胞成分的分离、提纯和鉴定。其主要应用是测定生物大分子的相对分子质量、估计生物大分子的纯度、分析生物大分子中的构象变化等。

(二) 蛋白质组学技术

蛋白质组（proteome）是指一个基因组、一个细胞或组织所表达的全部蛋白质的总和。蛋白质组学是后基因组时代研究的一个新领域,旨在通过在蛋白质水平上对细胞或机体基因表达的终产物进行定性和定量研究,揭示生命活动的过程和规律及基因表达的调控机制。蛋白质组学的研究内容主要包括蛋白质的分离与分析鉴定、蛋白质的相互作用以及大量数据信息的分析处理。当今运用于蛋白质组学研究中的核心技术主要有以下几类:

1. 双向凝胶电泳　双向凝胶电泳（two-dimensional gel electrophoresis,2DE）是分离蛋白质组分的核心技术。其基本原理一是基于蛋白质的等电点不同在 pH 梯度胶内等电聚焦;二是根据分子量不同进行 SDS-PAGE 分离,将复杂的蛋白质在二维平面上分开。双向凝胶电泳的第一向是等电聚焦（isoelectric focusing,IEF）,根据蛋白质的等电点（PI）不同进行第一次分离;第二向是 SDS 聚丙烯酰胺凝胶电泳,根据蛋白质的分子量不同进行分离。

使用双向凝胶电泳研究蛋白质组学的基本步骤为蛋白质样品（溶液）的制备—通过 2DE 上样分离—2D 凝胶上蛋白质印迹点的计算机数字化处理—通过质谱技术（MS）对所研究的蛋白质进行初步鉴定—搜索数据库获取相关信息后对蛋白质进行最终鉴定。双向凝胶电泳的上样溶液可以是细胞裂解液,也可以是多种蛋白质的混合溶液,而蛋白质样品通过双向凝胶电泳后,用考马斯亮蓝（Coomassie brilliant blue）染色后可获得标准的肉眼可见的蛋白质图谱（protein map）,银染色（silver staining）后可用于 MS 分析。

双向凝胶电泳技术的优点十分突出,归纳起来主要有:①双向凝胶电泳结合 MS 分析可以实现较大规模的蛋白质的分离和鉴定。②双向凝胶电泳特别适用于后修饰的蛋白质（如糖基化、磷酸化、脱氨等）的发现和鉴别。③双向凝胶电泳技术研究蛋白质组学的各个步骤可相互分离,相关工作可在不同的实验室完成。双向凝胶还是蛋白质的“纯化收集器”和蛋白质保存的“文件夹”。干凝胶上的蛋白质用胰蛋白酶处理后同样可用于 MS 分析,这对于某些珍贵样本的保存有十分重要的意义。④双向凝胶电泳技术相当廉价,MS 分析和生物信息资源的搜寻可通过共享资源或有偿服务来实现。

双向凝胶电泳技术也存在不足之处,其最大的不足是不能对整个蛋白质组进行分析和研究。通过染色显示出来的蛋白质图谱只是高丰度的蛋白质,低丰度的蛋白质如受体、调节蛋白等较难反映出来。不能对一些分子量比较极端的蛋白质（过大或过小的蛋白质分子）以及碱性蛋白和疏水性蛋白进行分离和鉴定。典型的如膜蛋白,由于其高的疏水性和表达的低丰度,双向凝胶电泳技术很难应用于膜蛋白的研究。其二,通过双向凝胶电泳分离的蛋白点（protein spot）不一定只代表一种蛋白质。其三,双向凝胶电泳的敏感性差,分离的蛋白质必须要有足够的丰度才能着色。

双向凝胶电泳技术作为一种基础技术,其发展和应用在很大程度上依赖其他新技术的发展。基于双向凝胶电泳技术的质谱技术（based-2DE MS,生物质谱技术）近年来发展迅速,在一定程度上克服了双向凝胶电泳技术的不足,拓宽了其应用范围。

2. 生物质谱　质谱（mass spectrometry,MS）技术具有灵敏度、准确度、自动化程度高的特点,能准确测量肽和蛋白质的相对分子质量、氨基酸序列及翻译后修饰,因此无可争议地成为连接蛋白质与基因的重要技术,开启了大规模自动化的蛋白质鉴定之门。

质谱技术分析蛋白质的原理是通过电离源将蛋白质分子转化为离子,然后利用质谱分析仪的电场、磁场将具有特定质量与电荷比值(m/z)的蛋白质离子分离开来,经过离子检测器收集分离的离子,确定离子的质荷比 m/z,分析鉴定未知蛋白质。质谱分析用于蛋白质等生物活性分子的研究具有如下优点:较高的灵敏度,能为亚微克级试样提供信息,能有效地与色谱联用,适用于复杂体系中痕量物质的鉴定或结构测定,同时具有准确性、易操作性、快速性及普适性特点。

生物质谱仪通常包括三部分:离子源、质量分析器和检测器。基质辅助激光解吸电离(MALDI)和电喷雾离子化(ESI)是蛋白质组研究中最为常用的 2 种离子化方式。ESI 常与液相分离工具相连,将被分析物从溶液中离子化;MALDI 利用激光脉冲从干燥结晶的基质中气化被分析物并使之带电。MALDI-MS 常用于分析较简单的肽段混合物,如双向凝胶电泳蛋白质点或单一SDS-PAGE 分离蛋白质的酶切提取肽混合物,进而获得肽质量指纹谱(PMF)信息,是目前蛋白质组研究中最常用的蛋白质鉴定技术。ESI-MS 同时具有分离和鉴定功能,常用于鉴定复杂的肽混合物(如混合蛋白溶液酶切产物,或 SDS-PAGE 胶上的混合蛋白质条带鉴定),且 ESI-MS 常具有串联质谱功能,可能获得肽段序列信息,因此得到的鉴定结果更为可靠。

质量分析器是质谱的核心元件,决定生物质谱的灵敏度、分辨率、质量准确度和生成含大量信息的碎片离子谱图的能力(串联质谱)。目前在蛋白质组研究中有 4 种基本的质量分析器:飞行时间(TOF)、四极杆(Q)、离子阱(IT)和较新应用的傅里叶变换离子回旋共振质谱法(FTICR)。它们的设计和性能不尽相同,各有其优点和劣势,这些分析器可以独立使用,也可以串联起来使用以充分发挥各自的优点(如常见的液相色谱 - 电喷雾 - 四极杆 - 飞行时间串联质谱仪,LC-ESI-Qq-TOF-MS)。

质谱技术鉴定蛋白质主要有 3 种方法,即肽质量指纹谱法、串联质谱法和梯形肽片段测序法。

肽质量指纹谱法(peptide mass fingerprinting,PMF)是用特异性的酶解或化学水解的方法将蛋白质切成小的片段,然后用质谱检测各产物肽的相对分子质量,将所得到的蛋白酶解肽段质量数在相应的数据库中检索,寻找相似的肽指纹谱,从而绘制"肽图"。近年来随着蛋白质数据库信息的快速增长和完善,PMF 技术已成为蛋白质组研究中较为常用的鉴定方法,它在蛋白质组学中最接近高通量。

串联质谱法(collision induced dissociation,CID)是利用待测分子在电离及飞行过程中产生的亚稳离子,通过分析相邻同组类型峰的质量差,识别相应的氨基酸残基,其中亚稳离子碎裂包括自身碎裂及外界作用诱导碎裂。与 PMF 相比,串联质谱的肽序列图要复杂一些,在鉴定蛋白质时,需要将读出的部分氨基酸序列与其前后的离子质量和肽段母质量相结合。

梯形肽片段测序法(ladder peptide sequencing)是用化学探针或酶解使蛋白或肽从 N 端或 C端逐一降解下氨基酸残基,形成相互间差一个氨基酸残基的系列肽名为梯状(ladder),经质谱检测,由相邻肽峰的质量差而得知相应的氨基酸残基。但由于酶解速度不一,易受干扰,故该法效果不甚理想。

生物质谱技术同样也有其局限性。首先,质谱分析得到的质谱图的解析是一个相当费时与费力的工作。其次,通过双向凝胶电泳获得的蛋白质图谱其蛋白点必须进行酶解,酶解的过程可能导致部分蛋白质和肽段的丢失;而当银染的酶解肽段浓度过低时,质谱分析所得的信息可能不足以对蛋白质进行准确的鉴别和确定。

3. 蛋白质芯片　蛋白质芯片(protein chip)又称蛋白质微阵列(protein microarray),是继基因芯片之后,作为基因芯片功能的补充发展起来的。蛋白质芯片是一种快捷、高效、并行、高通量的蛋白质分析技术。一个蛋白质芯片可以容纳一个蛋白质家族的所有成员或一种蛋白质的所有变异体,甚至一种组织、器官或有机体的所有蛋白质。蛋白质芯片是在一个基因芯片大小的载体上,即在一种固相支持物表面按照预先设计的方法固定大量探针蛋白,形成高密度排列的探针蛋白点阵。实验时,往芯片上加入带有特殊标记(如荧光染料标记)的蛋白质分子(如抗体或配体)样品,探针可以捕获样品中待测的蛋白质并与之相结合,然后通过检测器对标记物进行检测,计算机分析计算出待测样品结果;也可以通过质谱仪进行检测,以确定样品中蛋白质的分子量及种类,在此基础上进一步发展,便可对各种蛋白质、抗体以及配体实施检测,从而弥补基因芯片检测的空缺。

蛋白质芯片按其用途可以分为 2 类:分析型蛋白质芯片(analytical protein chip)和功能型蛋白质芯片(functional protein chip)。

分析型蛋白质芯片是将不同类型的配体,包括抗体、抗原、DNA 或 RNA 适配体、糖类分子或者一些具有高度亲和力的特异性识别分子固定在修饰化的固相基质表面上。根据固定抗体和抗原的不同又可以分为抗体芯片和反向蛋白芯片。这类芯片主要用于监测靶标蛋白的含量、表达水平、蛋白在细胞和组织中的分布以及对临床诊断标记物的分析,即蛋白质表达谱图的研究。

功能型蛋白质芯片的识别分子主要通过高通量的蛋白纯化、人工合成多肽或化学分子制备而成,然后将其点在合适的固相基质表面。这类芯片主要用于分析蛋白质的功能情况,例如蛋白质的结合特性、酶的催化活性、蛋白质转录后修饰的研究、小分子药物和药物靶标的筛选和鉴定等,即蛋白质与蛋白质及其他分子相互作用谱图的研究。

蛋白质芯片虽然还处在发展的早期阶段,但其在蛋白质组学研究方面的优势已十分明显,被广泛应用于蛋白质表达谱的分析、蛋白质功能及蛋白质 - 蛋白质相互作用的研究、临床疾病的诊断和疗效评价、药物新靶点的筛选和新药研制等领域。

4. 生物信息学　生物信息学(bioinformatics)是以生物大分子为研究目标,辅以计算机为工具,运用信息学和数学理论方法来研究生命现象,通过对生物大分子信息的获取、加工、分类、检索、分析与比较,最终获得其生物学意义的一门学科和研究方法。可用于寻找蛋白质家族保守序列,并可对蛋白质的高级结构进行预测,是蛋白质组学的重要组成部分。

目前,生物信息学在蛋白质组学方面的应用主要有构建与分析双向凝胶电泳图谱、数据库的建立和搜索、蛋白质结构的预测、各种分析及检索软件的开发与应用,这些都极大地提高了蛋白质组学的研究效率。其中,数据库是生物信息学的重要内容,各种数据库几乎覆盖了生命科学的各个领域,建立与开发蛋白质组数据库和分析软件是蛋白质组定性和定量分析的重要基础。Mascot、ExPASy、PeptideSearch 和 ProteinProspector 等是目前蛋白质组学中常用的检索数据库。

(三) DNA 标记、分析技术

DNA 是生物群体细胞中的遗传物质,具有遗传稳定性,代表该种群的基本遗传特征,对其标记,制定出其正品的标准 DNA 指纹图谱,为鉴别不同类别的中药提供方便快捷的方法。DNA 指纹图谱技术(DNA fingerprinting)是利用聚合酶链反应(polymerase chain reaction,PCR)从不同的生物样品中人工合成特定的 DNA 片段,而这种 DNA 片段的大小、数目因不同生物而异的原理进行的。分子标记是以个体间遗传物质内的核苷酸序列变异为基础的遗传标记,直接揭示来自 DNA

的变异。DNA 分子标记(DNA molecular marker)技术就是检测生物的一系列突变的技术,包括由碱基取代、碱基序列插入或丢失、染色体倒位以及 DNA 重排引起的突变。其本质是指能反映生物个体或种群间基因组中某种差异特征的 DNA 片段。该技术的出现,对动物遗传育种产生深远的影响,利用 DNA 标记可以研究动物整个基因组水平的遗传变异,进行动物遗传资源研究、标记辅助选择、标记辅助导入、杂种优势预测、选配、品种与品系确认、构建高分辨率遗传连锁图谱、数量性状基因座(quantitative trait loci,QTL)搜寻定位等。

1. DNA 分子标记的分类

(1)以 Southern 杂交为基础的分子标记:包括限制性酶切片段长度多态性(restriction fragment length polymorphism,RFLP)、单链构象多态性 -RFLP(single-strand conformation polymorphism-RFLP,SSCP-RFLP)、变性梯度凝胶电泳 -RFLP(denaturing gradient gel electrophoresis-RFLP,DGGE-RFLP)等。

(2)以 PCR 技术为基础的分子标记:单引物扩增的分子标记包括随机扩增多态性 DNA(randomly amplified polymorphic DNA,RAPD)、随机引物 PCR(random primer-PCR,RP-PCR)、寡核苷酸引物 PCR(oligo primer-PCR,OP-PCR)等。还有双引物扩增的分子标记包括扩增片段长度多态性(amplified fragment length polymorphism,AFLP)、序列标签位点(sequence tagged site,STS)等。

(3)以重复序列为基础的分子标记:包括卫星 DNA(satellite DNA)、小卫星 DNA(minisatellite DNA)、微卫星 DNA(microsatellite DNA)、短重复序列(short repeat sequence,SRS)、串联重复序列(tandem repeat sequence,TRS)。

(4)基于单核苷酸多态性(single nucleotide polymorphism,SNP)的分子标记等。

2. DNA 分子标记的应用

(1)DNA 分子标记与动物遗传资源保护:动物遗传资源就是各种动物遗传变异性的总和。保护遗传资源就是保护种质资源,即是使每个基因位点上的尽可能多的变异得到保护。由于 DNA 分子标记在动物基因组中广泛存在,它可直接反映基因组和遗传变异,故可通过其对动物进行资源保护。随着基因组计划的不断发展,动物的数量、质量性状基因的染色体定位及测序,最终可获得完整的基因图谱,人们可利用 DNA 标记对与其紧密连锁的目标基因在世代传递中进行跟踪、监测,从而进行有目的的保护、选育,使之不至于因遗传漂变而丧失。

(2)DNA 分子标记与动物起源进化研究:利用 DNA 分子标记可对动物进行起源进化的研究。学者对猪、牛等家畜进行了 mtDNA-RFLP 分析,研究表明欧洲野猪和家猪同属于 A 型,而中国野猪与日本野猪则为 B 型,并认为欧洲家猪起源于欧洲野猪,中国与日本地方猪种则起源于亚洲野猪;关于牛的研究则发现德国黑白花牛与红白花牛同属 A 型,而瘤牛为 B 型,因此推测德国黑白花牛与红白花牛具有普通牛的起源等。总之可利用 PCR-RFLP、RAPD、AFLP、可变数目串联重复(variable-number tandem repeat,VNTR)、简单序列重复(simple sequence repeat,SSR)、SNP 等分子标记通过对核外基因组和核内基因组的分析来探讨动物的起源进化,同时它们还可应用于动物个体和品种的鉴定、亲缘关系研究等诸多方面。这些技术正日益广泛地应用于动物中,从而加速畜牧业的发展进程。

(3)DNA 分子标记与动物杂种优势的利用:受动物杂种优势遗传机制和表达方式的影响,杂种优势的各种预测结果缺乏稳定性,而 DNA 分子标记的出现有望使杂种优势预测成为可能。有学者利用 DNA 多态性测定品种或品系间的差异,并据此计算出的遗传距离要比根据其他材料得到的稳定可靠,因此用来预测杂种优势也更准确。只有通过使用 DNA 分子标记并结合其他先进的方法技术对杂交优势的产生机制进行研究,找出动物杂种与亲本间的基因表达差异,才能精确预测杂种优势,达到提高动物生产力的目的。

(4) DNA 分子标记与动物基因图谱的构建:构建基因图谱是了解基因组的结构、性状控制的分子基础和最基本的方法。即是利用分子遗传技术对畜禽整个基因组的组成和结构进行分析,再确定各个位点在染色体上的排列顺序,以位点之间的遗传距离为基础,作出遗传图谱和物理图谱的过程。通过动物遗传图谱的构建,可以对动物的数量性状基因进行定位,为直接实施基因选择提供可能。对于动物物理图谱,主要利用荧光原位杂交以及人工染色体文库的构建方法等进行研究。通过构建的物理图谱,可获得有用的基因,还可为重要经济动物基因组全序的测定奠定坚实的基础。

(5) DNA 分子标记与动物分子标记辅助育种:动物的 DNA 分子标记辅助育种(DNA molecular mark assisted breeding,DMMAB)主要是指在分子水平上,利用 DNA 分子标记对动物进行的遗传改良工作。Geldormann(1975)用 QTL 描述数量性状基因,其指出控制某数量性状的基因是有限数目的基因簇(gene cluster),并分别在染色体上占据一定位置。其中,对数量性状起主导效应的单个基因位点称为主基因(major gene),也称巨效 QTL。在 DMMAB 中标记辅助选择(MAS)和标记辅助渗入(MAI)是 2 个重要内容。

一方面,对特定的主基因和数量性状位点在 DNA 分子标记的辅助下区分其基因型,并在此基础上将它应用于家畜的选择育种实践中。目前,可用于 MAS 的主基因有牛的双肌基因、绵羊的多羔基因、鸡的性连锁矮小基因、雌激素基因等。对已知或定位的主基因可通过分子标记进行基因多态性分析,找到与之紧密连锁的标记,然后将它应用于动物早期选择,从而增强物种选择的准确性。另一方面,DNA 分子标记通过标记辅助渗入,将 1 个或多个优良的基因从一个品种转移到另一个品种,并对它进行选择提高,以便合并 2 个或更多品种的优良生产性状基因。如利用普通牛产奶量 QTL、抗蜱基因等优良基因通过标记辅助渗入法导入牦牛之中,经过选择育种,使得该牦牛品种集成普通牛及本身的优点,从而达到改善牦牛生产性能的目的。

总之,在动物的 DNA 分子标记辅助育种中,MAS 可加大动物遗传变异选择的准确性,并加强选择强度和缩短世代间隔,提高遗传进展;MAI 通过将多个优良性状基因集成在一个品种中,并实施选择繁育,改良品种,因此可获得较高的效率和经济效益。

(四) 蛋白质工程技术

蛋白质工程是 20 世纪 80 年代初诞生的一个新兴生物技术领域,它的主要内容是以蛋白质分子的结构规律及其与生物功能的关系为基础,通过有控制的基因修饰和基因合成,对现有蛋白质加以定向改造,设计、构建并最终生产出具有更高生物活性或全新的、具有独特活性的符合人类社会需要的新型蛋白质。蛋白质工程是在 DNA 水平上位点专一性地改变结构基因编码的氨基酸序列,使之表达出比天然蛋白质性能更优的突变蛋白;或者通过基因化学的合成,设计制造出自然界中不存在的崭新工程蛋白。蛋白质工程通过蛋白质化学、蛋白质晶体学的动力学研究获取关于蛋白质的物理、化学性质等方面的信息。在此基础上,对编码蛋白基因进行有目的的实际改造,并通过基因工程手段将其进行表达而分离纯化,最终将其投入实际应用。

蛋白质工程有广阔的应用前景,在基础理论研究中,它是研究和揭示蛋白质结构与功能规律的关键和不可替代的手段。众所周知,蛋白质是所有生命过程的存在形式,它以高度的特异性直接推动数千种化学反应的进行,并以关键结构元件组成所有生物的细胞和组织。

蛋白质的实际应用范围遍及工、农、医等多个领域,其经济和社会效益不可估量。如通过蛋白质工程产生高活性、高稳定性、低毒性的蛋白类药物,产生新型抗生素及定向免疫毒素,在生物工程中利用工程蛋白质独特的催化和分子识别来构建生物传感器;通过改变蛋白质的结构,产生能在有机介质中进行酶反应的工业用酶等,其发展是无可限量的。

(五) 发酵工程技术

发酵工程是指采用工程技术手段,利用生物(主要是微生物)和有活性的离体酶的某些功能为人类生产有用的生物产品,或直接用微生物参与控制某些工业生产过程的一种技术。随着科学技术的发展,发酵工程已从过去简单的生产乙醇类饮料、生产乙酸和发酵面包发展到今天成为生物工程的一个极其重要的分支,成为一个包括微生物学、化学工程、基因工程、细胞工程、机械工程和计算机软硬件工程的多学科交叉领域。

发酵过程以生物体的自动调节方式进行,数十个反应过程能够像单一反应一样,在生物反应器中一次完成;以生物为对象,不依赖地球上的有限资源,不受原料的限制。原料通常以糖蜜、淀粉等碳水化合物为主,可以是农副产品、工业废水或可再生资源(植物秸秆、木屑等),微生物本身能有选择性地摄取所需的物质;生物反应比化学合成反应所需的温度要低得多,可以简化生产步骤,节约能源,降低成本,减少对环境的污染;可定向创造新品种、新物种,适应多方面需要,造福于人类;投资少,收益大。

发酵技术的这些特征体现了发酵工程的优点。在医药工业中发酵技术用于生产抗生素、维生素、核苷酸等常用的药物,以及微生物多糖、人工胰岛素、乙肝疫苗、干扰素、透明质酸等新药。有报道通过优化发酵工艺和发酵条件进行药用动物水蛭中的主要活性组分水蛭素的人工发酵生产。利用微生物生长代谢生产动物药活性成分,具有增加工业生产产量、提高效率、节约资源等特点。

四、药用动物资源开发与利用实例

(一) 鹿茸资源的开发利用

鹿茸又名花鹿茸、马鹿茸、黄毛茸、青毛茸,为鹿科动物梅花鹿或马鹿的雄鹿未骨化密生茸毛的幼角。前者习称"花鹿茸"(黄毛茸),后者习称"马鹿茸"(青毛茸)。鹿茸性温,味甘、咸,归肾、肝经,具有壮肾阳,益精血,强筋骨,调冲任,托疮毒的功效,用于阳痿滑精、宫冷不孕、羸瘦、神疲、畏寒、眩晕、耳鸣耳聋、腰脊冷痛、筋骨痿软、崩漏带下、阴疽不敛等症。现代临床上用于治疗全身虚弱、心血管疾病、贫血、神经官能症、阳痿和男性不育症、妇女更年期障碍及不孕症等。

1. 含鹿茸制剂的开发及其应用　目前,以鹿产品为原料制成的中成药及保健食品有 200 种以上,剂型有 10 余种,其中鹿茸精、鹿胎膏、鹿尾精、多鞭精等深加工产品行销国内外。

(1)鹿茸精口服液:鹿茸置锅内蒸 30~40 分钟,切片,用 40% 乙醇温浸再回流提取,合并滤液,浓缩至适量,加乙醇除蛋白,静置,弃上清液回收乙醇。沉淀用60%乙醇洗至无色,洗液静置,取上清液回收乙醇,并与上述浓缩液合并,即得鹿茸精。取鹿茸精加乙醇调成含乙醇量为20%~25%,并加水调成每1000ml药液相当于生药100g,静置15日以上,取上清液,滤过,分装,即得。本品具有增强机体活力及促进新陈代谢的作用,用于神经衰弱、食欲缺乏、营养不良、性功能减退及健忘症。

(2)鹿茸精注射液:用提取的鹿茸精制成灭菌水溶液,含量为0.1g(鹿茸)/ml。本品为无色或略带浅黄色的澄明溶液,因加入适量甲酚而具甲酚臭味。功能主治与口服液相同。

(3)复方中药制剂:鹿茸多与人参等中药配伍,如参茸珍宝片、鹿茸洋参片、定坤丹、海马鹿茸膏、参茸酒、复方鹿茸健骨胶囊、参茸固本丸、加味地黄丸、鹿茸散、鹿茸粉胶囊、三宝胶囊等。鹿茸酒由鹿茸和干山药泡制而成,用于肾阳虚所致的阳痿、早泄、滑精、腰膝冷痛、尿频、畏寒等症,也能缓解类风湿关节炎的疼痛。

2. 含有不同组织器官的鹿产品的开发及其应用　鹿现已有30多种药用部位及其加工品用于临床医疗和强身保健。

(1)鹿角:系已角化的角。含雌二醇、鹿角肽,所含的氨基酸种类与鹿茸相似,尚含甲硫氨酸。有温肾阳、强筋骨、行经消肿的功能,用于阳痿遗精、腰脊冷痛、阴疽疮痛、乳痈初起、瘀血肿痛等症。

(2)鹿角胶:系鹿角加水熬出的胶质。取鹿角锯段,长10~15cm,置水中漂泡,每日搅动并换水1~2次,漂至水清取出,分次水煎至无胶质为止,合并煎出的胶液(或加入明矾细粉少许),静置。滤取清胶液,用文火浓缩(或加入适量黄酒、冰糖)至稠膏状,倾入凝胶槽内,待其自然冷凝。取出切成小块,阴干。用于治疗肾气不足、阳痿羸瘦及妇女子宫虚冷、崩漏带下。

(3)鹿角霜:系熬制鹿角胶时剩下的角渣。含可溶胶约25%,磷酸钙约50%、碳酸钙约15%等。用于脾肾阳虚、食少吐泻、白带异常、遗尿尿频、崩漏下血、痈疽痰核等症。

(4)鹿肾(鹿鞭):为鹿的阴茎及睾丸,用于劳损、腰膝酸痛、阳痿、遗精、不孕症等。

(5)鹿血:用于虚损腰痛、心悸失眠、肾虚阳痿、肺痰吐血、崩漏带下等症。

(6)鹿骨:用于风湿疼痛、筋骨冷痹等症。

(7)鹿筋:用于劳损、风湿性关节痛、手足无力、肌肉痉挛、产后缺乳等症。

(8)鹿尾:用于阳痿遗精、腰脊疼痛、头晕耳鸣等症。

(9)鹿肉:具有丰富的营养价值,用作功能性食品或药膳原料,用于虚劳羸瘦、产后无乳等症。

另外,鹿心、鹿脑、鹿皮、全鹿、鹿齿等均具有一定的药用和保健价值。

(二) 全蝎资源的开发利用

中药全蝎为节肢动物门蛛形纲钳蝎科动物东亚钳蝎的干燥体。春末至秋初捕捉,除去泥沙,置沸水或沸盐水中,煮至全身僵硬,捞出,置通风处,阴干。性辛,平;有毒。归肝经。具有息风镇痉、通络止痛、攻毒散结的功能,用于小儿惊风、痉挛抽搐、中风口㖞、半身不遂、破伤风、风湿顽痹、偏正头痛、牙痛、耳聋、疮疡、瘰疬、烧伤、风疹、顽癣、心脑血管病、炎症、乙型肝炎、肿瘤等病症的治疗,取得良好的临床疗效。

1. 含全蝎中药制剂的开发及其应用

(1)牵正散:由白僵蚕、白附子、全蝎(去毒)各等份制成散剂。祛风化痰、止痉、通络,主治面神经麻痹、中风、口眼㖞斜。

(2)止痉散：与蜈蚣同用，可息风、止痉、攻毒，主治惊风、面神经麻痹、脑血管痉挛、四肢抽搐、破伤风、顽固性头痛、关节痛。

(3)撮风散：与蜈蚣、钩藤、朱砂等配伍，主治惊痫、破伤风、抽搐。

(4)全蝎膏：由全蝎、蜈蚣、冰片等配制成软膏。具有清热解毒、开瘀散结、祛腐生肌、祛风止痒的功效，用于血栓性脉管炎、溃疡、肢端坏死、神经性皮炎、手足癣、虫咬性皮炎、带状疱疹等。

(5)全蝎解毒液：由全蝎配以蒲公英、败酱草、黄芪、党参等中药制成。用于缓解晚期癌症疼痛，能有效治疗急性早幼粒细胞白血病。

(6)蝎毒复合胶囊：用于中、晚期恶性肿瘤及癌痛的治疗。

(7)消痫灵散：利用全蝎、天麻、胆南星、石菖蒲等组方，用于治疗癫痫。

另外，补阳还五汤、五虎追风散、再造丸、大活络丸、跌打丸、小金散、救心丸、止疼散、中风回春丸等复方制剂中均含有全蝎药材。

2. 含全蝎健康产品的开发及其应用

(1)保健食品：全蝎含有人体所必需的17种氨基酸，营养丰富，可增强机体免疫力和抗衰老。其可制成具有强身健体、活血化瘀、安神、延年益寿功效的滋补保健食品，例如蝎精口服液、蝎精胶囊、蝎子罐头、速冻全蝎、全蝎粉、蝎酒等。

(2)美容化妆品：全蝎尚具有去除痤疮、暗疮的功效，可以其为原料开发健康护理保健产品。

3. 含全蝎毒素的绿色生物防治产品的开发及其应用　利用从东亚钳蝎活体中提取的蝎毒开发制成防治农作物病虫害的生物防治产品，具有杀虫率高、对人畜无害、无环境污染等特点，是生产绿色蔬菜和水果的绿色药剂产品。

第三节　药用矿物资源开发利用的思路与方法

人类自石器时代开始就已发现矿物资源与日常生活间的密切关系。原始社会已出现人类利用石料矿产制作工具，应用于生活与生产中，并以此为特征称为石器时代。中华民族的祖先在旧石器时代已开始利用石料矿产制作工具来采集食物和抵御毒虫猛兽的袭击。到了新石器时代，石料矿产的利用更为广泛和精细，并且，人类开始利用黏土、陶土等非金属矿产作为原料烧制陶器。同时，人类也开始对玉石矿、铜矿、煤矿加以利用。自夏朝开始，自然铜的利用开始向青铜器过渡，进而走向铁器时代。到了战国时期，铜、铁、银、锡、铅、汞等矿物的开发利用渐成体系。秦汉时期，随着国家的统一和经济社会的恢复，盐矿及诸多金属矿产的开采利用进入兴盛期，从而促进了社会生产力的发展和人类文明的进步。

一、药用矿物资源是中药资源的重要组成部分

矿物资源是人类生产和生活资料的重要来源，是人类生存、社会发展、国民经济建设和科学技术进步的物质基础。矿物资源学是由地质学、经济学、环境学等多学科交叉渗透发展起来的一门

综合性学科,是研究矿物资源分布及赋存特征,以及勘探、评价、开采、利用等环节的科学体系,尚需关注矿物资源开发利用与国民经济建设和社会发展之间的相互关系。

药用矿物资源是一类特殊的自然资源,是经过地质作用形成并赋存于地壳或地球表面的矿产,是不可再生的资源。该类药物资源大多呈现固态,少数在一定条件下以液态或气态等形式存在。药用矿物具有明确的医用目的和治病疗疾功能,是在中医药理论指导下,可供中医临床配方调剂或作为中成药制剂的药用原矿物、矿物原料的加工品、动物或动物骨骼的化石,是以无机化合物为主要成分的一类药物。

矿物药是传统中药的重要组成部分。矿物药是中华民族历经数千年的生活与生产实践发现的具有治疗疾病和维护健康价值的重要物质基础。中华民族是富于智慧的民族,数千年的探索与进步,中医药的先贤们已经学会和掌握了药用矿藏的采掘加工、提炼纯化技术,并依据其药性和合用关系进行配伍应用,来获得其独特的功效。同时,随着中华大地上道教的兴起,以葛洪为代表的炼丹家已能掌握部分矿物药的物理与化学性质,通过炼制过程达到去粗取精、性质转化,甚至降低其毒性以服务于人类追求健康长寿的需要,也由此开启了矿物药化学乃至天然产物化学的历史序章,也为人类科学认知和合理利用药用矿物资源开辟了新途径。

追溯我国开采利用矿产到使用矿物治疗疾病和健康养生的历史,《山海经》记载我们的先民开采利用的矿物已达 73 种,其中大部分逐渐被发现具有药用价值。成书于东汉的《神农本草经》收录矿物药 46 种,唐代《新修本草》收载 87 种,至明代《本草纲目》中记述的矿物药已达 222 种。然而,进入近现代,代表性专著中收录的矿物药种类显著减少,《中华本草》成书于 1999 年,其记述的矿物药为 114 种,而《中国药典》(2020 年版)收载的矿物类药材仅剩 26 种,占中药材的 4.5%。

二、药用矿物资源研究的思路与策略

人类在长期的生存发展过程中不断地发现和认识到地球资源为人们提供赖以生存繁衍的物质基础。中华民族的先民是世界上最早认识和利用矿物类中药资源治病疗疾保障健康的。前溯至公元前 2 世纪,已能从丹砂中提炼出水银,至北宋年间的医药人已可利用植物皂素来从尿液中沉淀甾体类物质,并制备形成中药秋石应用。由此表明,人们在长期的生活与生产实践中不断形成了对矿物药独特的采掘与加工技术、药性理论、配伍理论、临床应用等的深厚科学认知,其丰富的科学内涵在祖国悠久的中医药理论体系中占有不可替代的地位。

然而,药用矿物资源的基础研究相对落后,矿物药新药产品相对缺乏,国内外对矿物药的认识尚显粗浅。应加强矿物药资源的安全性、有效性评价,整理挖掘矿物药的特色疗效及用法,逐步形成矿物药在临床治疗优势病种的疗法及特色,不断扩大影响。加强矿物药预防、治疗疾病的物质基础研究,根据矿物药的自身物理结构、性能及无机元素种类和含量等特征,利用现代科学技术方法及疾病发生的原理阐释矿物药防治疾病的科学内涵,提高医疗行业对矿物药的正确认识。加强矿物药资源的新药(含无机药物或金属药物)及医疗产品的开发,提高矿物药资源开发利用的附加值,深入推进药用矿物资源在医药领域的经济贡献度。

(一) 加强矿物药的基础研究,揭示其治病疗疾的科学性和独特价值

矿物药的功效来源于中医的临床实践经验总结,有可靠的疗效,蕴藏着先人的宝贵经验,闪烁着中华民族智慧的结晶。当今药物创新及科学研究过程不够重视矿物药的基础研究和资源价值的深度挖掘,严重制约其产业化,使先人传递的宝贵信息逐渐淡化,其特色优势显得黯然失色。其原因关键在于对药用矿物本身缺乏系统、深入的认知。例如汞和砷元素为世界公认的毒害物质,许多国家或地区将中药朱砂(HgS)视为水银或汞(Hg),将雄黄(As_2S_2)视为砷(As)或三氧化二砷(As_2O_3)等作为毒性物质禁止使用。有机砷或无机汞基本无毒或毒性很小,且不同价态的砷和汞其毒性也不同,以总砷或总汞来评价矿物药资源的毒性是不科学的。20世纪80年代以来,国际社会对我国出口的中成药中重金属或砷含量超标问题反响强烈,损害了中药的形象。因此,不能单从化学元素的视角认识矿物药,需要通过深入系统的基础研究提高对矿物药科学内涵的认知和资源的合理利用,以造福于人类健康。

深入研究和揭示矿物药的药性及其治病疗疾之科学内涵,提升药用矿物资源的利用价值。药用矿物主含无机元素,与植物药、动物药不同,如何分析阐明其药效物质基础,难度非常大。生物无机化学是一门将无机化学(主要是配位化学)的理论和方法应用于生物体系,研究无机元素(特别是金属离子)及其化合物与生物体系的相互作用的学科,从宏观的元素到微观分子水平的生物体中的金属酶、金属蛋白等的结构、反应和功能均属生物无机化学研究的范围。其主要目的是探索金属离子与机体内生物大分子相互作用的规律,因为这些物质直接参与生物体的新陈代谢、生长发育和维持生物体的健康。利用生物无机化学的知识理论来研究矿物药的效应物质及作用机制是一个值得尝试的方法。同时,要加强药用矿物的毒理学安全性以及临床给药方式的研究。

(二) 加强药用矿物与矿物药的基源种类、演化成药条件与形成机制研究

在中医药领域对药用矿物资源的科学研究严重落后于其他门类,更少认知药用矿物与矿物药的演化形成关系等一系列介于矿产学与中药资源学之间的跨学科重大科学问题,导致矿物药在应用现状、品种来源、同物异名、误为矿物等方面存在较多问题。如部分矿物药目前已名存实亡(如地浆、石炭、井底泥、东壁土、铁锈等),临床实际几无应用。北寒水石(gypsum rubrum)为硫酸盐类石膏族矿物石膏(gypsum),玄精石(selenite)的来源亦为硫酸盐类石膏族矿物石膏的晶体,南寒水石(calcitum)为碳酸盐类方解石族矿物方解石(calcite),而另外又有同样来源的石膏和方解石矿物品种。尚有将动物贝壳类作为矿物药收载(如石决明、牡蛎等),也有将冰、天池水、太湖水等归为矿物类中药。针对以上问题,应加强品种整理,规范矿物药品种目录及其基源。

加强无机药物的开发,提升药用矿产资源的利用价值。目前已有具有多方面治疗作用的无机药物面市,如具抗癌作用的砷制剂及顺铂等;金属解毒剂依地酸钙钠、二巯基丙磺酸钠药用金属配体等;抗HIV-1制剂HPA-23(含锑钨的杂多酸)等;载铜抗菌沸石对大肠埃希菌、铜绿假单胞菌等的杀菌率均高,是一种高效、安全、成本低廉的杀菌方法;蒙脱石对细菌、病毒和毒素有极强的吸附能力,具有良好的止泻作用,与雷尼替丁等联合治疗消化性溃疡,对幽门螺杆菌的消除率更高,可避免溃疡复发;另有芦丁络镁盐(降胆固醇作用)、碳酸锂片(治疗躁狂症)、碳酸镧咀嚼片(用于终末期肾病患者)和枸橼酸铋钾颗粒(用于胃溃疡、十二指肠溃疡及红斑渗出性胃炎、糜烂性胃炎)等。这些无机药物的开发成功,为药用矿产资源的精细化利用提供了重要启示。

（三）加强药用矿物及其矿物药的生产加工与产品品质的标准研究制定工作

目前,对我国药用矿产资源的认定和评价标准尚不统一,标准工作基础薄弱。近2年来,《中药材商品规格等级》等一批矿物药团体标准通过审定,引起行业关注。这些标准是在本草考证、市场及产地调查的基础上,基于感官性状指标及市场流通习惯制定的。但更多的矿物药质量标准难题还有待深入研究,如麦饭石等矿物颜色不同,则其组成不一样,其化学特征和生物效应是否有区别? 雄黄、雌黄其元素价态、矿物质组成、晶型结构差异如何评定? 又如自然铜,现代方法仅能鉴定其为黄铁矿,但黄铁矿有沉积型、火山岩型、热液型等多种成因类型,分布区域广泛,且结构状态、共生矿物、伴生元素多种多样,有学者对不同产区的自然铜样品进行矿物学对比分析,但其药用依据的判断标准究竟是什么? 这些问题亟待系统性回答。在矿物药研究中,还应在矿物药的性状鉴定、炮制加工优选、元素价态分析、成分构型分析等方面加强显微成像技术、热分析技术、X射线衍射技术、多光谱技术(红外光谱、吸收光谱、荧光光谱、拉曼光谱等)等多种技术的联合,并结合药效学评价研究,以提升矿物药安全性及质量控制水平。针对行业的雄黄、朱砂、炉甘石、硫黄,含砷及具有放射性矿物药、中成药的质量评价问题,应充分利用调查过程中收集到的大量不同产区、背景信息清晰的珍贵样本,进行分析研究,提升矿物药标准研究水平,保障临床用药安全。

充分发挥地方资源优势,构建发展地质经济新业态开发药用矿物为发展区域地质经济提供一条新途径。地方政府应关注和重视药用矿产资源产业结构的优化调整,在开采用于其他用途的同时,积极考虑作为药用矿物带来的经济效益。目前医院及中成药生产企业仍有相当一部分矿物药在应用,亳州、安国等大型中药材专业交易市场仍有大量的矿物药材批发销售,可对地方优势药用矿产资源进行推广、宣传,或对接中药材专业市场矿物类药材专营商家。盱眙凹凸棒石黏土及伴生膨润土在开发吸附脱色、农药载体、肥料黏结剂等产品的同时,尚可积极打造以膨润土为主要原料的吸附性止泻中成药原料生产基地,推动地方地质经济的高质量可持续发展。

（四）加强矿物药在我国多民族应用中的临床价值研究

矿物药的应用是在中医药理论指导下通过内服或外用,表征其祛腐生肌、消肿解毒、收敛止血、平肝息风、安神补益、化痰止咳、收湿止痒、解毒杀虫、散瘀止痛、续筋接骨等多用途临床价值,可治疗和预防多种疾患,涉及内、外、妇、儿、五官各科,临床疗效显著,为人类健康作出重要贡献。

我国的各民族医药学对矿物药的利用同样具有悠久的历史,特别是在藏医药学中不仅矿物药的使用极为普遍,在矿物药的炮制和使用方法上也具有显著的特色。如藏药中除中医药学中常用的矿物药外,还大量使用红蓝宝石、绿松石、珊瑚、舍利子等珠宝类矿物(藏药在其分类单列有"珍宝类药材"一类);再如藏药"佐塔(仁青欧曲佐珠钦木)",即是由八珍(珊瑚、玛瑙、猫眼石、绿松石等)与八铁(金、银、铜、铁、铅等)等配伍并经特殊工艺炮制而成的特殊药剂,被广泛配伍于多种成药制剂中,著名藏药成药"七十味珍珠丸""七十味松石丸""仁青芒觉""仁青常觉""七十味珊瑚丸"等即配伍有"佐塔"。该类药物对心脑血管、消化系统等的多种疾病具有确切疗效,现代毒理、药理等研究也证明"佐塔"安全有效。

重视不同民族在矿物药生产和利用全过程中的系统比较研究。如哈萨克族使用的矿物药塔斯马衣(tasmayi)是夏天天气变热时从山的岩缝里流出的一种淡褐色至黑色脂状物,常被哈萨克医应用于骨折及多种炎症性疾患。根据所含的金属种类不同,哈萨克族将塔斯马衣分为含金塔斯马衣、含铜塔斯马衣、含银塔斯马衣和含铁塔斯马衣 4 种；根据来源不同，又可以分为石油塔斯马衣、植物塔斯马衣、鼠粪塔斯马衣 3 种。有研究报道，应用历史已有 1 300 多年的藏药渣驯是在一定自然条件下，含金、银等多种金属的矿石发生溶解和再凝结所形成的矿物药，主要用于治疗诸热证，是大量藏成药的原料药材之一，《中华人民共和国卫生部药品标准》藏药分册中所收录的 300 种藏成药中有 42 种含有渣驯。有研究考证发现，塔斯马衣(tasmayi)、渣驯和印度阿育吠陀医学中的喜来芝(shilajit)等其实都是同一类物质。因此，应重视少数民族地区矿物药生产、应用情况的调查，尤其是藏族、维吾尔族、蒙古族，传统有长期使用矿物药的习惯，且矿物药品种数极为丰富。应细记录其颜色、形态、气味、质地等外观特征，收集制法、用法信息，并采集实物样品，以及矿物药生产加工与应用过程中的新用途、新制法和病种范围等，为后续深入研究奠定基础。

据此表明，加强对民族医药学中矿物药及其临床用药特点的整理和研究，对于丰富药用矿物资源、拓宽矿物药的临床应用范围、提高药用矿物资源的利用效率和水平、实现药用矿物资源的可持续利用具有重要意义。

三、药用矿物资源研究的方法与技术

由于矿物药系无机物，目前对矿物药的研究多集中于以其组成无机元素单独的生物活性和毒副作用为指标评价其药用价值和利弊方面，而忽略中医临床多直接使用粗矿物，并对矿物药进行特殊的修治、配伍等的使用特点。还有待加强对矿物药组成元素的复合作用、修治及配伍机制等的探讨，一方面提高对矿物药临床应用的有效性和安全性的控制水平，另一方面也为药用矿物新资源的寻找提供依据。

(一) 药用矿物资源开发利用信息的收集与整理

鉴于中药资源工作者的地质学、矿物学知识较薄弱，需要对前人有关矿物资源和药用矿物学相关论著等的知识信息进行收集和整理，如矿产资源的基本概念、性状鉴定、资源分布及分析评价等内容，这是开展矿物药资源研究和开发利用的必备基础。已整理发现的中华人民共和国成立以来出版的有关矿物药专著共 18 部，见表 2-3-1。

表 2-3-1　中华人民共和国成立以来出版的矿物药专著

序号	专著名称	主编	出版社	出版年份	收载矿物药数
1	《本草纲目的矿物史料》	王嘉荫	科学出版社	1957	131
2	《矿物药与丹药》	刘友樑	上海科学技术出版社	1962	67
3	《中兽医矿物药与方例》	戚厚善等	山东科学技术出版社	1979	71
4	《矿物药浅说》	李焕	山东科学技术出版社	1981	70
5	《中国矿物药》	李大经等	地质出版社	1988	54
6	《矿物药》	刘玉琴	内蒙古人民出版社	1989	101

序号	专著名称	主编	出版社	出版年份	收载矿物药数
7	《中国矿物药研究》	孙静均等	山东科学技术出版社	1989	75
8	《中药矿物药图鉴》	杨松年	上海科学院上海自然博物馆	1990	97
9	《中国矿物志》(第四卷)	秦淑英等	地质出版社	1992	26
10	《矿物本草》	郭兰忠	江西科学技术出版社	1995	108
11	《矿物药的沿革与演变》	王水朝等	青海人民出版社	1996	62
12	《矿产本草》	王敏	中国医药科技出版社	2000	86
13	《矿物药》	张保国	中国医药科技出版社	2005	48
14	《本草古籍矿物药应用考》	滕佳林	人民卫生出版社	2007	90
15	《中国矿物药集纂》	尚志钧等	上海中医药大学出版社	2010	602
16	《矿物药及其应用》	高天爱	中国中医药出版社	2012	110
17	《矿物药检测技术与质量控制》	林瑞超	科学出版社	2013	21
18	《矿物药真伪图鉴及应用》	高天爱等	山西科学技术出版社	2014	231

(二)药用矿物资源的调查及取样方法

1. 记录标准　矿物药不同于植物药和动物药基源清晰,其品种数量与分类方法密切相关,矿物药的品种和分类记述标准亟待规范。矿物药应首先确定品种的组成、范围,再研究如何分类,如主含卤化物类的石盐族有大青盐、珍珠盐、光明盐、黑盐、白盐等,必须通过深入比较,对照标本,明确统一规范的正品。

2. 取样标准　在开展药用矿物资源调查研究时,其采用的标准和规范应一致。对于野外原矿样品采集,可由熟悉工区地质情况的地质专业人员完成,或可参照中国地质调查局地质调查技术标准进行,如《岩矿石物性调查技术规程》(DD2006—03)等,根据药用矿床的实际情况,可选择刻槽法、刻线法、网格法、点线法、捡块法、打眼法、劈心法等不同的采样方法。每种矿物药必须要有实物凭证提交给国家,并对样品量提出明确要求。

(三)药用矿物资源研究的多元化技术

1. 偏光显微镜观察法　在矿物的鉴别中,利用透射偏光显微镜或反射偏光显微镜观察透明的或不透明的药用矿物的光学性质。这2种显微镜都要求矿物磨片后才能观察。利用偏光显微镜的不同组合观察和测定矿物药的折射率来鉴定和研究晶质矿物药。单偏光镜下观察矿物,主要特征有形态、解理、颜色、多色性、突起、糙面等;正交偏光镜下观察矿物,主要特征有消光(视域内矿物呈现黑暗)及消光位、消光角、干涉色及级序等;锥光镜下观察矿物,主要特征有干涉图,确定矿物的轴性、光性正负等。

2. X射线衍射分析法　当某一矿物药被X射线照射,使其晶型、分子构型、分子内的成键方式等产生不同程度的衍射特征图谱,据此可用于矿物药的鉴别,其方法简便、快捷、样品用量少且所得的图谱信息量大。

3. 热分析法 该法是指在程序控制温度下测量物质的物理性质与温度关系的一类技术。矿物受热后,它的热能、质量、结晶格架、磁性、几何尺寸等都会随之变化,利用该方法可对矿物药进行鉴别。其方法有热重分析、差热分析、热电法、热磁法等。

4. 原子发射光谱分析法 根据组成物质的原子受激烈激发后直接发出的可见光谱确定其化学成分的方法。它是对矿物药中所含的元素进行定性和半定量分析的一种方法。

5. 荧光分析法 矿物药经高能量的短波光线照射后能吸收其部分能量,并在短暂的时间内以低能量的长波形式释放出光,即荧光。如紫石英。

6. 极谱分析法 测定矿物药中的极微量有毒元素如砷(As)可用此方法,在矿物药样品制成的液体中放入汞电极达到一定电位后,在一定的低温条件下产生催化波,测定其波高与浓度的关系即得该元素的含量。还可用固定荧光法和比色法测定矿物药中的放射性元素如龙骨中铀的含量。在药用矿物资源开发利用过程中,还要结合具体情况采用药物分析学、药理学等方法与技术进行研究。

(四) 药用矿物资源药用价值的评价研究

开展药用矿物资源评价是挖掘资源价值、合理开发利用的重要问题和关键环节。以公开的重点药用矿产资源储量数据库和潜力评价成果为基础,结合最新储量管理信息,参考药用矿产资源勘查开采公示相关信息,并以是否符合药用标准为依据,开展全面系统的评价,掌握药用矿物资源家底和变化情况。

1. 查明药用矿物资源储量 采用文献和实地调研相结合的方式,获取准确翔实的各类重点药用资源储量数量、质量、结构、空间分布和占用情况等基础数据,具体可包括矿区储量估算范围、药用资源储量数量,矿山占用、未占用、消耗、勘查新增、闭坑等资源储量变化情况,以及压覆资源储量、未登记入库资源储量、政策性关闭矿山残留资源储量等情况。

2. 查明药用矿物资源可利用性 综合考虑药用矿物质量等级信息、应用开发历史,以及地质条件、技术及经济因素,开展药用矿物资源技术经济评价。主要包括勘查程度与类型、埋藏深度、选冶难易程度、开发条件及开发前景等情况。

3. 进行品种供应的预测 结合储量、现有开采量、药材质量、品牌效应等信息,以及对现有药用矿产资源渠道、供应、采购等环节进行系统梳理,理清矿物药购销脉络,并进行市场和供应的预测,判断其稳定供应能力,为开展矿物药及含矿物药的中成药资源评估提供参考依据。

四、药用矿物资源开发与利用实例

以砒霜为例,简要叙述药用矿物资源的开发与利用。

砒霜又称为砒石、信石、人言。称为“信石”是因为古代主要产于信州(今江西省上饶市信州区),而“人言”则是“信”字的拆分,不过是古人对砒霜的一个隐晦的说法而已。中医学使用砒霜治疗包括恶性肿瘤在内的多种疾病亦有悠久的历史,其功效用法最早在编撰于北宋初年的《开宝本草》和《太平圣惠方》中就有记载。中医理论认为,砒霜味辛、性热,有大毒,归肺、肝经。主要以外用为主,具有去腐蚀疮、拔毒枯痔的功效;内服则有祛痰平喘、截疟、止痢的作用。现代药理学研究证实,口服砒霜5~50mg即可使人中毒,而致死量仅为60~200mg,稍有不慎便可致死。砒霜的毒性作用主要体现在 3 价砷。砷进入人体后，会与细胞内酶蛋白分子的巯基结合，使酶蛋白变性失去活性，影响细胞的正常代谢，阻断细胞内氧化供能的途径，导致细胞缺少 ATP（腺苷三磷酸）供能而死亡，继而造成组织损伤。砷还具有致癌、致畸和致突变作用，能导致染色体异常，直接损伤 DNA 并诱导细胞增殖。经职业病调查和流行病学调查证实，砷还能导致肺癌、皮肤癌、膀胱癌和肾癌。因此，国际癌症研究中心将砷及其化合物归类为 I 级致癌物。我国云南个旧锡矿区是世界知名的肺癌高发区，砷是矿工患肺癌的主要病因之一。而饮用水中的砷含量超标也是肺癌和皮肤癌发生的原因之一。

中医历来有"以毒攻毒"之说，延伸到砒霜，便是"以毒攻毒"的典型代表。20 世纪 70 年代初，有人根据含有砒霜的治疗白血病民间秘方制成肌内注射剂治疗多种癌症，临床上获得一定的疗效。但因毒副作用太大，患者往往不能耐受，后逐渐弃之不用。此后，人们又将砒霜提纯精制，简化成单一的 As_2O_3 注射液，给药途径也由肌内注射发展为静脉滴注，首先应用于治疗慢性粒细胞白血病，使患者的血液学指标和临床症状得到明显改善。到 20 世纪 70 年代末，又将治疗病种由慢性白血病向急性白血病拓展，发现砒霜注射液对急性早幼粒细胞白血病（APL）的疗效特别。经研究发现，As_2O_3 治疗急性早幼粒细胞白血病的机制与诱导白血病细胞凋亡有关，并从细胞和分子生物学的角度阐明其作用机制，证明 As_2O_3 主要是通过诱导白血病细胞分化和促使其凋亡而发挥治疗作用。1999 年 10 月，国家药品监督管理局正式批准 As_2O_3 注射液作为国家二类新药上市销售。到 2000 年，As_2O_3 在美国通过 I、II 和 III 期临床试验，2000 年 9 月经美国 FDA 特批正式上市。使用 As_2O_3 治疗急性早幼粒细胞白血病已成为全世界血液病医师的首选方案，得到了广泛应用。

在国内外主要应用 As_2O_3 注射液治疗急性早幼粒细胞白血病的基础上，有不少学者正在扩大试验，将 AS_2O_3 试用于治疗恶性淋巴瘤、骨髓异常增生综合征（MDS）以及多发性骨髓瘤等恶性血液病，As_2O_3 成为国际血液病研究的热点之一。近年来，国内外学者使用 As_2O_3 治疗肝癌、肺癌、口腔鳞癌等多种实体肿瘤的研究也在进行中，并显示出一定的效果。在对 As_2O_3 抗肿瘤血管生成作用的研究中发现，As_2O_3 有显著抑制内皮细胞分裂与增殖的作用，能抑制新生血管生成。同时发现，As_2O_3 能显著抑制裸鼠人肝癌转移模型的肿瘤生长。使用砒霜治病也有一定的副作用，除过量可以中毒外，临床上还报道 As_2O_3 注射液的其他不良反应，如白细胞过多综合征、心脏毒性（心电图异常改变、心悸、胸闷、胸痛、心功能不全等）、神经精神症状、肝损害（谷丙转氨酶增高、肝区疼痛）、消化道反应（恶心、呕吐、食欲缺乏等）、皮疹、皮肤干燥及色素沉着等。总之，对于砒霜，人们在临床应用时的关键一点就是要掌握适度的剂量。

课后习题

简答题

1. 试简述药用植物资源开发与利用的思路与常用方法。
2. 试简述药用动物资源开发与利用的思路与常用方法。
3. 试简述药用矿物资源开发与利用的思路与常用方法。

第三章　中药资源开发与利用的效益评价

中药资源开发与利用的效益评价涉及社会-经济-生态多个领域、多个层面的系统性工作,因此,合理的中药资源开发与利用应建立在经济、生态、社会效益科学评价的基础上。各项评价指标值应在深入调查和科学研究的基础上获得,指标体系构建也应遵循整体性与层次性相结合、可比性与可行性相结合、科学性与实用性相结合、系统性与全面性相结合、动态性与稳定性相结合的原则。在此基础上才能更好地对中药资源进行开发和利用,服务于人类健康。

第一节　中药资源开发与利用的社会效益评价

社会效益是指各种经济活动及科学技术、教育、文学、艺术等在社会上产生的非经济性效果和利益。人的行动自由只能限制在必要的公共利益范围内,往往在一段比较长的时间后才能发挥出来。它有很多方面,但效益原理是从社会总体利益出发来衡量的某种效果和收益,有广义和狭义之分。广义的社会效益是相对于经济效益而言的,包括政治效益、思想文化效益、生态环境效益等;狭义的社会效益亦与经济效益相对应,还与政治效益、生态环境效益等相并列。在这里所指的中药资源的社会效益为狭义的社会效益。

一、中药资源开发与利用社会效益评价的概念

社会效益评价主要考察资源带动地区社会文化发展的程度。中药资源开发与利用的社会效益评价是指对以共同的物质生产活动为基础而相互联系的人们,在利用中药资源性物质或是使用劳务时所产生的益处的核算。严格来讲,中药资源不等同于中药行业,而是自然资源的一种,是中药行业的生产利用对象,所以中药资源的社会效益不能等同于中药行业的社会效益,而是包括中药行业在内的社会效益。

中药资源是国民经济建设、人民体质健康保障和生态环境保护不可缺少的重要自然资源,是中药产业发展的基础,进行中药资源利用的社会效益评价是其合理开发利用的必要保证。其社会效益主要表现为可以通过劳动投入和相关产品的生产、销售以及资源的开发利用,有利于为社会提供就业岗位;通过中药资源开发利用对资源产区的经济具有促进发展的作用;在人民群众的健康保障与和谐社会的建设等方面也能发挥积极的作用。

从中药资源利用的主体特征和核算内容考虑,中药资源利用的社会效益评价内容应包括中

药资源对人类健康的保证和促进,创造工作岗位、提供就业机会,对相关文化、传统、习俗的影响等方面。中药资源对人类健康的保证和促进是指中药资源本身及其产品对健康的维护,包括疾病的预防、诊断、治疗等方面。中药资源开发与利用创造的就业机会是其社会效益核算的主要指标,也是唯一能够量化的指标,目前比较认同的社会效益核算方法就是对提供就业岗位的核算。它的核算方法主要采用投入产出法和提供就业机会的增值系数计算。最后,使用平均工资额乘以相应的就业机会,即得到社会效益的价值。世界银行在新国家财富评估方法中,将提供的就业机会当作"社会资本"来对待。这里中药资源利用社会效益的价值仅仅是资源利用过程提供就业机会的价值,没有包括中药资源其他社会效益的价值,如中药资源对人类健康的保证和促进以及对文化、传统、习俗的影响等方面。因此,这是一种保守的核算方法,其实际社会效益远不止于此。

目前,对中药资源利用的社会效益的界定和评价处于研究阶段,尚没有系统、科学的评价体系。社会效益既难以界定又无合适的方法计量,但它的确对社会发展产生重要影响。借助相关学科的研究经验,其核算应考虑到提供就业岗位、对健康的促进和对文化、传统、习俗的影响等方面。

二、中药资源开发与利用社会效益评价的意义

随着国家对中医药行业的重视,例如中医药相关法律的颁布、第四次中药资源普查的进行等,中药资源越来越引起国家的重视。因此,中药资源开发与利用的效益不能再简单停留在经济与生态效益上,其对社会产生的效益也应重视并进行评价。以行业带动产业,做好中药资源开发与利用的社会效益评价,即可带动相关产业的发展,如中药初级产品饮片、原药材等的生产,中药次级产品如中成药、保健食品等的生产,三级产品如纪念品、收藏品等的生产,都将会为该地区的劳动岗位、人民生活丰富度和幸福感提升作出巨大贡献,极大地丰富人民的精神需求。

总体来说,中药资源开发与利用社会效益评价的意义体现在以下几个方面:

1. 提供就业岗位 中药资源的保护、种植、采收、开发、流通等各个环节都可以产生就业机会,目前,国内从事中药资源的工作岗位很难准确统计。其中大部分环节均可以提供全职的工作岗位,且这些工作岗位还存在一定的增值效应,即一份中药资源开发与利用工作在其他领域可以产生额外的工作岗位,增值系数大致为2.2~4.0。据不完全统计,截至2008年,全国从事中药资源相关工作的就业人数为50万人,随着中药资源的深入开发利用,将会产生更多的工作岗位,对社会稳定和经济发展发挥巨大作用。

2. 保障药物供给 中药在国民健康保障体系中起重要作用,中药资源及中药一直在我国的国民健康体系中扮演重要角色。中药资源对人类健康的保证和促进,具体包括对疾病的预防、诊断、治疗和保健等方面的作用,可以是产品所产生的直接的作用,也可包括间接作用。

有史以来,人类就依赖药用动植物治病,经过几千年的发展,药用植物不仅没有从人类的生活中减退或消失,而且占有越来越重要的地位。目前,不仅发展中国家有80%的人依赖植物药治病,就是在发达国家,也有40%以上的药物来自药用植物,从植物药中开发新药已成为目前药物研发的趋势。随着自然环境不断恶化、生物多样性严重丢失,在人类不断丧失药用植物资源物种多样

性的情况下,疾病多样性却不断增加,中药资源的合理开发和综合利用已迫在眉睫。

3. 兼顾保护与利用　由于中药资源开发与利用缺乏科学性、开发利用率低,造成资源保护与利用之间的矛盾日益突出。目前,由于许多野生药物资源处于过度开发状态,严重破坏生物的多样性及生态系统的平衡。而中药行业的需求剧增又加剧资源保护与利用之间的矛盾。因此,关注药用动植物濒危程度、保护现状与等级等,解决中药资源的合理开发利用,提高中药材资源的人均占有量,直接关系到中药产业的发展。中药资源的利用与保护是相辅相成的两个方面,也是关系到多部门、多行业和多学科交叉的一项系统工程。在中药资源开发与利用上,不仅要考虑其产生的经济效益,也要考虑其社会效益和生态效益,对中药资源的社会效益评价有利于资源的保护,促进其科学开发利用,也有利于使资源开发和使用企业承担更多的社会责任,从而加强保护意识和促进科学合理开发。

4. 弘扬传统文化　中医药学文化背景深厚,是中华民族文化中的精华与瑰宝。从其产生、形成到成熟,数千年来,对中华民族的繁衍昌盛作出伟大贡献,并以其独特的理论体系、显著的疗效、浓郁的民族特色、丰厚的文化内涵,成为人类医药科学宝库的珍贵财富,是中国乃至世界文化遗产的重要组成部分。合理的中药资源利用可以进一步弘扬传统文化以及开发中医药的文化资源,目前,国内少数中药企业已经开始此项工作。例如中国首批非物质文化遗产名录中,有9项传统医药学文化榜上有名,分别是中医对生命与疾病的认识方法、中医诊法、针灸、中医正骨疗法、同仁堂中医药文化、胡庆余堂中药文化和藏医药文化等,逐步形成独具特色的中医药文化产业,成为新的经济增长点。总体来说,中医药文化资源的开发和利用尚处于起始阶段,如何去重视、开发和利用中医药文化资源,使其重新焕发出光彩,成为新的经济增长点,值得认真思考和研究。

三、中药资源开发与利用社会效益评价的指标与方法

中药资源开发与利用的社会效益评价起步晚,评价的指标体系尚不完善,因此评价指标多参照林业、农业或者矿产资源等开发与利用的社会效益评价指标体系,结合中药资源开发与利用自身特色进行调整。指标体系的构建应该满足以下几个原则:

1. 科学性与实用性相结合　指标体系应该建立在科学性的基础之上,即指标的选择、指标权重系数的确定以及数据的选取、计算与合成必须以公认的科学理论为依据。在对中药资源开发与利用社会效益有了充分理解的基础上,综合考虑社会文明进步效益、人类健康效益和社会生活效益等方面及其协调性,使指标体系既满足中药资源开发与利用社会效益评价的全面性要求,同时又要考虑各个指标定量化的可行性与实用性要求,尽量简单明了,数量不宜过多。

2. 系统性与层次性相结合　由于系统的多层次性,指标体系也由多层次结构组成,反映各层次的特征。同时,系统中的各个要素相互联系构成一个有机的整体。因此,构建指标体系应选择能够从整体层次上把握系统的协调程度的指标。

3. 定量与定性相结合　由于中药资源开发与利用社会效益评价涉及多方面内容,有些方面可以用数量指标来反映,也有些方面难以通过数量指标反映。为此,应尽可能选择定量指标反映和描述中药资源开发与利用的社会效益。根据定性与定量相结合的原则,对部分难以直接量化的指标通过等级打分和问卷调查的方法来衡量。

4. 静态性与动态性相结合　指标体系中的指标内容在一定时期内应保持相对稳定,这样可

以比较和分析不同中药资源社会效益发挥的程度,并可以预测其发展趋势;同时,在确定指标体系时应考虑可能出现的动态变化,所选的指标应有消长情况,具有连续性和可比性,能够综合反映出中药资源开发与利用社会效益的现状及发展趋势,便于进行预测和管理。

5. 完备性与可操作性相结合　根据完备性原则,中药资源开发与利用社会效益包括社会文明进步效益、人类健康效益和社会生活效益 3 个方面,利用一定的数理统计方法对其分项指标进行计量评价,以得出中药资源开发与利用社会效益的综合评价值。根据可操作性原则,选取基础数据相对易获得的指标。要做到完备性与可操作性兼顾,必须进行细致全面的调查。

设置指标时,上述各项原则既要综合考虑,又要区别对待。一方面要综合考虑评价指标的科学性、静态性和完备性,不能仅凭某个原则决定指标的取舍;另一方面由于各项原则各具特殊性,还有目前人们认识上的差距,对各项原则的衡量和精度不能强求一致,要灵活应用。

针对中药资源开发与利用社会效益的内涵和我国中药资源发展的现状,根据中药资源开发与利用社会效益评价指标体系的筛选原则,在系统分析和整合国内外现有研究成果的基础上,提出三层次[目标层(object)、准则层(criterion)、指标层(indicator)]中药资源开发与利用社会效益综合评价指标体系(图 3-1-1),包括 1 个一级指标、3 个二级指标和 12 个三级指标,使其社会效益评价指标体系既能反映中药资源的社会价值,又便于其纳入整个中药产业经济生态社会效益综合评价系统。

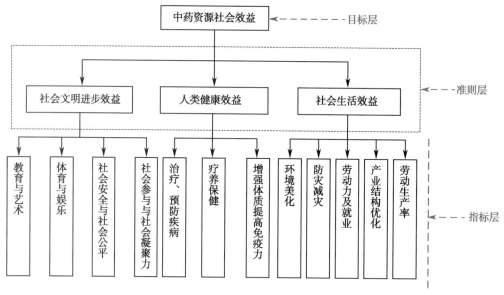

● 图 3-1-1　中药资源开发与利用社会效益综合评价指标体系

具体分析指标的方法多使用支付意愿法、条件价值法、机会成本法、市场替代法、差异计算法等。由于体系较为复杂,不同研究人员对于计算方法的意见不同,但基本都在以上几种方法以内,分析结果因人而异。

【案例 3-1-1】

森林公园中蕴含的中药资源极其丰富。中药资源中也包含大量的乔木,所以森林公园的社会效益评价与中药资源的社会效益评价有共通之处,可供参考。学者采用层次分析法,走访了公园游客、周边社区居民及森林管理者,征求并进一步分析了相关专家的意见,建立了森林公园社会效益指标体系,如表 3-1-1 所示,分析了森林公园的社会效益。

表 3-1-1　森林公园社会效益评价指标权重表

目标层	要素层	权重	指标层	权重
森林公园社会效益评价	森林公园就业效果(A1)	0.125 0	森林公园就业人数年增长率(B1)	0.500 0
			森林公园就业人均年工资增长率(B2)	0.500 0
	森林公园游憩效果(A2)	0.250 0	游客量%(年均游客量/游客容量)(B3)	0.183 9
			生物物种多样性(B4)	0.099 3
			人均每次游憩价值(B5)	0.067 9
			游客游玩满意度(B6)	0.206 9
			闲暇时间变化情况(B7)	0.107 6
			人际关系改善程度(B8)	0.107 6
			主观幸福感提高程度(B9)	0.107 6
			危害游客安全事故发生频次(B10)	0.119 0
	森林公园疗养保健效果(A3)	0.250 0	森林负氧离子个数(B11)	0.539 0
			人体舒适度指数(B12)	0.163 8
			游客对森林疗养保健人均每次最大支付值(B13)	0.297 3
	森林公园文化宣传效果(A4)	0.250 0	游客感知生态文化宣传活动举办情况(B14)	0.111 2
			动植物解说牌详细程度(B15)	0.222 2
			游客环保意识提高程度(B16)	0.222 2
			游客森林审美能力提高程度(B17)	0.222 2
			人文习俗表现程度(B18)	0.222 2
	促进区域发展效果(A5)	0.125 0	当地居民从事旅游业人数年增长率(B19)	0.157 4
			改善当地基础设施建设程度(B20)	0.157 4
			提高区域知名度程度(B21)	0.157 4
			优化投资环境程度(B22)	0.049 1
			带动周边社区发展旅游产业程度(B23)	0.081 8
			促进区域产业结构调整程度(B24)	0.081 8
			社区居民环保意识提高程度(B25)	0.157 4
			社区居民对森林公园的满意度(B26)	0.157 4

1. 指标体系中的指标设置尚不完善,仍值得进一步探讨和研究,尤其是指标大类和具体评价指标界定还需要进一步研究,以更全面、更科学地反映评价对象。

2. 建立森林公园社会效益评价指标体系是重要的,但确定评价标准同样关键,评价标准直接影响评价结果。随着经济、文化、社会、科技的不断发展,旅游者满意度的不断变化,评价标准需要得到持续不断的修订,以保证评价结果的科学性。

3. 中药资源开发与利用指标体系可参照上述体系,但针对自身特色,需适当增添内容并参考相关专家的意见。

药用矿物资源是中药资源的重要组成部分。对矿产资源开发利用的社会效益综合评价方法研究,为矿物药开发与利用的社会效益评价提供借鉴。遵循社会效益评价指标体系的设置原则,构建了鄂尔多斯盆地矿产资源开发利用社会效益评价指标体系(表 3-1-2)。

表 3-1-2　鄂尔多斯盆地矿产资源开发利用社会效益评价指标体系

目标层	一级指标	二级指标	三级指标
Z 矿产资源开发社会效益评价	A1 国家安全保障程度的影响	B1 资源安全重要程度	C1 资源可采储量占全国资源可采储量的比重
			C2 矿产品年产量占全国矿产品年产量的比重
	A2 社会经济的影响	B2 对经济增长的贡献	C3 当地 GDP 增长率
			C4 城镇化率
		B3 对财政收入的贡献	C5 对中央财政收入的贡献
			C6 对地方财政收入的贡献
		B4 对产业结构的影响	C7 第二产业占 GDP 比重
	A3 民生的影响	B5 对教育的影响	C8 居民义务教育普及率
			C9 地方教育投入占财政收入比重
		B6 对就业的影响	C10 矿业从业人口占总人口比重
		B7 对收入分配的影响	C11 城镇居民可支配收入的增长率
			C12 农民纯收入的增长率
			C13 恩格尔系数
		B8 对社会保障的影响	C14 医疗保险覆盖率
			C15 养老保险覆盖率
			C16 城市居民最低生活保障覆盖率
	A4 环境的影响	B9 对自然环境的影响	C17 绿化覆盖率
			C18 三废排放量
	A5 社会和谐的影响	B10 对社会民族稳定的影响	C19 对民族团结和社会稳定的影响

矿产资源开发利用社会效益的综合评价方法,首先对资源地区相应的 19 个指标的数据进行标准化处理后,与所确定的指标权重一起代入综合评价公式,即得到该地区矿产资源开发利用社会效益综合评价值。这样的综合评价既可以了解矿产资源开发所产生的社会效益的总体结果,也可以了解 19 个指标所反映的各个方面的效果;既可以对某一个地区进行评价,也可以对多个地区进行评价排序(表 3-1-3)。

表 3-1-3 矿产资源开发利用社会效益综合评价指标权重

目标层	准则层	准则层权重	指标层	指标层最终权重	指标层最终的权重
Z 矿产资源 开发社会效 益综合评价	A1	0.304	C1	α1	0.121
			C2	α2	0.183
	A2	0.299	C3	α3	0.112
			C4	α4	0.037
			C5	α5	0.036
			C6	α6	0.053
			C7	α7	0.061
	A3	0.232	C8	α8	0.009
			C9	α9	0.032
			C10	α10	0.064
			C11	α11	0.039
			C12	α12	0.029
			C13	α13	0.013
			C14	α14	0.019
			C15	α15	0.015
			C16	α16	0.012
	A4	0.114	C17	α17	0.053
			C18	α18	0.061
	A5	0.051	C19	α19	0.051

第二节 中药资源开发与利用的经济效益评价

在中医药事业快速发展的今天,中药资源作为自然资源的专门资源类型,其产生的经济效益更被国家和地方政府所重视。随着人们对中药资源的利用和加工逐渐向纵深发展,中药资源开发与利用的经济效益评价不再是之前几个简单的指标,随着社会的进步,中药资源开发与利用的经济效益评价也在不断进步。

一、中药资源开发与利用经济效益评价的概念

中药资源开发与利用的经济效益评价是指在合理利用中药资源和开发利用的过程中,借助经济学原理和方法,全面分析和评价不同方式开发利用某种中药资源的成本、效益或效果。经济效益评价主要考察中药资源产生的经济价值,特指中药资源开发与利用过程中产生的经济价值评价,不同于中药资源本身的经济价值。借助此种经济效益评价结果,能够确定某种中药资源开发模式是否能够带来最大的经济效益。传统的中药资源开发与利用经济效益评价仅停留在中药资源加工成饮片或原药材直接进入市场贩卖所产生的经济效益评价上。如今为了更好地对中药资源开发与利用过程中产生的经济效益进行评价,要从多方面和多维度进行评价,如图 3-2-1 所示。

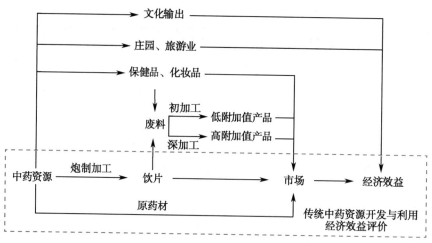

● 图 3-2-1　中药资源开发与利用经济效益评价模式图

二、中药资源开发与利用经济效益评价的意义

经济是国民之根本,任何一种资源的开发都或多或少地伴随着一定的经济效益,没有经济效益存在,资源的开发与利用就没有意义。中药资源开发与利用经济效益评价的意义体现在以下几个方面:

1. 有利于产业政策的制定和形成合理的产业布局　建立在产业经济学理论基础上的有关资源配置结构的经济政策就是产业政策。产业政策的主要内容包括产业结构、产业组织、产业技术和产业布局等方面。对某一资源经济利用效益进行评价可以指导相关产业的政策制定,引导产业发展,合理规划产业布局。中药产业的合理布局有助于进行区域分工,加强区域经济合作,发挥地区资源优势。产业政策作为上层建筑和意识形态,对中药资源产业的发展具有直接的、导向性的作用。国家对中药资源的保护、可持续利用和综合开发利用的政策支持以及价格、税收等政策倾斜,都将对中药资源产业的发展产生深远和巨大的影响。

2. 有利于中药资源的合理配置和开发利用　中药资源由于产地和自然条件的关系,其资源分布是相对固定的,而且在相当长的一段时间内是恒定的。根据资源利用的经济效益评价可以更好地进行资源配置,优先保证能进行综合利用且利用效率高的企业享有资源进行综合开发利用。

3. 有利于提高中药资源的利用效率和效益　进行资源利用的经济效益评价能提高投资收益和资源利用效率,降低资源开采率,间接保护中药资源,加快经济增长速度,满足社会发展对资源的需求。

4. 有利于减少能量消耗和节能减排　中药资源利用效率的提高意味着得到同等产品所消耗的能源和劳动力有所减少,具有降低能源消耗、减少碳排放的作用。

5. 有利于促进中医药文化的传播　中药资源开发与利用的经济效益评价意味着更好地带动地区中药产业经济的发展,无论是初级的原材料加工,还是旅游业或中药文化的构建,都可以从实际上给当地人民带来经济收入的提高,使人们获得更强的幸福感和获得感,从而使人们对中药资源开发与利用抱有更大的信心,方便以后相关工作的开展。

三、中药资源开发与利用经济效益评价的指标与方法

目前关于中药资源开发与利用的经济效益评价,最常见的是采收中药资源进行产品开发的层面,即用于制作饮片或保健食品等需要破坏原资源的生长而产生的经济效益。而以中药资源形成的庄园旅游业和形成的文化输出而产生的经济效益则研究甚少,难以列出相关评价指标。一般来说,中药资源初级开发利用的经济效益评价指标包括以下几个方面:

1. 药用资源种类丰富程度 药用动植物种类的多少是某一地区中药资源的评价指标之一。药用动植物种类越丰富,可供开发利用的价值越大。同时应注意中药资源的珍稀程度、市场紧缺程度,这些都极大地影响药材的经济价值。

2. 药用资源利用价值 中药存在同一基源物种的不同部位入药产生不同药用功能的情况,如莲的干燥成熟种子入药为莲子,具有补脾止泻、止带、益肾涩精、养心安神的功效;成熟种子中的干燥幼叶及胚根入药为莲子心,具有清心安神、交通心肾、涩精止血的功效;干燥花托入药为莲房,具有化瘀止血的功效;干燥雄蕊入药为莲须,具有固肾涩精的功效;干燥叶入药为荷叶,具有清暑化湿、升发清阳、凉血止血的功效;干燥叶柄入药为荷梗,具有解暑清热、理气化湿的功效;干燥根茎节部入药为藕节,具有收敛止血、化瘀的功效。中药还存在一个基源多用途的情况,如莲是药食观赏等兼用的品种,不仅用于临床中药调剂,亦作为保健食品、食品原料等,也是观花造景等常选的物种;其他如桑、栝楼、紫苏、菘蓝、山楂等。此外,中药还存在一个基源物种的产地或加工方法等不同,组分和功效不同的情况,如菊花、芍药等。

3. 中药资源生产模式 人工栽培或养殖的中药资源因栽培或养殖技术和经营管理技术的不断提升和完善,复合经营模式作为提高土地利用率的有效途径之一,能有效改良土壤的理化性状,提高光照和土壤等的利用率,从而增加多产品的经济收益。

4. 中药材规格和质量 不同环境或不同产地药材的质量具有一定差异,在商品市场上,高等级规格的药材与低等级规格的药材的经济价值相差悬殊,如道地药材在市场上的占有率及价格均具有优势。药材的质量标准,一方面反映其优良的性状特征,另一方面反映药用成分含量的高低。

5. 药用生物种群年龄结构 某一地区的中药资源的经济价值高低还取决于其种群的年龄结构。因为药材采用动植物不同的药用部位,所以种群的年龄决定药材产量的大小。从发展的角度来看,种群中不同年龄组个体的比例对种群繁殖力的发展起重要作用。在迅速扩张的种群,中、青年的比例大;在停滞的种群中,各年龄组处于平均分配的状态;而在衰退的种群中,年老的个体可能占大多数。因此,种群的年龄结构还可预测中药资源未来的经济效益。

6. 中药资源单位面积产量 单位面积产量关系到某种中药资源的蕴藏量,直接影响中药资源的经济开发前景。经济量和年允收量也是衡量药材资源的经济效益指标。

7. 中药资源生产效率 生产效率既可以作为评价中药资源生产合理性的指标,又可作为控制年采收量的评价指标。其计算公式为:

$$生产效率 = 年实际采收量 / 年允收量$$

一个地区或一个部门采收药用动植物的数量是否合理,体现中药资源开发与利用是否合理。生产效率的理想值应等于1。当生产效率为1时,表示可利用的资源已全部采收回来,中药资源得到充分开发;当比值 <1 时,表示中药资源利用得不充分或由于实际需要量少,采收量不多;当比

值 >1 时,表示实际采收量已超过每年允许采收的限度,是不合理的,今后应严格控制,减少年实际采收量,以便做到资源的永续利用。

8. 中药资源生产经济效率 为了使药材收购部门能正确制定出每年的最佳采收量,仅以生产效率作为依据是不全面的。为此,应计算其经济效率。计算公式为:

$$经济效率 = 年实际采收量 / 年总消耗量$$

当经济效率比值为 1 时,是最佳值,表明采收的药材全部销售而没有积压;当比值 >1 时,表示采收量超过实际需要量,将会造成中药资源的浪费,故应减少每年的实际采收量。

一般经济效益评价的方法采用收益 - 成本法,这是衡量投资效益的最直观、易懂的指标,属于比率性指标,在通用经济评价领域称为效益 - 费用比指标。成本 - 效益分析要求成本 C、效益 B 均以货币形态计量,常用指标为效益 / 成本(B/C)。如果 $B/C \geqslant 1$,则方案经济,可以考虑使用;否则不经济,没有开发意义。这一指标既可以对单一利用方案的经济性作出判定,同时也可实现对多个方案进行经济效益评价的对比,找出最优化的方案。在评价过程中也要考虑社会效益和生态效益,由于社会效益和生态效益的指标较难以货币形式直接体现,故这里的成本特指开发过程的成本。根据中药资源本身和开发的特殊性,可列出计算公式:

$$经济效益 = 收益 /(成本 + 资源本身的经济价值 + 等量资源恢复所需的投入 +$$
$$环境补偿所需的投入)$$

一般而言,同一种中药资源往往具有多种开发利用的可能性,同种资源的各种可能开发利用方式的经济合理性也会存在一定差异,资源开发所取得的经济效益亦会不同,因此评价中药资源的经济价值时亦需兼顾。另外,社会生产力发展水平、国家资源开发政策以及资源分布及其所处的地理环境等往往也会影响资源利用的经济价值,应列入资源评价时的考虑因素。

随着国家对生态文明建设的重视和习总书记提出的"绿水青山就是金山银山",中药资源开发与利用将越来越侧重于以不破坏资源本身为前提的旅游业和文化对外输出。因此,针对这方面产生的经济效益应是今后研究工作的重点。

效益 - 成本分析法被广泛用于各种产品的经济效益分析。例如某地区种植马铃薯与种植山药哪项经济效益高,就可以采用效益 - 成本分析法进行比较;或者某公司生产几种相同功能的药品,看哪种药品带来的经济效益最高,也可以采用效益 - 成本分析法来进行比较。

【案例 3-2-1】

采用效益 - 成本分析法分析 3 种用药方案治疗社区获得性肺炎的经济效益。将方案分为 3 组,Ⅰ组为使用美洛西林钠配合氯化钠静脉滴注,Ⅱ组为使用美洛西林舒巴坦钠配合氯化钠静脉滴注,Ⅲ组为使用头孢美唑配合氯化钠静脉滴注。结果见表 3-2-1 和表 3-2-2。

表 3-2-1 3 组患者的临床疗效比较

组别	例数	痊愈	显效	进步	无效
Ⅰ组	28	19	6	2	1
Ⅱ组	26	20	5	0	1
Ⅲ组	24	17	6	1	0

表 3-2-2　3 组的成本 - 效益比较

组别	例数	成本（C，元）	疗效（E，%）	C/E	$\Delta C/\Delta E$
Ⅰ组	28	1 175.16	89.2	13.17	−32.4
Ⅱ组	26	951.44	96.1	9.90	—
Ⅲ组	24	1 254.68	95.8	13.10	−1 010.8

表 3-2-2 中采用的是成本 - 效益，所以数值越小越好。由表 3-2-2 可以看出Ⅱ组采用美洛西林舒巴坦钠配合氯化钠静脉滴注的经济效益最好。需指出的是，对药物治疗方案的经济效益评价还需要考虑各组药物的不良反应。

【案例 3-2-2】

以银杏林下经济模式分类及模式综合效益评价为例，为中药资源开发与利用的经济效益评价提供借鉴。本案例设置经济效益指标 4 个，分为静态和动态分析指标，静态分析指标包括年均成本和成本利润率，动态分析指标包括内部收益率和净现值。经济指标主要通过走访当地农民和林业工作人员以及结合相关的统计年鉴，整理计算得到。采用层次分析法进行综合评价，步骤为（表 3-2-3~ 表 3-2-7）：①对原始值进行数据化处理，建立判断矩阵；②计算权重；③综合效益评价。

表 3-2-3　银杏林下经济模式分类体系

生产方式	经营模式	具体模式
林下种植	银杏 - 农作物	银杏 - 小麦 - 玉米
		银杏 - 小麦 - 花生
		银杏 - 小麦 - 大豆
		银杏 - 小麦 - 棉花
		银杏 - 山芋
		银杏 - 油菜
	银杏 - 苗木	银杏 - 卫矛
		银杏 - 桂花
		银杏 - 大叶黄杨
		银杏 - 海桐
		银杏 - 龙柏
	银杏 - 中药材	银杏 - 杭白菊
		银杏 - 丹参
		银杏 - 桔梗
		银杏 - 鸢尾
	银杏 - 经济树种	银杏 - 柿树
		银杏 - 桑树
		银杏 - 茶树
林下养殖	银杏 - 家禽	银杏 - 草鸡
		银杏 - 鸭
	银杏 - 家畜	银杏 - 山羊

表 3-2-4　银杏林下经济效益指标的原始数据

林下经济模式	年均成本/(万元/hm²)	成本利润率	净现值	内部收益率	土壤的理化性质			防风效益	改善小气候		系统稳定性	环境满意度	产品商品率	劳动力容纳量
					N/(g/kg)	速效P/(g/kg)	速效K/(mg/kg)		温度差	湿度差				
银杏-玉米	1.140	1.740	4.748	0.200	1.676	105.67	277.20	0.566	2.82	7.54	0.8	0.80	0.6	190
银杏-柿树	1.095	2.997	3.578	0.136	0.964	89.63	144.26	0.460	2.38	4.66	0.7	0.85	0.9	280
银杏-大叶黄杨	1.980	2.020	14.309	0.790	0.680	81.30	145.00	0.500	1.79	3.93	0.8	0.95	1	100
银杏-草鸡	3.280	1.830	34.340	1	0.383	100.53	133.21	0.528	3.03	5.39	0.5	0.50	0.9	600
银杏-杭白菊	2.795	1.786	24.570	1	0.251	60.08	95.54	0.456	3.29	7.06	1	1	1	300

表 3-2-5　银杏林下经济效益指标的数量化数据

林下经济模式	年均成本/(万元/hm²)	成本利润率	净现值	内部收益率	土壤的理化性质			防风效益	改善小气候		系统稳定性	环境满意度	产品商品率	劳动力容纳量
					N/(g/kg)	速效P/(g/kg)	速效K/(mg/kg)		温度差	湿度差				
银杏-玉米	0.021	0	0.038	0.074	1	1	1	1	0.687	1	0.6	0.6	0	0.18
银杏-柿树	0	1	0	0	0.500	0.648	0.268	0.036	0.393	0.202	0.4	0.7	0.75	0.36
银杏-大叶黄杨	0.405	0.223	0.349	0.757	0.301	0.465	0.272	0.400	0	0	0.6	0.9	1	0
银杏-草鸡	1	0.716	1	1	0.093	0.887	0.207	0.655	0.827	0.404	0	0	0.75	1
银杏-杭白菊	0.778	0.037	0.682	1	0	0	0	0	1	0.867	1	1	1	0.40

表 3-2-6　银杏林下经济效益指标的加权后数量化值

| 林下经济模式 | 年均成本/(万元/hm²) | 成本利润率 | 净现值 | 内部收益率 | 土壤的理化性质 | | | | 改善小气候 | | 系统稳定性 | 环境满意度 | 产品商品率 | 劳动力容纳量 |
					N/(g/kg)	速效P/(g/kg)	速效K/(mg/kg)	防风效益	温度差	湿度差				
银杏 - 玉米	0.003 7	0	0.001 7	0.002 0	0.086 2	0.086 2	0.086 2	0.033 1	0.053 6	0.078 0	0.049 4	0.045 8	0	0.003 0
银杏 - 柿树	0	0.074 7	0	0	0.043 1	0.059 9	0.023 1	0.001 2	0.030 7	0.015 8	0.032 9	0.053 5	0.022 1	0.006 1
银杏 - 大叶黄杨	0.070 3	0.016 7	0.015 6	0.020 5	0.025 6	0.040 1	0.023 5	0.013 2	0	0	0.049 4	0.068 8	0.029 4	0
银杏 - 草鸡	0.173 7	0.005 4	0.044 7	0.027 1	0.008 0	0.076 5	0.017 8	0.021 7	0.064 5	0.031 5	0.082 3	0	0.022 1	0.016 8
银杏 - 杭白菊	0.135 1	0.002 8	0.030 5	0.027 1	0	0	0	0	0.078 0	0.067 6	0.082 3	0.076 4	0.029 4	0.006 7

表 3-2-7　银杏林下经济效益分析

林下经济模式	经济效益
银杏 - 玉米	0.007 3
银杏 - 柿树	0.074 7
银杏 - 大叶黄杨	0.123 1
银杏 - 草鸡	0.250 9
银杏 - 杭白菊	0.195 5

通过对银杏林下经济模式经济效益的评价可知,银杏 - 草鸡、银杏 - 杭白菊模式优于其他几种模式。

第三节　中药资源开发与利用的生态效益评价

中药资源的生态价值是指人们在生产中依据生态平衡规律,使自然界的生物系统对人类的生产、生活条件和环境条件产生的有益影响和有利结果,主要体现在以下方面:①防风固沙,保持水土。如甘草、麻黄、肉苁蓉等药用植物生长在温带草原和荒漠地区,具有重要的防风固沙作用,这些资源一旦被过度开发会引起环境恶化,甚至造成难以逆转的生态灾害。②减少污染,净化环境。药用植物可不同程度地拦截、吸收、富集大气中的灰尘、污染物及有毒物质,并使毒物在体内自行降解或转化为无毒的物质,在净化大气、水质和消除噪声等方面作用显著。

许多药用植物(松、柏、樟等)还能挥发、分泌多种杀菌素,阻止病菌等繁殖和传播。植物群落的相互作用与相生相克也能起到改善群落生态、保护生物多样性等功能。药用植物中的桑树、青麸杨、槐树等乔木冠层密集,可增加林内的空气湿度并减小温差,进而保持较多的林木蒸腾和地面蒸发的水汽;三颗针、十大功劳、黄荆等灌木层和仙鹤草、夏枯草、车前草等本草层则充分利用林内的光、水、热等,更好地参与改善生长地的群落和维护生物多样性。人类、中药资源与生态的关系可用图 3-3-1 来表示。

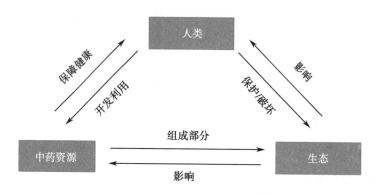

● 图 3-3-1　人类、中药资源与生态的关系

人类在这三者关系中占主导地位,对中药资源和生态环境都可以产生影响。人类自身生活于生态环境中,若生态环境遭到破坏,则会有害于人类自身的生存,因此人类对于中药资源和生存环境都要进行保护。若对中药资源过度开发,则会破坏生态,进而影响人类生存;若生态破坏严重,不仅直接影响人类生存,并且会影响中药资源生存,进而使人类健康难以保障。中药资源的生态效益正是在人类健康、中药资源利用与生态环境保护三者的相互影响中得以体现的。

一、中药资源开发与利用生态效益评价的概念

效益是一个相对的概念,是因人类的某种活动带来某种后果与该活动未发生之前的状态的比

较,可为正,亦可为负。生态效益是指人们在生产中依据生态平衡规律,使自然界的古生物系统对人类的生产、生活条件和环境条件产生的有益影响和有利效果,它关系到人类生存发展的根本利益和长远利益。生态效益的基础是生态平衡和生态系统的良性、高效循环。

中药资源开发与利用的生态效益是指人类对中药资源的开发与利用活动对于中药资源所赖以生存的自然环境的生态系统结构和功能的影响,并进而对人类的生活和生产条件产生直接和间接利益的生态效应(即生态学效应)。它应包括以下几层含义:第一,生态效益是人的经济活动引起的生态系统结构、功能和生态环境质量的变化结果;第二,这种结果又反作用于人的经济活动,引起社会经济效益的增减;第三,生态效益在计量表示上可以有正、负之分,它表示生态效益的相对增加或减少。

二、中药资源开发与利用生态效益评价的意义

中药资源综合开发利用旨在提高自然的和人工投入的能量和物质的利用率,获得最佳的社会、经济和生态效益,不断满足人们的健康需求和改善人们的生活、生产环境。多年来,我国中药资源的开发与利用使中药材生产得到迅速发展,基本满足人口急剧增长的需要。但是,长期以来,由于人们对人口、资源、环境三者之间的关系缺乏正确的认识,导致实际工作中的诸多失误,造成不良的生态后果如资源衰退、环境恶化等,这种不良的生态状况又进一步制约中药资源产业的持续稳定发展。因此,在中药资源综合开发利用中如何促使经济效益、社会效益和生态效益同步提高,必须对中药资源开发与利用的后果进行生态效益评价,它是中药资源开发与利用中不可缺少的重要环节。

生态效益评价就是对中药资源开发与利用的生态后果(有利的和不利的)进行估价,为发展中药资源相关产业和制定开发利用中药资源的决策提供依据。

因而,中药资源开发与利用生态效益评价的意义为及时掌握各个时期中药资源的数量、质量状况和存在的问题,为中药资源的进一步开发起到预警作用;提供正确的协调资源与人之间,以及人与环境之间的关系的科学依据;定性或定量地分析与评估某一中药资源的开发与利用会对其所在的生态环境造成的影响,合理指导不同地区在中药资源开发与利用过程中对生态环境的保护。

三、中药资源开发与利用生态效益评价的指标与方法

目前关于中药资源开发与利用的生态效益评价还处于探索阶段,可借鉴林业、农业生产等生态效益评价指标和方法,结合中药资源开发与利用的自身特色进行调整。

1. 中药资源开发与利用生态效益评价的指标体系　中药资源开发与利用因自然条件和中药资源类型不同,开发与利用程度不同,对生态系统产生的作用、影响等也不完全相同。例如对生长于草原上的中药资源的开发与利用主要从草原生态角度来评价,生长于森林及林下的中药资源的开发与利用主要从森林生态角度来评价,人工种植的中药资源的开发与利用主要从农田生态角度来评价。因此,中药资源开发与利用的生态效益评价在不同的生态类型区(草原生态、森林生态、农田生态等)有各自的特点。

如在评价森林资源的生态效益时,常采用以下指标体系(图3-3-2):

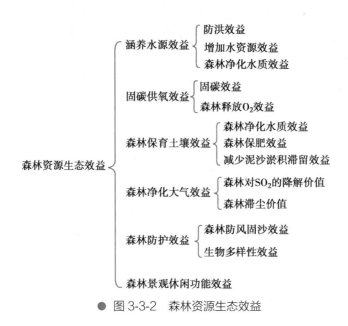

● 图 3-3-2　森林资源生态效益

而在评价农业资源开发利用的生态效益时,常采用以下指标体系(图3-3-3):

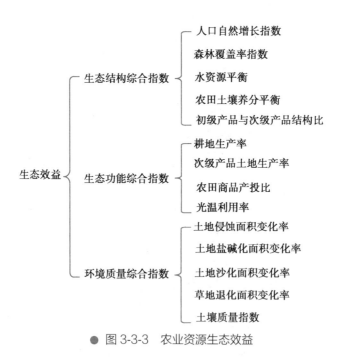

● 图 3-3-3　农业资源生态效益

　　参考以上2种体系,提出中药资源开发与利用的生态效益评价。中药资源的生态效益评价则是对包含药用生物的自然资源整体所产生的生态效益予以评价,包括生物多样性评价、药用生物的初级生产评价等。

　　(1)生物多样性评价:我国地跨热带、亚热带、温带、寒温带,是世界上生物多样性最丰富的国家之一。生物多样性是指生物及其与环境形成的生态复合体以及与此相关的各种生态过程的总和,包括数以百万计的动植物、微生物和它们所拥有的基因,以及与生存环境形成的复杂的生态系统。生物多样性不仅为人类提供所需的全部食品、许多药物和工业原料等物质基础,还提供精神和美学享受,同时在维持生态平衡和稳定环境上也发挥了重要作用。生物多样性作为一个内涵十分广泛的重要概念,包括遗传多样性、物种多样性、生态多样性及景观多样性等多个层次和水平,中药资源的生物多样性评价则主要基于其群落物种多样性的评价。

(2)药用生物的初级生产评价:初级生产是指植物光合作用积累物质和能量的过程,是反映生态系统内物质循环和能量流动的一个综合指标。在初级生产过程中,用于植物生长和生殖的那部分能量称为净初生产量(或第一性生产量)。净初生产量通常用每年每平方米所固定的能量值表示,初级生产积累能量或有机物质的速率称为初级生产力,初级生产力是对生态系统进行生态学评价的重要指标之一。初级生产力不仅受地球生态环境、生态系统的发育年龄和群落演替等制约,还受动物的捕食作用影响。

综上所述,中药资源开发与利用生态效益评价指标体系的建立应遵循如下基本原则:一是从宏观上反映中药资源开发与利用中生态系统的生态结构、生态功能和生态环境要素的变化情况,有利于宏观观测和调控;二是中药资源开发与利用生态效益评价中要定性评价与定量评价相结合,除筛选出部分定量评价指标外,则需结合区域的实际情况调整和增减有关评价指标,综合考虑影响中药资源所处的生态环境的主导因素和次要因素,采用定性与定量相结合的方法进行;三是具有可操作性,评价指标体系尽可能简单明了,便于在实践中推广应用。

2. 中药资源开发与利用生态效益评价的方法 现有的生态效益评价研究在生态效益的测度方面均以测度出项目生态效益经济价值为目标,所采用的方法可分为 2 类:一是直接测度法。该方法采用列表清单的方式列出中药资源开发与利用对生态系统功能各个方面的影响,分别计算其影响的"量",再采用市场价格将其折算为经济价值,如生物固氮、释氧、涵养水源价值等。该方法常见的是能值分析法,适用于各种生态效益均能确切量化的情况。该方法使用的局限性在于生态效益并不能完全准确定量,经济价值的确定随市场价格的波动而变化。二是对生态效益的估算。该方法针对中药资源开发与利用生态效益中的景观改善效益、生物多样性减少损失等无法量化指标的特征,采用市场替代法、支付意愿法、机会成本法等粗略估算评价对象的生态效益值。此方法是前一种方法的重要补充,但随着社会经济的发展,人们对生态服务功能的支付意愿会随之改变,评价结果的主观性较强。在实际研究中,2 种方法常结合使用。目前有关中药资源开发与利用生态效益评价的研究较少,在今后的研究和应用中,不仅要体现绿色环保的原则,还要考虑药用动植物濒危程度、保护现状与等级等。

【案例 3-3-1】

以云南省大姚县为例运用文献查阅法及专家咨询法构建核桃种植生态效益计量指标体系,采用等效替代法、市场价值法及机会成本法等方法对核桃种植的生态效益进行计量与分析。具体步骤为:

1. 确定核桃种植的生态效益计算指标体系包含涵养水源效益、固土保肥效益、固碳释氧效益、净化环境质量效益、调节区域气候效益以及生物多样性保护效益 6 个大类及 10 个计量指标(图 3-3-4)。

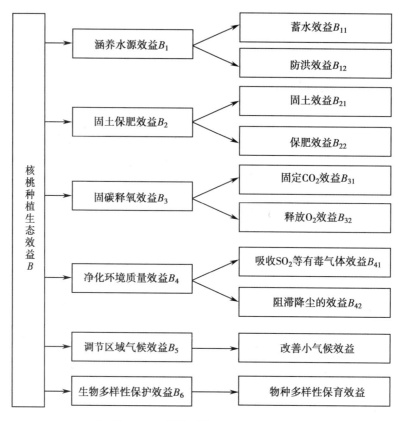

● 图 3-3-4　核桃种植生态效益指标体系

2. 生态效益计量方法。核桃种植涵养水源效益采用影子工程法计量。蓄水效益（B_{11}）采用区域平均水价作为衡量标准，即以研究区域当年的农业水利价格为参数进行计算；防洪效益（B_{12}）以水库工程的蓄水成本作为衡量标准。由于核桃林的涵养水源与水库的蓄水本质类似，所以蓄水价格根据研究区域修建水库的花费来计算。计算公式为：

$$B_{11}=10\,000\,(R-E)\times A\times K_1 \tag{I}$$

$$B_{12}=(D_1-D_0)\times A\times K_2 \tag{II}$$

式（I）和（II）中，B_{11} 表示核桃种植蓄水效益（元）；B_{12} 表示核桃种植防洪效益（元）；R 表示核桃种植区的年均降水量（mm/a）；E 表示核桃种植区的年蒸散量（mm/a）；K_1 表示农业水利均价（元 /m³）；D_1 表示阔叶林的防洪能力（m³/hm²）；D_0 表示裸地的防洪能力（m³/hm²）；K_2 表示单位蓄水费用（元 /m³）；A 表示核桃种植面积（hm²）。

固土保肥效益中的固土效益按照劳动成本法，采用挖取 1t 泥沙的费用来计算核桃种植减少泥沙淤积灾害的固土效益（B_{21}）。计算公式为：

$$B_{21}=(X_2-X_1)\times A\times K_3 \tag{III}$$

式（III）中，B_{21} 表示核桃种植固土效益（元）；X_2 表示非核桃种植区的土壤侵蚀模数[t/（hm²·a）]；X_1 表示核桃种植区的土壤侵蚀模数[t/（hm²·a）]；K_3 表示从河道或湖泊中挖取 1t 泥沙的平均费用（元 /t）；A 表示核桃挂果面积（hm²）。

保肥效益采用替代市场法，将核桃种植区域内侵蚀土壤中的有机质和主要营养元素 N、P、K 的物质量折合成有机肥、尿素、磷酸二氢钾的量，按照肥料的市场价格来计算核桃种植的保肥价值。

计算公式为:

$$B_{22}= 有机质含量 \times C_1 \times 5.00\% + N 含量 \times C_2 \times 46.67\% + P 含量 \times$$
$$C_3 \times 22.79\% + K 含量 \times C_3 \times 28.68\% \qquad (\text{IV})$$

式（IV）中，B_{22} 表示核桃种植保肥效益（元）；C_1 表示有机肥价格（元/t）；C_2 表示尿素价格（元/t）；C_3 表示磷酸二氢钾价格（元/t）；5.00% 表示有机肥中含有机质的量；46.67% 表示尿素中 N 的含量；22.79% 和 28.68% 分别表示磷酸二氢钾中 P 和 K 的含量。其中，有机质含量 = 挂果面积 × 土层厚度 × 表层土有机质含量 × 表层土有机质容重；N 含量 = 挂果面积 × 土层厚度 × 表层土 N 含量 × 表层土 N 容重；P 含量 = 挂果面积 × 土层厚度 × 表层土 P 含量 × 表层土 P 容重；K 含量 = 挂果面积 × 土层厚度 × 表层土 K 含量 × 表层土 K 容重。

固碳释氧效益中的固碳效益以植物每生产 162g 干物质可以吸收固定 264g CO_2，同时释放 193g O_2，也就是每生产 1g 干物质需要 1.63g CO_2，同时释放 1.19g O_2，可以计算出核桃固定 C 和释放 O_2 的效益物质量，再采用工业制造 C 的市场替代法计算出核桃固定 C 的效益价值量。计算公式为:

$$B_{31}=1.63ARB \times Z_1 \qquad (\text{V})$$

式（V）中，B_{31} 表示核桃种植固定 C 效益（元）；A 表示种植面积（hm^2）；R 表示 CO_2 中 C 的含量，为 27.27%；B 表示林分净生产能力，是一个经验值，为 12.81t/（$hm^2 \cdot a$）；Z_1 表示工业制造 C 的成本（元/t）。

释氧效益的计算公式为:

$$B_{32}=1.19AB \times Z_2 \qquad (\text{VI})$$

式（VI）中，B_{32} 表示核桃种植释放 O_2 效益（元）；Z_2 表示工业制造 O_2 的成本（元/t）；A、B 与式（V）中的说明相同。

净化环境质量效益中吸收 SO_2 效益的计量方法主要是面积 - 吸收能力法，这种方法便于解释和测度。计算公式为:

$$B_{41}=Q_1A \times H_1 \qquad (\text{VII})$$

式（VII）中，B_{41} 表示核桃种植吸收 SO_2 效益（元）；Q_1 表示单位面积核桃林吸收 SO_2 的量[kg/（$hm^2 \cdot a$）]；A 表示种植面积（hm^2）；H_1 表示每消减 1kg SO_2 的投资成本（元/kg）。

阻滞降尘效益同样采用面积 - 吸收能力法来计算。计算公式为:

$$B_{42}=Q_2A \times H_2 \qquad (\text{VIII})$$

式（VIII）中，B_{42} 表示核桃种植阻滞降尘效益价值量（元）；Q_2 表示单位面积阔叶林滞尘的量（t/hm^2）；A 表示种植面积（hm^2）；H_2 表示阻滞降尘的成本（元/t）。

调节区域气候效益的计算公式为:

$$B_5=MA \qquad (\text{IX})$$

式（IX）中，B_5 表示核桃种植调节区域气候效益（元）；M 表示我国陆地生态系统中的森林单位面积气候调节值（元/hm^2）；A 表示种植面积（hm^2）。

生物多样性保护效益。采用 Shannon-Wiener 指数计算核桃种植生物多样性保护效益物质量。计算公式为:

$$H'=- \sum (n_i/N)\ln (n_i/N)$$

核桃种植生物多样性保护效益的计算公式为:

$$B_6 = AV \qquad\qquad (\text{X})$$

式（X）中，B_6表示核桃种植生物多样性保护效益（元）；A表示种植面积（hm^2）；V表示核桃所处林分的价值 [元 /（$hm^2 \cdot a$）]。

研究数据来源于大姚县统计局、林业局、农业局、环保局、气象局等部门收集该县历年有关核桃种植生态效益的统计数据，并通过座谈会、实地访谈等方式，对该县核桃种植生态效益存量及其变化做详细了解。数据计算采用等效替代法，得出如表 3-3-1 所示的结论。

表 3-3-1 云南省大姚县核桃种植生态效益计量结果

类别	分类	生态效益 / 万元
涵养水源效益 B_1	蓄水效益 B_{11}	513.73
	防洪效益 B_{12}	95 434.37
小计	B_1	95 948.10
固土保肥效益 B_2	固土效益 B_{21}	14 697.06
	保肥效益 B_{22}	361 808.88
小计	B_2	376 505.94
固碳释氧效益 B_3	固碳效益 B_{31}	15 283.96
	释氧效益 B_{32}	59 208.40
小计	B_3	74 492.36
净化环境质量效益 B_4	吸收 SO_2 效益 B_{41}	548.77
	阻滞降尘效益 B_{42}	17 731.97
小计	B_4	18 280.74
调节区域气候效益 B_5	调节区域气候效益 B_5	24 648.54
生物多样性保护效益 B_6	生物多样性保护效益 B_6	51 585.40
总计	B	641 461.08

课后习题

简答题

1. 简述中药资源开发与利用社会效益评价的主要指标和方法。
2. 简述中药资源开发与利用经济效益评价的主要指标和方法。
3. 简述中药资源开发与利用生态效益评价的主要指标和方法。

第四章　以中药资源为原料的中药提取物产品开发

04章　课件

中药提取物是指以中药资源为原料,药材经提取、浓缩或分离、干燥等制成的符合一定质量标准的提取物。中药提取物作为中间体原料应用于中成药、天然药物、保健食品等制剂产品的生产。中药提取物的来源主要包括植物提取物、动物提取物和矿物提取物及加工品。中药提取物是在中医药理论指导下,用于预防、治疗疾病和健康养护的资源性深加工产品。

第一节　中药提取物的形成发展与前景

近年来,随着人们生活水平的提高、对健康问题的重视,以及对"回归自然""绿色消费"理念认可度的提升,中药提取物在全球市场上表现出强劲的增长势头。我国的中药提取物行业在生产效能、技术手段上也在向世界先进水平靠拢,取得了良好的发展。

一、中药提取物的形成发展

(一) 中药提取物在我国的形成发展

1. 萌芽阶段　中药是在中医理论指导下应用的药物,包括植物药、动物药以及矿物药,其中植物药居多。根据中医理论,中药治病基于药性理论。早期人们并不知道是中药中的什么成分在起作用,但是已经有了去粗取精的想法,所以就有了水煎剂,用沸水将中药中的有效成分溶解出来,分离药液和药渣,这便是中药提取的雏形。但是当时的中药提取存在诸多问题,如中药提取形成的药液成分复杂,有些含有无用甚至是有害成分;同时仅用水作为提取溶剂,不能将全部有效成分都提取出来。

2. 形成发展初期　随着中医药的发展,中药提取物有了一定的发展,如在炼丹过程中发展了汞、锌的提纯。明代医学家李梴在《医学入门》中用"五倍子粗粉,并矾、曲和匀,如作酒曲样,入瓷器遮不见风,候生白取出"详细记载了用发酵法从五倍子中获得没食子酸的方法,其"生白"则是没食子酸的结晶。明代医药学家李时珍在《本草纲目》中记载了"看药上长起长霜,药则已成矣",其中"药"即是没食子酸,这是世界上最早用发酵法从中药中分离得到的有机酸结晶。《本草纲目》中还详细记载了用升华法制备、纯化樟脑的过程。但令人遗憾的是,直到中华人民共和国成立之前,中医药的发展都处于缓慢甚至停滞状态。

3. 快速发展阶段　我国在 20 世纪 20—30 年代对麻黄和延胡索进行了研究,并在中华人民共和国成立后建立了大型的麻黄碱提取工厂。20世纪70年代以前,由于各种原因,我国的中医药事业经历了艰难的发展阶段,中药提取物的发展更是缓慢,此时期以麻黄、延胡索提取物发展为代表;20世纪70年代后,有些世界性疑难杂症使用化学药物后毒副作用大,易产生抗药性,导致药源性疾病患者增多,已经满足不了人们的健康需求,从而涌现出"回归自然"的浪潮。中药研究工作抓住了这个发展机遇,取得了显著的成绩,引起世人的高度重视,尤其是中药提取物开发成新药的高命中率,使得国内外的科学家开始将目光聚焦到中药提取物上。随着社会的快速发展,人们的生活水平不断提高,生活质量受到前所未有的重视,追求健康的生活方式已逐渐成为趋势。人们的自我保健意识不断增强,从对疾病治疗转向为疾病预防,具备活性或功能性的植物提取物产品备受青睐,中药提取物产业的发展得到了极大的推动和广泛的认可。跨入21世纪后,超微粉碎、超临界流体萃取法等技术应用于中药提取物并形成产业,推动着国内中药提取物的高速发展;同时功能性食品企业全面实施GMP认证,也推动着中药提取物进入国际市场。纵观中药提取物行业,无论以企业数目、工业总产值、销售收入还是利润总额来衡量,无不显示出我国中药提取物的活力。例如大豆提取物、茶提取物、叶黄素、番茄红素等都已经产业化并且进入国际市场。尤其当屠呦呦荣获2015年诺贝尔生理学或医学奖后,中药提取物更是被推向一个世界瞩目的新高度。

我国港澳台地区大力推动中药提取物的发展。1986—1990年,中国台湾省对140多种中药的化学成分进行研究,确定了230多种新化合物;同时对人参、山楂、大蓟、桃仁、葛根、菊花、当归、钩藤等30多种中药粗提物进行安全性评价。

(二) 中药提取物在全球的形成发展

欧洲使用植物药有超过700年的历史,植物提取物始于欧美,其在欧美是植物药应用的重要方式。19世纪初,法国化学家Derosone和德国化学家F.A.W.Serturner先后从鸦片中提取分离出具有镇痛、镇咳作用的有效成分吗啡(morphine),开启了天然药物提取的征程。之后,人们又从金鸡纳树皮中分离得到奎宁、从颠茄中分离得到阿托品和天仙子胺、从洋地黄中分离得到洋地黄毒苷和地高辛、从古柯树中分离得到可卡因、从麻黄中分离得到麻黄碱、从甘草中分离得到甘草皂苷、从柳树枝中分离得到水杨酸等。多种药用成分不断从药用植物中提取出来,在很长一段时期内,欧美的天然产物提取物发展具有很大的优势。近年来,西方国家更是重视中医药的发展。美国国立卫生研究院(NIH)设立了替代医学研究办公室,开展了对中药的研究;美国NIH和艾滋病防御中心分别对300多种中药进行有效成分的筛选,期望从中草药中找到可以预防治疗艾滋病的活性成分。

日本、韩国历来受我国文化的影响,他们对中药研究历史悠久,研究人员较多,且研究水平普遍较高。他们将西方的新技术、新方法应用于中药的研究中,如分子生物学、分子药理学等技术带动了中药的快速发展。日本早期就完成了对人参、黄芩、葛根、芍药、柴胡、附子、桔梗、酸枣仁等常用中药中活性成分的深入研究。此外,印度和巴基斯坦也已经对植物药中的活性成分进行了研究。

二、中药提取物的应用现状

随着科学技术的迅猛发展及现代仪器的更新换代、中药提取物行业的发展壮大,中药提取物在人们生活中的应用范围也在不断扩大。中药提取物正在以全新的面貌出现在医药、保健食品、食品、生物农药等众多领域之中。

(一) 中药提取物在医药产品中的应用

时光轮转,传统的用药形式逐渐淡出人们的视野,在丸剂、散剂、汤剂等传统剂型的基础之上,逐步发展并出现配方颗粒、滴丸剂和胶囊剂等现代剂型的中成药。例如,抗疟药青蒿素和抗肿瘤药紫杉醇,以及黄芩等以植物提取物的形式成为现代中药的重要组成部分。

中药提取物在过去的几十年间得到迅速发展,世界范围内一半以上的注册药物源自天然产物或其合成衍生物。从产品用途来看,我国的中药提取物主要可分为药用及保健食品类提取物、食品添加剂类提取物以及香精香料类提取物等类别。其中,药用提取物又分为单味中药提取物(如银杏叶提取物)及中药提取的单一成分和活性部位(简称中药 API),如灯盏花素、白藜芦醇、石杉碱甲等。出口是带动中药 API 行业发展的主要方式,中药 API 出口均按照国外客户的要求进行生产,大部分没有获得国内的药品批准文号或中药提取物备案号。出口销售的占比大,大部分原料药出口供应给国外企业,外企加工成制剂产品销售。如青蒿素和紫杉醇制剂市场的 90% 以上被外企占据,国内企业主要作为原料供应商。

中药 API 在国内按中药提取物管理的品种有 11 个,具体为灯盏花素、环维黄杨星 D、岩白菜素、黄藤素、薄荷脑、穿心莲内酯、丹皮酚、人参皂苷、银杏二萜内酯、丹参多酚酸盐、红花黄色素。除黄藤素外,其余 10 个都按中药原料药批准文号管理,其中灯盏花素、环维黄杨星 D、岩白菜素、黄藤素、薄荷脑、穿心莲内酯 6 个品种为《中国药典》(2020 年版)中药提取物收载品种,其余 5 个品种为按新药批准的中药原料药。

中药提取分离得到的 API 品种除按中药管理外,大部分品种按化学药原料药管理,属于半合成的品种。如青蒿素、秋水仙碱、葛根素、紫杉醇、喜树碱、石杉碱甲、水飞蓟素、芦丁等。其中具有批准文号的以中药或天然植物为原料提取分离后制备的化学药原料药品种数量有近 20 种,主要应用于肿瘤、心脑血管疾病等的治疗。紫杉醇作为抗肿瘤疗效确切的原料药,是市场规模最大的品种,其全球的销售额在 2015 年年底已达到 60 亿美元,并逐年增长。

(二) 中药提取物在保健食品中的应用

保健食品是食品的一个种类,具有一般食品的共性,可调节人体功能,适用于特定人群食用,但不以治疗疾病为目的,在我国港澳台地区、海外地区又称为膳食补充剂。

世界各国对保健食品的开发都非常重视,新功能、新造型和新的食用方法不断出现。欧美的保健食品市场有以下特点:以减少脂肪、降低热量、降低胆固醇为目的的保健食品品种多,销售量最大;植物性食品、植物蛋白受宠,保健茶、中草药在美国崛起,销路看好;工艺先进、高科技制作,产品纯度高、性能好,多为软胶囊、片剂造型,或制成运动饮料,易于吸收。

(三) 中药提取物在食品及食品添加剂中的应用

民以食为天,近年来随着人们生活品质的提高,食物作为人类生存的必需品,也被赋予更高的要求。人们在追求食品更健康、更现代、更环保的过程中,也势必会淘汰掉以往粗放式生产所带来的合成色素、人工防腐剂、调味剂等一大批有害的添加剂。食品添加剂是现代食品工业中不可或缺的一部分，以中药提取物为原料生产的食品添加剂正顺应了这一形势，不仅满足人们对健康的需求，还能使食品拥有自然新鲜感，更可以丰富食品的品种和营养；再者，高热量食品特别是糖类物质过量摄取引起的疾病在一些发达国家已成为一大社会问题，越来越多的人开始寻求低热量的天然甜味添加剂来满足对甜味食品的需求，使得天然色素、天然甜味添加剂、天然防腐剂的需求量大幅增加。

合成色素即人工合成的色素，其优点较多，如色泽鲜艳、着色力强、色调多样，但同时具有毒性（包括致泻性和致癌性等）。这些毒性源于合成色素中的砷、铅、铜、苯酚、苯胺、乙醚、氯化物和硫酸盐，它们对人体可造成不同程度的危害。鉴于食用合成色素的不安全性，国家也加强了对合成色素的监管，制定了《食品添加剂使用标准》（GB 2760—2014）。而随着植物提取物产业的兴起与发展，红曲红、高粱红、栀子黄、萝卜红等一大批天然色素的出现为色素行业的发展带来新的契机，人们既可以得到鲜艳明朗的颜色带来的愉悦，同时又避免毒性的危害。与此同时，人工色素的生产减少也意味着其生产带来的水体污染、土壤污染和空气污染等都随之减少，这更加符合人们对环境保护和可持续发展的新要求。

"甜"是最受广大人群喜爱的味觉。而多年来甜味的获取一直靠糖分的摄入，当人体过多摄取糖分后，龋齿、肥胖、糖尿病和动脉硬化等一系列问题也随之而来。人们也开始有意识控制糖的使用和摄入，全球软饮料中有约20%宣称低糖、无糖或者不添加糖。英国在2016年公布的财政预算中，宣布开始对软饮料制造商征收"糖税"，希望以此来控制英国人民每年因摄入糖分过量导致的体重上升。而甜茶提取物、罗汉果提取物、甘草提取物、甜叶菊提取物等天然甜味剂的出现，解决了人们的这些困扰。天然甜味剂具有安全性高、稳定性好、味觉良好、水溶性好等诸多特点，使人们在获得甜味的同时，远离了热量脂肪的困扰。

与天然色素、天然甜味剂一样，植物提取物还在食品及食品添加剂的其他领域有广泛应用。例如迷迭香提取物作为天然防腐剂取代人工防腐剂；人参提取物、灵芝提取物等中药提取物作为免疫调节剂添加到现代食品中成为一种人们喜爱的新型保健食品，起到功能性调节作用；银杏提取物、莲子心提取物、红景天提取物等作为改善心血管系统功能类提取物添加到食品中被中老年人所喜爱。

（四）中药提取物在饲料及植物源农药中的应用

饲料工业是国民经济的重要组成部分之一，是发展畜牧业、水产养殖业，改善人们的膳食结构，提高人民生活水平不可替代的物质保证。加快研发、应用天然植物饲料添加剂的步伐，对促进饲料和动物产品安全，保障消费者健康，全面推进饲料工业健康、持续发展具有重要意义。在生长猪日粮中添加中药提取物，如黄芪、白芍、茯苓、绵马贯众、柏子仁、合欢皮、使君子、枳实、牵牛子、大黄、柴胡提取物，均能显著提高生长猪的日增重和饲料转化率。研究发现，添加天然的中药提取物对生长发育的猪胴体品质有显著影响，可显著提高胴体瘦肉率，降低胴体脂肪率和背膘厚，并且能显著提高肌肉间的脂肪含量，增加肉的柔嫩度、多汁性和香味。品味鉴定结果表明，饲料中添加中药提取物，肉的嫩度、滋味、多汁性和汤味都有提高，具有肉质细嫩、肉味郁香、汤味鲜浓的特点。

为了保证畜牧业中的禽畜存活率和健康率，抗生素一直作为促生长剂被广泛使用。但是长期给动物饲喂抗生素,病原菌逐渐产生抗药性,药效降低,导致用药量不断增加,进而使养殖成本不断增加的同时也使药物残留更为严重,形成恶性循环。残留在鸡、鸭、鱼、鹅肉中的抗生素会随着食物一起进入人体内,从而降低人体的免疫力,增强病原菌的耐药性,从人类食物链的根源上造成污染,不利于人类的长期发展。国家农业监管部门宣布将在2020年实施全面禁止使用饲用抗生素,因此寻找饲用抗生素的替代物已成为新的研究课题。在仔猪饲料中添加复合中药提取物,如蒲公英和板蓝根、大黄和连翘或者白头翁和金银花等提取物,发现这些复合中药提取物和抗生素类药物预混剂一样能促进仔猪生产性能,在仔猪生产中可以用此类复合中药提取物取代抗生素类药物。

很多植物中含有丰富的抑菌成分,将这些成分提取并用于防治植物病虫害具有良好效果,其具有低毒、高效、易降解等特点,属于环境友好型植物保护剂。这已发展成为农药的一大独立的分支——植物源农药,其将是未来农药领域发展的主要方向之一。目前植物源农药的研究主要集中在植物源杀虫剂、植物源杀菌剂、卫生杀虫剂等方面。植物源杀虫剂是植物源农药中研究最多的一类,对其研究主要集中在楝科、卫矛科、柏科、豆科、菊科、唇形科、蓼科等植物类群。

植物源杀菌剂利用植物含有的某些抗菌物质或诱导产生的植物防卫素,杀死或有效抑制某些病原菌的生长发育。植物体内的抗菌化合物是具有抗菌活性的次生代谢产物,包含生物碱类、黄酮类、有机酸类和酚类化合物等。

(五) 中药提取物在化妆品中的应用

中药提取物在化妆品行业中发展前景广阔。几千年来随着植物药学的不断发展,在美容护肤方面积累了大量经验。尤其是我国古代中医药典籍中收录的美容健肤药方,是发展天然植物护肤品的重要参考和基础。按照传统方法将中药直接或简单加工存在有效成分含量低、杂质多、不稳定等问题,制约了其在化妆品行业的发展。现代化妆品工业中已逐步将植物药的有效成分进行提取、精制后添加使用。因此,我们现在所指的天然植物化妆品,不是直接运用植物来美肤护肤的,而是运用现代科学技术对植物药的有效成分进行提取纯化,借助化妆品的基质配方而研制成的一种新型化妆品。

美国、日本、法国以及我国国内的一些知名化妆品厂商已将多种中药提取物用于化妆品中,如人参提取物、芦荟提取物、杏仁提取物、何首乌提取物、银杏提取物等。将中药提取物添加到护肤品中,用于护理干燥、湿疹、痤疮等问题性皮肤以及在清除自由基、防衰老、抗菌消炎等方面都有良好功效。同时,中药提取物在头部护理方面也具有改善头部皮肤功能、促进发质生长、减少头皮屑等作用。芳香植物精油以及相关提取物气味芳香具有愉悦情志与镇定皮肤等作用,而且具有良好的抗过敏、抗菌抗炎、促进细胞再生等功效,从而使其在化妆品、芳疗产品中得到广泛应用。

三、中药提取物的行业发展前景

近20年来,随着我国中药提取物行业的发展,多种中药提取物已达到规模化产业,并占据全球市场份额的一半以上,如银杏叶提取物(占据全球70%以上的市场)和绿茶提取物(占据全球75%

以上的市场)等。此外,博落回、甘草、麻黄、大豆、刺五加、贯叶连翘等提取物在海外均有稳定的市场。

目前在我国倡导健康中国的政策影响下,中药提取物行业越来越得到重视与发展。2016 年 12 月 6 日,国务院新闻办公室发表《中国的中医药》白皮书,将中医药发展提升到国家战略的高度。国务院印发的《"健康中国 2030"规划纲要》中突出发挥中医药在治未病中的主导作用。在《中华人民共和国中医药法》中,大篇幅强调中药保护和发展。在发展的同时,国家药品监管部门在 2014 年颁发了《中药提取物备案管理实施细则》,加强对中药提取物的监督管理,保证中药提取物质量的可控,为中药提取物的规模化和集约化管理提供依据。此外,各省市也为中药提取物颁布了各种制度,保障中药提取物行业的健康、稳步发展。植物资源蕴藏量在国内排名第 2 位的湖南省在《湖南省中药保护和发展规划(2016—2025 年)》中指出,要推进包括中药提取物、精提物在内的中药科技创新,扶持饲用植物粉以及提取物标准制定。《湖南省贯彻〈中医药发展战略规划纲要(2016—2030 年)〉实施方案》中指出,要加快中药提取物的开发和产业化。陕西省在《陕西省中医药发展战略规划(2017—2030 年)》中提出,要在 2030 年全面建成中医药强省,中药产业产值达 1 000 亿元,发展一批特色功能食品、保健用品、天然化妆品等健康衍生品。四川省在《四川省中医药大健康产业"十三五"发展规划》中,提出要加快提取物产业发展,推动复方中药提取物、单味中药提取物扩大产业规模,重点发展药食同源植物提取物及其产品和植物提取粉剂、液体等剂型,探索开拓营养素补充剂、生物农药、饲料等领域的使用市场。在海外,美国颁布《关于天然植物药品研究指南》,允许植物药在保证质量控制的前提下以多种成分混合制剂的形式进入临床开发。

市场需求推动着中药提取物的发展。首先,中成药市场推动着中药提取物的发展。中成药由于原料来源天然、副作用小,越来越受到人们的关注。中药提取物作为中成药的原料之一,市场需求量随着中成药的需求量增加而增加。其次,保健食品、功能食品、食品、日化用品等行业推动着中药提取物的发展。

先进的生产设备是中药提取物生产企业的基本保障。中药提取物生产企业一般都配备先进的前处理、提取、分离、浓缩、干燥、粉碎、造粒和包装设备等。部分企业装备有膜分离、工业冷冻干燥、自动化工业色谱系统、超临界二氧化碳萃取及分子蒸馏等设备及技术用于提取物产品的生产。总之,中药提取物具有开发投入相对较低、技术含量高、应用范围广、产品附加值大、国际市场广泛等优点。"健康中国 2030"从政策上给大健康产品带来了发展机遇。中药配方颗粒备案生产、经典名方"基准物质"之简化注册、有效部位与 API 之中药创新药物等均为"中药提取物"的未来提供了发展空间。中药提取物作为"大健康"产品的原料将迎来新的发展时期。食品及药膳、保健食品、日化产品、化妆品、农业投入品(饲用植物提取物、饲料添加剂、中兽药、植物源农药)等将中药提取物作为原料已成为发展趋势;植物精油、香辛调味品、甜味剂、着色剂等天然资源的需求日趋强劲;为防控养殖业中饲用抗生素滥用,中药提取物将作为饲用替抗产品的主要来源,未来会极大地推动国内外对中药提取物的市场需求。

第二节　中药提取物的分类

中药提取物是融合现代制药新技术的新型中药产品,其本质上仍是中药,但也部分用于药物以外的化妆品、保健食品等其他用途。目前,国家在《中国药典》中并未使用"中药提取物"这一概念,而是采用国际上可接受的"植物油脂和提取物"。不少业内人士认为,我国具有药用价值的植物提取物是可以被国际接受的。所以,从某种意义上来讲,中药提取物将是我国中医药国际化的一种重要表现形式,有助于提高并带动中医药在国际上的地位。

一、中药提取物的分类概述

《中国药典》(2020年版一部)共收载中药提取物47种,均来自单味药,且不含配方颗粒。《中国药典》(2005年版一部)开始设立"植物油脂和提取物"项,将31种中药提取物收载于该项下,其中明确基源的品种包括广藿香油、水牛角浓缩粉等共11种。《中国药典》(2010年版一部)中,在2005年版中已经收录的基础上增列包括人参茎叶总皂苷、北豆根提取物、人参总皂苷等16种提取物。其中除大黄浸膏以及穿心莲内酯外,其他均明确了基源品种。在《中国药典》2015年版一部和2020年版一部中,依然保留47种中药提取物,并新明确了大黄浸膏的基源品种。

中药提取物有多种分类方式。按照提取物的性质可以分为4类:单味中药提取物,如人参、银杏叶、博落回、刺五加、益母草、丹参等;复方中药提取物,如四物汤、大承气汤、六味地黄丸、七宝美髯丹、银翘散等;中药单体,如银杏黄酮、银杏内酯、紫杉醇、灵芝多糖、虫草素、人参皂苷、葛根素、白藜芦醇、石杉碱甲等;中药提取物的衍生物,如青黛的靛玉红等。根据溶解性能不同,可分为水溶性提取物、脂溶性提取物等。根据成分不同,可包括生物碱类、黄酮类、萜类、皂苷类、多糖类、香豆素类、蒽醌类、木脂素类等。按最终产品的性状不同,也可包括植物油、浸膏、粉、晶状体等。另外,按照提取物的提取分离程度,可分为全成分提取物类,如浸膏、流浸膏等;有效部位类,如挥发油、油脂等;单体化合物类,如环维黄杨星D、岩白菜素等。按照提取物的物理状态,可分为液体类,如挥发油、油脂等;半固体类,如流浸膏等;固体类,包括浸膏、粉等。除此之外,还有提取工艺、原料或组方性质、活性物质纯度等多种分类方法。

二、中药提取物的分类方法

我国目前有中药提取物品种约200种,分类还处于相对无序的状态,分类依据也不尽相同,根据不同的目的或要求可以对中药提取物进行多种方式的分类,按原料性质、工艺种类、提取物性质、质量及功效等分类方法可分为以下几类。

1. 按溶剂分类　根据不同的提取溶剂类型,可以将中药提取物大致分为水提取物、乙醇提取物、乙酸乙酯提取物。

(1)水提取物:以水作为溶剂进行溶解提取、浓缩而形成的提取物。如肿节风浸膏等。

(2)乙醇提取物:以乙醇作为溶剂进行溶解提取、浓缩而形成的提取物。如丹参酮提取物、大黄流浸膏等。

(3)乙酸乙酯提取物:以乙酸乙酯作为溶剂进行溶解提取、浓缩而形成的提取物。

2. 按产品形态分类　中药提取物所含的溶剂不同,其形态也不一样,据此可分为干提取物(或固体提取物)、液体提取物、软提取物(或流浸膏)。

(1)干提取物(或固体提取物):中药材用适宜的溶剂提取,蒸去全部溶剂,一般使用煎煮法或渗漉法制备。

(2)液体提取物:中药材用适宜的溶剂提取获得的呈液体状态的提取物。

(3)软提取物(或流浸膏):中药材用适宜的溶剂提取,蒸去部分或全部溶剂,调整浓度至规定标准而成的制剂,通常用渗漉法制备而成。

3. 按提取原料不同分类　中药材来源广泛,包括植物药、动物药、矿物药等,因此根据提取的中药原材料来源不同也可以分为以下几类。

(1)植物类提取物:以植物中药材为原料进行提取。由于植物药占中药的主要部分,故植物类提取物以全株植物(或植物的某一部位)为原材料,占中药提取物的绝大部分。如博落回提取物、银杏叶提取物等。

(2)动物类提取物:以动物中药材为原料进行提取。如水牛角浓缩粉等。

(3)矿物类提取物:以矿物中药材为原料所获得的提取物。

4. 按工艺和内在质量分类　可分为简单提取物、量化提取物、标准化提取物和纯化提取物。

(1)简单提取物:经过水或乙醇提取,未加分离单元流程的单一中药浸膏粉和流浸膏,这些浸膏粉一般没有明确成分的量化质量控制标准。简单提取物通过食用(或药用)辅料可调配成比例提取物,也就是指1kg提取物来自几千克原药材,类似于配方颗粒。

(2)量化提取物:指所含的特定成分(单一成分或复合组分)不能独立发挥治疗和临床作用的提取物,对这些特定组分有量化的质控要求,一般量化受控范围不超过50%。该类型提取物还可通过用非活性成分稀释或加入同种原材料的不同浓度的提取物来实现对标示成分含量进行调整以达到质量控制。如贯叶连翘提取物等。也有专家认为,量化提取物和标准化提取物一般是通过组分分离纯化流程得到的,也可称为"精制提取物"。

(3)标准化提取物:指所含的特定成分(单一成分或组分)多被功能性试验验证其可协同发挥相应功能作用的提取物,一般有严格的原料、工艺、过程及产品质量控制手段,受控组分往往大于50%。如黄芩提取物等。

(4)纯化提取物:纯度达到95%以上的单体化合物,如莽草酸、加兰他敏、芦丁、甘草酸、紫杉醇等。还可以包括纯化的组分,如98%(厚朴酚与和厚朴酚)厚朴提取物。

5. 按活性物质的纯化程度分类

(1)有效浸膏(粗提取物):原药材经过简单提取获得的产品,所含的成分较多样和复杂。如大黄浸膏、甘草浸膏、益母草流浸膏等。

(2)有效部位(如生物碱类、黄酮类、皂苷类、多糖类、挥发油类等):有效部位是某类有效成分,如人参皂苷、茶叶儿茶素等。有效部位提取物将是中药原料的主要类型。

(3)有效部位群:是由2个或2个以上的有效部位组成的。也有学者提出,根据药用目的,将中药制成特定的有效部位提取物,直接用作生产的原料。如博落回提取物等。

(4)有效成分(单体化合物):有效成分是具有一定的生物活性,对疾病能产生治疗作用的单体化合物。该类提取物的纯度一般在90%甚至95%以上,主要是满足国外市场的需求。如青蒿素、紫杉醇、莽草酸、石杉碱甲、甘草酸、麻黄碱等。

6. 按组分和性质分类

(1)单味药提取物:如枳实、麻黄、当归、人参、益母草、黄芪、升麻、虎杖、杜仲、天麻、山楂、葛根、绞股蓝、金银花、薄荷、车前子、灵芝、决明子、五味子、厚朴、月见草油、刺五加等提取物。还有目前国际市场热销的提取物,如贯叶连翘、葡萄籽、银杏叶、水飞蓟等。单味药提取物在欧洲有相当长的使用历史,有系统的临床试验结果,疗效确切、副作用小、安全,并有完善的标准与规范。

(2)复方中药提取物:由于单味药提取物应用效果上的局限性,近年来复方提取物迅速发展。我国目前这类提取物还很少,主要是满足一些医院制剂的需求,国内少见有市售产品,虽在经典配方颗粒中有一定的应用,但在国内未被允许合法使用。鉴于中药复方成分的复杂性,该类提取物应该加强基础研究,在有充分保证质量的前提下有限地探索发展。例如补中益气方、小柴胡汤、大承气汤、小建中汤、葛根汤提取物等,它们是在"标准汤剂"概念的基础上形成的新型产品。标准汤剂充分体现了中药复方的优势,是中药复方研究及生产规范化、标准化的基石。

(3)组分提取物:包括活性部位和单体化合物如大豆异黄酮、人参皂苷、白藜芦醇、石杉碱甲、茶叶儿茶素,以及从中药中寻找出的著名先导化合物青蒿素、联苯双酯等。

7. 按作用和功效分类

(1)抗氧化类:如葡萄籽提取物、松树皮提取物。葡萄籽提取物与松树皮提取物中的原花青素含量最高,原花青素具有极强的活性,在水相中对自由基的捕捉能力为一般抗氧化剂的2~7倍。

(2)增强免疫类:如紫锥菊提取物、灰树花提取物、人参提取物、刺五加提取物、绞股蓝提取物、黄芪提取物、灵芝提取物等。该类提取物含有的主要活性成分具有免疫刺激和调节作用,一般表现为提高机体免疫力。

(3)改善心血管系统功能类:如山楂提取物、丹参提取物等。该类提取物主要表现为对冠状动脉、微循环、血液流变性等方面的作用,从而达到改善心血管系统功能的目的。

(4)抗抑郁类:如贯叶连翘提取物。其具有防治抑郁症、调节情感障碍和情绪失调、消除紧张与抑郁、恢复自信和改善睡眠的功效。

(5)植物雌激素和女性保健类:有当归提取物、红车轴草提取物、黑升麻提取物、大豆提取物(大豆异黄酮)等。该类提取物具有雌激素样作用,对女性具有保健作用。

(6)减肥类:如枳实提取物、麻黄提取物等。枳实提取物的减肥作用包括消耗多余热量,降低胃口和提高饱腹感,这些都有可能导致体重减轻。而麻黄是通过刺激所有肾上腺素受体达到减肥效果的,存在一定的中央神经系统消极作用。

(7)运动营养类:如蒺藜提取物。蒺藜提取物中的蒺藜皂苷是非激素营养素补充剂,因为这种草本植物中不含3种主要的激素(雌激素、黄体酮和睾酮)中的任何一种,可有自然增长力量和强壮作用,提高整体竞技状态,且无毒副作用。

(8)护肝类:如水飞蓟提取物、五味子提取物等。水飞蓟提取物被广泛用于治疗肝脏疾病和心血管疾病;五味子提取物对乙肝患者的血清谷丙转氨酶升高有显著的降低作用,能够保护肝脏和促进肝细胞再生,增强肝脏解毒功能及增强肾上腺皮质功能,从而使肝脏功能恢复。

(9)抗病原微生物类:如大蒜提取物、北美黄连提取物等。大蒜提取物中的硫化合物蒜氨酸(alliin)和环蒜氨酸(cycloalliin),北美黄连提取物中的北美黄连碱具有抗菌、抗病原微生物作用,广泛用于消除呼吸道、消化道、泌尿生殖道黏膜炎症。

(10)改善记忆类:如银杏叶提取物、千层塔提取物等。银杏叶提取物中的活性成分主要包括萜烯部分(包括银杏内酯和白果内酯等)和黄酮部分。银杏黄酮糖苷成分具有强大的抗氧化与清除自由基能力,用于治疗记忆丢失。千层塔提取物中的石杉碱甲是一种乙酰胆碱酯酶的可逆性抑制剂,具有选择性高、毒性低和药效时间长等特点,是目前为止国际上治疗阿尔茨海默病的较为理想的候选药物,用于重症肌无力、老年性记忆衰退和阿尔茨海默病、青少年学习障碍和记忆增强。

(11)男性保健类:如淫羊藿提取物、锯齿棕提取物等。该类物质主要具有雄性激素样作用而具有男性保健功能。

(12)替代抗生素类:如博落回提取物、穿心莲提取物等。其具有消炎、杀菌作用,能作为替代抗生素药物使用,目前广泛应用于兽牧业。

(13)功能甜味类:如甘草提取物、甜叶菊提取物等。甘草提取物中的甘草甜素、甜叶菊提取物中的甜菊苷等成分均可作为天然的增甜剂广泛使用。

第三节 中药提取物国际市场需求分析

近年来,随着人们对"回归自然""绿色消费"认可度的提升,天然保健产品在全球受到推崇,传统药物也受到特别的关注和认可。而作为食品、保健食品、化妆品及植物药产品的主要原料,中药提取物已成为天然医药保健食品市场的明星,在国际市场上表现出强劲的增长势头。来自世界卫生组织的统计数据显示,世界范围内使用过以中药为代表的天然药物的人数占到世界总人口的80%。在世界药品市场中,天然药物的规模可以达到35%,在不含我国市场的情况下其市值已经高达830亿美元。

与迅猛发展的植物提取物国际市场一样,近年来我国的中药提取物产业也取得了较快的发展,生产能力等方面正在向世界先进的提取物生产国靠近,整体看来发展势头良好。目前,我国提取物产业已经发展成为一个以天然提取物为核心,以中药提取物为特色,并包容源自世界各地的植物提取物的现代产业。在国际医药市场上,天然药物的使用和影响正不断扩大,这对于我国的中药产品来说,是一个不可多得的国际化机遇。

一、中药提取物国际市场的基本情况

在国内,植物提取物的主要原料是中草药,因此中药提取物也可称为植物提取物。在应用方面,植物提取物大体上是属于中间体的产品,目前用途非常广泛,不仅可作为植物药制剂的主要原料,还可应用于营养素补充剂、保健食品、化妆品等行业,是天然医药保健食品市场的重要原料。

据全球行业分析公司(Global Industry Analysts,Inc.)分析,2015年全球草药补充剂和药物的市场规模达到931.5亿美元,2017年达到1 070亿美元。

（一）中药提取物的主要国际市场及发展趋势

植物提取物产业是一个新兴产业,尽管 19 世纪初欧洲一些国家就已开始着手生产并应用植物提取物,但仅是萌芽状态,不成规模,更谈不上构成一个产业。直到 19 世纪 80 年代初,全世界掀起一股"回归自然"的狂潮,从而使得植物提取物产业出现较为迅猛的发展势头。德国、英国、美国、意大利等国家均开始着手生产植物提取物,并用于天然保健食品。但植物提取物的真正兴起还是在 1994 年美国的《膳食补充剂健康与教育法案》(*Dietary Supplement Health and Education Act*,DSHEA)发布之后,美国 FDA 正式接受植物提取物作为一种食品补充剂使用,使得植物提取物产业的发展得以真正的升级。

从市场份额来看,全球植物提取物市场主要集中在亚欧美地区。据国外关于草药／植物药使用情况的调查报告披露,在世界草药／植物提取物的市场总销售额中,亚洲占据 40% 的份额,欧洲占 35%,北美洲占 17%,世界其他国家和地区合计占 8%。主要分布于中国、德国、美国、印度、西班牙、意大利、埃及等国,并且在过去的 20 多年中,全球植物提取物市场以 15%~20% 的惊人速度在发展。

美国是全世界消耗植物提取物最多的国家之一。1994 年美国制定了《膳食补充剂健康与教育法案》(DSHEA),其中规定"膳食补充剂"包括"草药或其他植物"及其"任何浓缩物",这毫无疑问地确立了植物提取物作为膳食补充剂的合法地位。此外,《美国药典》(36 版)也收载了 20 多种提取物(含植物油、芳香油等)。

尽管目前美国对标准提取物的提取标准没有制定具体的法规,但美国许多大型的制药厂不仅对标准提取物都有自己的严格质量规定,同时对价格也比较敏感。在美国,植物产品原料有 75% 依靠从国外进口,产品主要为原药材和提取物,其中提取物以单味植物产品为主,例如由银杏、贯叶连翘、刺五加、当归、人参等中草药制成的提取物。美国《食品大全》曾对 2 000 家健康食品店进行调查,结果表明以提取物作为使用类型的占 7.4%。

植物提取物的另外一个重要市场是欧盟。《欧洲药典》已列出植物提取物通则,在 2000 年增补版中就已收载了 3 种标准化提取物,包括芦荟、番泻叶和颠茄叶标准化提取物。此外,还明确了各种药用植物的标准化提取物,包括紫锥菊、缬草、短棕榈和银杏叶等。

欧盟是世界最大的植物药市场之一,约占全世界植物药销售额的 45%,其中德国、法国、英国、荷兰都占有较大的市场份额。近几年欧盟的植物药市场发展快于化学药品市场。值得注意的是,欧盟各国目前普遍以植物提取物作为植物药或草药产品的原料。

具体来说,德国的现代植物药指的就是在治疗中所选用的植物提取物,它既可以是植物整体的提取物,也可以是部分提取物,并且德国在立法程序上允许植物提取物作为处方药进行登记,如今德国注册药品中约有 800 种植物药产品;法国的植物药制剂是来自植物或植物中的活性成分;荷兰的植物药制剂是指植物或植物某部分提取的活性物;西班牙的植物药制剂也来自植物或植物制品的提取物。可见,尽管存在理论和文化背景的差异,但作为中药重要组成部分的植物提取物,由于其部分有效成分的已知性和可量化性,同样是被西方社会普遍接受的。

亚洲是全球植物提取物的又一大市场。在亚洲各国,草药的应用很普及。中国的中药、日本的汉方药、韩国的韩药在国际上都占有一席之地。快速发展的传统植物药带动该地区植物提取物产业的发展。此外,近年来亚洲的保健食品产业发展迅速,已成为该地区植物提取物产业发展的重要推动力。

(二) 全球热销的中药提取物品种

从药用领域来看,植物提取物是现代植物药先进技术的载体,是植物药制剂的主要原料。相对来说,化学药物的毒副作用较大且易产生抗药性,而植物提取物作为天然药物,在这方面具有无可比拟的优势。同时,植物提取物兼有开发投入少、技术含量高、附加值大、国际市场应用广泛、市场发展空间大等诸多特点。因此,药用植物提取物市场的发展潜力巨大,并将会成为我国提取物产品未来新的增长点。

中药提取物市场的发展与植物药以及保健食品市场的发展密切相关,因此其热销品种受多个市场因素的影响,并容易发生变化。

进入 21 世纪后,国际市场上热销的植物提取物类产品主要有以下四大类:

1. 减肥 / 降血脂 / 降血糖产品　其主要原料药包括匙羹藤提取物、鞘蕊花提取物、胡芦巴提取物、罗汉果提取物、绿茶提取物、苹果多酚、巴拿马木提取物、苦瓜多肽、瓜尔豆胶、枳实提取物等。

2. 健脑 / 益智 / 抗脑衰老产品　其所用的原料为银杏叶提取物、巴戟天提取物、红景天提取物、人参提取物、积雪草苷、石杉碱甲、长春西汀(来自长春花的提取物)、灵芝提取物、灰树花提取物、茶氨酸、刺五加多糖等。

3. 可改善视力 / 防治老年黄斑退化症的产品　这是近年来西方国家发展最快的植物保健产品。据国外最新报道,眼保健类植物产品已占美国保健食品市场的 68%,日本则占 48%,其发展势头十分强劲。可用于改善视力、防治中老年白内障和视网膜黄斑退化症的植物提取物类产品包括蓝莓(美洲越橘)提取物、葡萄籽提取物、中国黑豆提取物(以上 3 种产品的有效成分均为花青素)、绿茶提取物、金盏菊提取物(主要成分为叶黄素)等。

4. 可抗癌 / 增强人体自身免疫力的产品　其所用的原料主要有松果菊提取物、长春碱系列产品、欧洲滨海松树皮提取物、苜蓿根提取物、番茄红素、花青素类、绿茶提取物、甘草提取物、大豆异黄酮、灵芝孢子粉、各种真菌提取物(如香菇多糖、云芝多糖、灵芝多糖、猴菇菌素、舞茸提取物、灰树花提取物、桑耳提取物等)、大蒜提取物等。

二、中药提取物的出口现状

近年来,我国医药保健食品进出口贸易一直保持快速增长的状态。21 世纪以来,其年均增长率更是保持在 20% 以上。在国际市场中,全球高速发展的保健食品产业为我国中药类产品出口带来了发展机会,中药产品出口市场规模呈现较快增长。

(一) 中药提取物国际贸易概况及发展趋势

2017 年,我国植物提取物行业市场规模达到 219.68 亿元,同比增长 24.67%,产量达到 13.94 万吨,比 2016 年增加 2.76 万吨。2017 年,我国植物提取物贸易进出口额为 22.58 亿美元,同比增长 21.86%。其中,出口额为 17.78 亿美元,同比增长 25.88%;进口额为 4.8 亿美元,同比增长 23.07%,植物提取物进出口整体增幅属中药国际贸易之最。我国植物提取物产品作为中药类产品出口的主力,其进出口贸易的增长对中药类产品国际化发展起到重要的推动作用。

2010—2017 年我国植物提取物进出口分析如表 4-3-1 所示。

表 4-3-1　2010—2017 年我国植物提取物进出口分析

年份	出口金额 / 亿美元	出口数量 / 万吨	进口金额 / 亿美元	进口数量 / 万吨
2010	7.68	3.7	1.31	1.1
2011	10.47	4.2	2.01	1.8
2012	11.67	4.8	2.39	2.2
2013	14.12	5.6	2.63	2.5
2014	17.77	7.5	2.82	2.8
2015	21.63	9.6	4.06	3.8
2016	19.27	8.3	5.20	4.8
2017	20.10	8.0	5.61	5.1

注:数据由中国医药保健品进出口商会根据中国海关数据整理。

近年来,全球消费者对天然、健康的产品表现出极大的热情,再加上膳食补充剂、食品饮料、医药等产业的发展,我国中药提取物行业的增长态势非常明显。整体看来,出口产品单价上扬,在一定程度上也意味着产品竞争力的提高。虽然原材料、能源、运输等成本上涨对提取物的价格有一定的抬高作用,但在一定程度上仍能说明国际市场对我国产品的认可。对其价格上涨的原因进行具体分析,一是国际市场对天然产品的需求急速上升;二是提取物行业经过多年的无序竞争后,市场秩序、产品质量逐步走向规范,多数企业对市场和产品的选择多了一份理性,国内部分优秀的提取物生产企业也进行了厂房的 GMP 改造,以及药材的 GAP 规范化种植,产品质量和国际竞争力均有所提高;三是中药材、中成药出口受到诸多因素限制,使得植物提取物成为中药产品出口的突破口,国内的许多中药相关企业开始逐步涉足该领域。

(二) 我国植物提取物产品的主要出口地区

在世界范围内,将美国与欧盟市场公认地称为规范的药品市场,各国一般以美国和欧盟的药品法规为参照,制定其相应的法规。当前,我国中药主要以食品、保健食品、食品补充剂、食品添加剂的形式进入欧美市场,而中药要以药品身份进入欧美市场,必须通过美国 FDA 和欧洲药品管理局(EMA)的药品审批程序认证。

据中国医药保健品进出口商会统计,2014 年中药类产品出口额为 35.9 亿美元。其中,中成药出口额为 2.5 亿美元,占全部出口额的 7%;中药材及饮片出口额为 12.9 亿美元,占全部出口额的 36%;中药提取物出口额为 20.5 亿美元,占全部出口额的 57%。

从出口地区来看,亚洲、欧洲和北美洲是我国植物提取物出口的主要地区。

据中国医药保健品进出口商会统计,2014 年我国中药出口的国家和地区已经增加到 173 个,共向 133 个国家和地区出口植物提取物产品,其中亚洲、欧洲、北美洲等传统市场稳居前列,三者占总出口额的 92%。非洲、拉丁美洲虽然所占的份额较少,但同比增速也分别达到 53.65% 和 29.36%。

目前,我国出口的植物提取物在国际市场上主要用作食品、保健食品(或称膳食补充剂)的原料,而近年来随着亚洲保健食品消费市场需求的不断增长,尤其是甜菊糖苷类及色素类提取物产品需求的增加,促使我国提取物产品的出口量增加。这是造成非洲及拉丁美洲市场份额相对较低的一个原因。因此,对于非洲及拉丁美洲市场的政策及市场变化的进一步研究,是促进这些地区提取物产品出口的重要途径。

三、中药提取物的国际市场前景

随着世界范围内经济水平的提高和人类寿命的延长,人们的观念由"治疗疾病"向"保持健康、预防疾病"转变,为此,健康产业作为崛起的新兴产业受到高度重视,它最先在美国诞生,并逐步建立健康管理组织,此后德国、英国和日本也先后建立此类组织。根据目前的统计分析,健康产业已经是美国服务产业中产值最高的产业。世界范围内健康产业的发展,与我国中医药思想中的"治未病"思想相契合,为中药的国际化发展提供了一个契机。

我国提取物产品出口美国、欧盟、日本以及东盟的情况如下:

(一) 美国市场

北美的植物提取物市场90%以上取决于美国,而美国又是全球最大的健康产品(包括膳食补充剂、天然及有机食品、功能性食品、个人及家庭护理产品)市场,其2008年的市场规模已达1 040亿美元,同比增长8.8%。其中,膳食补充剂市场为251.8亿美元,同比增长6.2%,占比达25.3%。另外,据统计,美国约有5%的患者服用天然药物,其中80%的人在治疗过程中服用过中药。目前在美国市场上销售的植物提取物主要可分为2类:一类是标准提取物,通常这类提取物都有明确的、统一的质量标准,以及系统完善的分子生物学研究,如银杏提取物(24%的银杏黄酮、6%的银杏内酯);另一类是植物粗提取物,这类提取物往往只有提取比率而没有明确的通用标准,如木贼提取物。在美国,植物提取物是植物产品的主要形式,其占美国中草药产品市场的份额已达95%以上,生药材和其他产品所占的比例不到5%。我国对美国出口的植物提取物占提取物总出口额的15%~30%,其中需求较大的品种为银杏提取物、贯叶连翘提取物、大豆提取物、人参提取物等产品。

在美国,保健食品被称为膳食补充剂。由于曾一度受到三高膳食(高蛋白、高脂肪、高热量)的影响,膳食补充剂受到美国民众的普遍欢迎。美国于1994年10月在国会参、众两院通过《膳食补充剂健康与教育法案》(DSHEA),并于1997年修订通过《食品与药品管理修正法案》。

DSHEA中有关膳食补充剂的法规要点,将中草药、植物性物质与维生素、矿物质、氨基酸等视为膳食补充剂,并规定可以将其补充到食品中,或者也可以将以上成分的一种提取物、浓缩品、代谢物、组合产品等补充到食品中。根据规定,这些产品如按说明使用,必须对人体安全无害,但不能用于诊断、治疗或预防疾病;另外,产品可以以任何形式如片剂、粉剂、胶囊、软胶囊等剂型上市。但产品上市前应按照规定提供包括文献资料在内的证据,须经认可。

植物提取物在美国主要用作保健类产品的原料,即主要是以膳食补充剂形式上市,或作为膳食补充剂成分来使用。美国巨大的膳食补充剂市场对于植物提取物的应用起到促进作用,因此,国内的提取物生产企业应特别关注美国的膳食补充剂市场及政策变化。

此外,美国于2004年发布了《植物药产品指南》,指导美国国内植物药的研发和注册工作。根据相关规定,植物提取物可作为植物药原料来使用。但由于目前美国的植物药制剂市场尚处于起步阶段,植物药产品非常少,所以药用植物提取物市场尚未形成。

(二) 欧盟市场

欧洲的传统中草药应用历史悠久,现代植物药起步早、发展快,市场份额占有率高,是全球最大的植物药市场。2005 年其规模已达到 90 亿美元,约占全球植物药市场的 34.5%,平均年增长率达 6%~7%。据统计,约有 60% 以上的欧洲人使用过传统植物药。在欧洲,以植物提取物作为植物药产品的原料较为普遍。

同时,欧洲也是世界上最大的化妆品、保健食品市场与生产研发中心之一,植物提取物同样可作为化妆品和保健食品的原料进行应用。自 1995 年以来,欧洲的植物提取物市场增长幅度比较大,多数国家的年增长率都在 10% 以上,个别国家(如英国、荷兰)甚至高达 16%。

目前欧盟增长最快的植物提取物产品有 3 类:一是有预防作用的保健产品,如大蒜、人参等提取物制剂;二是医学机构认可的产品,如治疗失眠和神经错乱的产品;三是发现新治疗作用的产品,如月见草油和银杏制剂。欧洲各国政府和学术界都对植物提取物持积极的态度,加强对植物药和传统药的研究,以银杏制剂为代表的植物药受到普遍的欢迎。

我国的提取物产品在欧洲地区的出口目标市场为欧盟 27 国(以欧盟 15 国为主),其占我国提取物产品对欧洲地区出口的 90% 以上。

目前,我国的植物提取物产品主要以食品 / 食品补充剂或植物药原料进入欧盟市场。其中,药用植物提取物需符合欧盟人用药品注册指令 2001/83/EC 和欧盟传统植物药注册程序指令 2004/24/EC 的相关规定,同时作为植物药原料进入欧盟市场的产品还需提供 CEP 证书(COS 认证)或 EDMF 文件。根据欧盟 EDQM 的统计,全球植物产品进行 COS 认证的企业还很少,由于 COS 认证是针对收录于《欧洲药典》的产品进行的,所以国内企业几乎没有涉及。当前我国出口的药用提取物产品一般为粗提品,需经欧方企业进一步精制后使用。

在食品领域,欧洲议会和理事会于 2002 年发布了食品补充剂 Dir 2002/46/EC 指令,指出食品补充剂是用于补充正常膳食的食品、浓缩的营养素或其他具有营养或生理效应的物质,包括维生素、矿物质、氨基酸、必需脂肪酸、纤维、各种植物及中草药提取物(herbal extract)。对于符合要求的保健类植物产品应作为食品补充剂进行管理,但由于对植物产品尚未进行具体规定,所以目前对植物类食品补充剂主要依据欧盟食品管理体系的规定进行要求。

(三) 日本市场

在亚洲,日本是我国植物提取物的重要出口市场。与韩国类似,日本的植物提取物源头同样来自中草药。自 20 世纪 70 年代开始,日本、韩国分别大力发展汉方药与韩药,而汉方药与韩药均源自我国中医中药。

日本现有汉方药厂 200 余家,其中最大的生产厂家是日本津村株式会社,其产量占日本汉方制剂总产量的 70%,其次是小太郎汉方制药株式会社。目前日本汉方制剂品种有 2 万多种,并且日本的汉方药厂大部分都通过了 GMP 认证。日本汉方药的积极发展,带动了我国提取物产品对日本的出口。例如日本津村株式会社已在我国设立多家公司,用于保证其汉方药原料的供应。其中,上海津村制药有限公司多年来稳居我国提取物对日本出口的首位,占比均在 20% 以上。

一直以来,日本对我国提取物产品的需求都很旺盛,进口的产品除用作汉方药的生产外,也用于健康食品领域。但近年来,日本针对健康食品产业发布了一系列政策:进一步加强了市场监管,使健康食品市场的热度大减;2007 年 4 月 13 日,厚生省要求从事健康食品制造的 10 所规模较大的企业于 90 日内更改所销售的健康食品名称;裁减了关于健康信息的电视节目,而这类节目对健康食品市场的发展和热点产品的出现一直有着推动的作用。再加上 2008 年下半年的"雷曼事件"抑制支出性消费,也造成健康食品市场的萎缩。这些措施对日本的健康产品市场造成了一定的影响,也间接冲击我国部分提取物产品的出口。

（四）东盟市场

亚洲其他国家是我国提取物产品最大的出口市场,作为亚洲市场增长的重要驱动力,东盟市场的贡献巨大。

2010 年 1 月,中国 - 东盟自由贸易区正式启动,我国与东盟各国间中药类商品的关税大幅降低,通关也更加便利,这些因素使得我国与东盟的中药贸易快速增长。作为我国中药产品出口的主力,植物提取物的业绩更是惊人。2010 年 1—6 月,我国植物提取物对东盟地区的出口额高达 6 720.8 万美元,同比增长 66.9%,出口数量同比增长 31.1%,平均出口价格同比增长 19.4%,呈现出量价齐升的态势。对该地区的提取物产品出口金额占比已上升至 17.7%。东盟市场的出色表现,使得该地区有望成为继日美之后,我国植物提取物出口的又一主导市场。

具体来说,东盟市场以马来西亚、新加坡、印度尼西亚为主。其中,马来西亚市场稳居首位,2009 年我国提取物产品对该国的出口额达 5 502.1 万美元,同比增长 103.9%,占比高达 57.8%。马来西亚主要以甜菊糖苷类提取物产品进口为主,近年来需求量一直处于激增态势。

第四节　中药提取物的标准化及应用研发实例

标准是对重复性事物和概念所作出的统一规定,是科学技术成果转化为生产力的桥梁,是确保安全、有效和质量可控的重要保障。中药提取物标准化建设的步伐要与国家药品标准提高的步伐保持一致、同步跟进。标准的规范性是指从技术语言、技术手段到技术要求都有一定的规范和标准。例如规范中药提取物的命名,使符合定义的中药提取物取得合适的命名;规范中药提取物的制法,对已有国家标准的同名中药提取物进行制法比对,考察制法的差异性及统一的可能性,从原则上统一制法;中药提取物标准的规范管理,是确保中药提取物及其制剂安全、有效和质量可控的内在源泉和持续动力。

一、中药提取物的标准化

中药提取物国家标准存在的形式主要有 2 种:一是独立标准,如《中国药典》(2020 年版一部)收载的 47 种植物油脂和提取物,上述标准项目完善,标准水平较高;二是制剂后附标准,无法定标准的中药提取物列入制剂处方时,制定质量标准并附在制剂标准之后。除上述法定标准外,各级行业、协会团体也会制定相应的行业或团体标准,用以规范中药标准提取物的质量,如中国医药保健品进出口商会团体标准等。此外,为确保中药提取物的质量稳定并能符合国家法定的质量要求,中药提取物生产企业均要制定本企业的内控标准,一般是在国家标准基础上建立更为严格的质控指标,从而达到优化产品质量的目的。

(一) 标准化中药提取物及其基本特征

中药提取物作为中间体,其质量受到多方面的影响。一方面,作为原料的药材直接受到生长产地、气候、土壤、采收期和环境等因素的影响;另一方面,它又受到提取和制造条件的影响,如不同的提取溶剂、溶剂和原料的比例、溶剂残留、重金属残留、农药残留、卫生条件等。因此这种中间体的质量标准化成为中药现代化不可缺少的一部分。澳大利亚著名植物药学专家 Kerry 提出,植物药"标准提取物"(standardized extract)是一种具有一致性标准的中药提取物产品,通过植物药在种植和提取加工过程中实施质量管理规范(GAP、GMP 等),将天然产品的内在差异降到最低水平。这也是"提取标准化""成分可控化"的现代化植物药的要求。标准化中药提取物具备以下 4 个特点:

1. 具有比较严格的质量标准　标准化中药提取物的关键还在于它具有严格而可控的质量标准,因此可保证产品质量的均一性和有效性。质量标准的主要内容包括植物基源、产地、采收时间、制备工艺(保密者不公开,但企业内部要有严格的制备工艺)、性状、鉴别、检查、含量测定、卫生检查等。定量方面仅在检查项中就有水分、灰分、重金属、农药、溶剂残留等,定性方面有特征的指纹图谱等。

2. 具有相对明确的功能或药效物质基础　不管是单味药材还是复方制剂,其化学成分都非常复杂,但对不同的药理功效总有其特定的药效物质基础,研究这些物质基础非常重要。植物药的多成分决定其作用的多靶点与多途径,因此特征的指纹图谱是非常必要的。从银杏叶提取物的标准(草案)中指明需测定槲皮素、山柰素和异鼠李素的含量以及白果内酯、银杏内酯 A、银杏内酯 B、银杏内酯 C 的含量,是因为它们是有效成分或指标成分,指标成分有时也是植物中的特征化学成分。

3. 具有特定的功能或药理活性　标准化中药提取物是某一大类或几大类成分的集合体,主要以组分为特征,组分中药的基础来源于此。不同的作用点能体现中药的多系统、多靶点与多层次作用的功能,还能体现一种药用植物或药材的主导作用。

4. 分析方法的一致性和可控性　一种准确的分析方法不仅要快速、方便、稳定,更重要的是方法的科学性和可控性。例如贯叶连翘(标准)提取物在 1997 年以前用紫外分光光度法来测定金丝桃素。某些不良生产商在提取物中加类似物来增加比色法的吸收度,从而提高"含量"。当然方法是随着科学发展和对该品种的研究更加深入而不断进步的,类似情况将会逐渐消失。

中药提取物标准化是一项涉及原料标准化、生产工艺标准化、产品标准化及其他辅助标准化的系统工程,我国还处于初级阶段,与欧美发达国家相比差距明显。因此还需对提取物行业加大投入和支持,借鉴发达国家和地区的植物药管理法规政策和已有标准,在深入研究的基础上,通过相关法规的建立和实施完善,推动国家、行业及企业的技术标准化,完成中药提取物标准化和规范化,使中药提取物成为国内中成药生产的真正理想来源,并进一步提高国际竞争力,为中药现代化和国际化作出重要贡献。

(二) 标准化中药提取物的发展趋势

药材和提取物的质量标准应包括形、色、气、味,或粒度、密度、溶解性等物理特征的描述,有效成分或标识成分的特征反应、色谱光谱特征(强调指纹特征),主要有效成分或标识成分的定量分析指标(强调采用色谱、光谱方法),水分、灰分、重金属、农药残留或提取物的溶剂残留量、微生物等的分析方法和限度、可能的掺假物的鉴别等。药材栽培规程应包括生产场地、植物基源以及药材种植、植物保护、采收、加工、干燥、包装、贮藏等方法、条件、时间和设施设备。提取物生产工艺规程应包括前处理、提取、分离、浓缩、精分离、干燥、粉碎、筛析、制粒、包装等工序,以及设备、操作过程、工艺条件、物料的数量及其变化、操作的环境条件等。对每一分析方法建立操作规程,内容应包括方法原理、仪器、材料和用具、操作过程、计算公式等。规程的实施是产品符合质量标准的保证,质量标准是规程实施的结果和验证,两者相辅相成、缺一不可,共同保证提取物的产品质量。通过以上系列技术标准的建立,将生产过程的控制纳入产品质量控制范畴,使生产工艺成为产品质量的重要组成部分;另外,将原药材的生产统一到提取物的整个生产过程中,通过生产全过程的控制来实现产品的规范化,从而有效地保证产品质量。

质量标准是保证整个生产过程质量可控的起点和基础。国家相关部门一直在考虑制定相应的法规政策,加大科研支持力度并参照国际标准,采用先进的检验、检测技术和方法,有针对性地对某些中药提取物品种建立完善、规范的行业质量标准体系。目前,研究重点应集中在两点上,即"建立药用植物的化学指纹图谱"和"以生物活性测定代替化学成分测定"。同时,生产企业也应积极配合制定合适的质量内控标准,从而确保相关各单元标准操作规程(SOP)的制定。

生产厂家应围绕质量标准来筛选既经济又合理的生产工艺,并按中药提取物标准要求制定具体品种的各项SOP。首先,应确定指标成分,再基于成分(或组分)提取率和绿色及低成本原则,筛选出最佳方案供制定SOP时参考。指标成分(或组分)的确定,应充分关注公认的药效物质的传统研究成果和指标的排他性。其次,要着重强调生产工艺中各个参数的工业化可操作性,建立一个简单、直接的方法进行质量控制,并保证逐批生产的提取物中成分(或组分)等指标成分含量的重现性。最后,还要注意相关或特殊指标的安全范围。

目前,国际上植物药工业较发达的国家主要采用指纹图谱结合指标成分定量检测的方法来控制样品质量。通过指纹图谱的特征性,不仅可以鉴别样品的真伪,还可以通过对其主要特征峰的峰面积和比例的确定来有效控制样品质量,保证样品质量的相对稳定。对于功效成分的含量控制,一般采用紫外分光光度法(UV)或高效液相色谱法(HPLC)。其中,UV法在国内普及较早,但因重现性欠佳、不能检测出是否添加了化工合成品等缺陷而限制了其应用。相比之下,HPLC法则更有优势。目前,中药提取物行业均尽量采用HPLC作为含量测定手段,并制定相应的HPLC指纹图谱。因此在中药提取物的质量控制中,现代分析仪器如高效液相色谱(HPLC)仪、气相色谱(GC)仪、高效毛细管电泳(HPCE)仪、气相色谱-质谱(GC-MS)仪、高效液相色谱-质谱(HPLC-MS)仪、UV仪和原子分光光度仪等配备必不可少。

另外,生产企业还应时刻关注当前国际流行的先进提取、分离、纯化及干燥技术和设备的应用。例如超临界流体萃取在制备厚朴提取物中的应用；离子交换树脂分离技术在制备辛弗林和石杉碱甲提取物中的应用；连续逆流萃取技术在制备绿茶和红车轴草提取物中的应用；吸附色谱在制备紫杉醇和白果内酯提取物中的应用；冷冻干燥在制备大蒜提取物中的应用；微束化辅料包合技术在制备当归提取物中的应用等。

生产企业在整个中药提取物生产过程中，应始终贯穿"绿色"思想，参考各国的药典和相关的食品卫生法规制定内控标准，中药提取物一般主要采用水或乙醇作为提取溶剂。同时采取各种先进的分离提纯技术将有毒有害物质严格控制在限量范围内。如可以采用 HPLC 法加强对有机氯和有机磷农药残留的控制；采用超临界流体萃取法可以较好地解决溶剂残留问题；采用逆流提取色谱法可以除去潜在有毒物质或不希望得到的次级代谢物。

由于中药提取物的质量受最初原料的影响很大，因此应强调对原材料产地、种属等方面的选择与考证，努力做好与 GAP 的衔接工作，从源头上控制有毒有害物质。同时，还应加强对原材料功效成分指纹图谱鉴定方面的研究和应用。总之，在管、产、学各个领域的积极协调配合下，中药提取物标准的建立必将有效推动我国中药提取物质量控制的标准化和规范化。

（三）中药提取物标准化体系的建立

目前，绝大多数中药提取物没有国家标准或行业标准，但是生产企业不能没有组织生产的技术依据，商业企业不能没有产品销售的质量标准。因此，在无通用标准的情况下，建立企业标准是必需的。质量研究为标准的建立奠定了基础，相应的技术标准至少应包括"两个标准、三个规程"，即药材标准和提取物标准以及原料 SOP、生产工艺 SOP 和检测 SOP。

1. 两个标准、三个规程的建立 提取物行业发展多年以来，已探索出以"两个标准、三个规程"（两个标准：药材标准、提取物标准；三个规程：原料 SOP、生产工艺 SOP、检测 SOP）为理论的技术路线，因此可以相对有效地控制中药提取物生产过程，将相对不稳定的原药材生产为相对稳定的提取物或产品，使其标准化。因此，应鼓励提取物生产企业按"两个标准、三个规程"实施生产过程，进行标准化建设（图 4-4-1）。

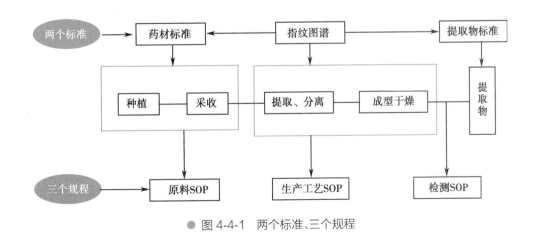

● 图 4-4-1 两个标准、三个规程

（1）建立原药材标准：中药提取物的源头为原药材，这是能否生产合格的中药提取物的第一步，也是至关重要的一步。

首先是基源,"同名异物"的中药品种在混用。《中国药典》早已规定,同名不同品种的药材,单列并重新命名加以区分。其次是环境,盲目异地引种药材。所谓"橘生淮南则为橘,生于淮北则为枳"早为人所熟知,中药材历来讲究道地,不同产地的同种药材其药性、药效也不尽相同。第三是采收年限和部位,现在许多多年生药材不到生长年限就提前采挖,这些都影响着中药材的品质。

为了实现中药质量稳定与可控,对中药材种植推行质量管理规范是十分必要的。种植规范的实施将有利于中药材质量趋向均一和稳定,而质量相对稳定的中药材是中成药质量的保障和前提。但是,还应考虑到中药材品种繁多、来源复杂,除人控因素外,还有许多天控因素,如特定的自然环境、温湿度、霜期、日照、风、土壤等诸多生态因子的影响,但目前还不能完全控制自然因素。在同一个 GAP 的人工控制条件下,生产出来的中药材质量趋向稳定。为了更好地利用我国宝贵的中药材资源,特别是质量稍差的药材,有选择性地发展中药提取物,创造条件实现中药提取物的质量标准化,进而采用先进的技术促进中药提取物的产业化进程,从而提供保证中成药稳定性和均一性的科学方法。

另外,农药残留、重金属、外源性污染的限量要求也应从源头上控制,制定与提取物产品标准相适应的原药材标准。

(2)建立原料 SOP:经过多年的生产实践发现,原药材的采收季节、采收部位、加工方式(如阴干、晒干、烘干或直接使用鲜活药材)及贮藏条件与最终提取物的内在质量有直接关系。因此,对原药材采收季节、采收部位、加工方式、贮存条件等制定简便的标准操作规程,在现阶段药材生产 GAP 未全面推广的状态下,既可行,也最为现实。

贯叶连翘为藤黄科植物贯叶连翘 *Hypericum perforatum* 的干燥地上部分。通过采用 HPLC 法对不同采收部位、不同加工方法的原药材中的金丝桃素、贯叶金丝桃素含量进行考察发现,相同来源的贯叶连翘药材采用同样的提取工艺,因采收部位、加工方式不同,原药材中指标成分的含量变化较大(表 4-4-1 和表 4-4-2)。通过研究表明,贯叶连翘应该在 8 月左右花盛期采收,花尖下 30cm 左右最合适。同时应避免曝晒,以阴干方式为佳。

表 4-4-1 原药材不同采收部位中的金丝桃素、贯叶金丝桃素含量

采收部位	金丝桃素含量 /%	贯叶金丝桃素含量 /%
花	0.085	0.198
叶	0.040	0.190
茎	0.005	0.067
根	0.008	0.063
全草	0.034	0.135

表 4-4-2 不同加工方式原药材中的金丝桃素、贯叶金丝桃素含量

加工方式	金丝桃素含量 /%	贯叶金丝桃素含量 /%
阴干	0.075	0.178
晒干	0.040	0.089
烘干	0.035	0.067
鲜药材	0.098	0.183

原药材采收时间不同或加工方式不同,同种药材之间的化学成分也相差较大,必然会导致最终提取物质量的不一致。为了控制产品质量,尽可能减少产品批次间的差异,必须严格规范药材生产过程 SOP。

(3)建立生产工艺 SOP:中药提取物的成分检验标准的量化指标不可能涵盖全部内在成分,所以这样的质量控制标准就不能完全做到监控中药提取物的质量。因此对同一标准的中药提取物,其提取的工艺过程应执行标准操作规程,否则,即使中药提取物符合指标成分检验标准,也因工艺的差异,导致其产品的内在质量并不一样。

同样来源于红车轴草 *Trifolium pratense* 的原药材,采收部位、加工方式完全相同,经过不同的提取工艺所得的提取物产品中的芒柄花素含量也不相同。因提取工艺不同所得的产品内在质量不同,即使提取物的指标成分合格,也无法保证其他成分包括药用成分能符合要求。为了得到标准化提取物产品,必须采用标准化的生产工艺。

(4)建立检测方法 SOP:判断某个中药提取物的质量,可能因所使用的检验方法、仪器、前处理等不一致,而直接导致检验结果的较大差异,尤其是前处理方法不当往往造成检验结果的失真。因此,要建立标准化检验标准操作规程,保证对产品质量评价的一致性。

中药提取物要求对指标成分和有害物质进行定量分析,或与标准品进行对照,或采用指纹图谱进行鉴定,对原料、生产过程和成品均需进行严格检测。以美国天然阳光公司为例,从原料开始至成品出厂,共进行 150 项检测。因此,在中药提取物的质量控制中,现代的分析仪器是必不可少的,以 HPLC 的应用最为广泛,同时 GC、HPCE、GCMS、HPLC-MS、UV 和原子分光等方法和仪器也常常用到。

同样的提取物产品因为检测前的处理方法不同,导致对产品质量评价不相同,若不经过考察比较,则可能使本来合格的提取物产品的品质判断受到影响,所以评价提取物质量时同样还要规范检测 SOP。如使用 UV 法判断某 HPLC 法结果可能相去甚远。

(5)建立中药提取物标准:为了保护中药提取物或产品的声誉,应规范中药提取物或产品的质量标准,并使其与国际市场的标准对接,尤其在指标成分、指纹图谱、农药残留、重金属、外源性污染等方面,应制定相关含量指标及限量要求,严格按照"两个标准、三个规程"生产标准化提取物,建立中药提取物的质量标准。

目前,我国中药提取物行业尚缺乏相应的政策法规引导,中药提取物标准的建立还处于研究和探索阶段,产品实现质量标准化任重道远。随着我国相关法规政策的逐步完善及科研技术的不断发展,中药提取物标准必将同现行 GAP、GMP 规范衔接起来,成为中药走出国门的桥梁和国外植物药走进国门的卡哨,实现真正意义上的中药现代化和国际化。

2. 中药提取物质量保证体系的建立　　中药提取物质量研究和技术标准的建立是一个持续的、需要不断完善的过程,技术成熟往往滞后于市场要求。质量管理研究表明,在既无技术标准又无质量保证体系的情况下,不可能生产出合格的产品;有技术标准但无质量保证体系,产品质量也是不稳定的,质量保证体系是对技术标准的有益补充。因此,对中药提取物生产经营企业来说,建立一个完整的、有效的质量保证体系非常必要。

中药提取物质量保证的重要组成部分是质量研究。因此,中药提取物生产经营的质量保证模式以采用 ISO 9001 标准为宜,这样可以有效防止从研究开发到售后服务等各个环节出现不合格的情况。同时,由于中药提取物具有药品的质量特性,应充分借鉴具体的药品管理系列规范,如《中药材生产质量管理规范》(GAP)、《药物非临床研究质量管理规范》(GLP)、《药品生产质量管理规范》(GMP)、《药品经营质量管理规范》(GSP)等。建立一个切实可行、科学合理的质量保证体系,有助于提高企业中每个岗位、每个环节的质量意识,提高中药提取物的质量规范化和质量控制水平。

二、中药提取物产品研发实例

目前市场上可见的中药提取物品种有近百种,但销售额较大,提取技术较为成熟,且应用较广的也只有几十种,从中选择博落回提取物、五味子提取物、吴茱萸提取物、银杏叶提取物、白藜芦醇提取物以及广藿香油提取物6个中药提取物实例进行介绍和分析。这些提取物大多来自中药材,具有较高的药用价值。

(一) 银杏叶提取物

1. 药材标准

(1)基源:来源于银杏科植物银杏 *Ginkgo biloba* L. 的干燥叶。

(2)分布:适于生长在水热条件比较优越的亚热带季风区。土壤为黄壤或黄棕壤,pH 5~6。银杏主要分布在山东、江苏、四川、河北、湖北、河南等地。银杏分布大都属于人工栽培区域,主要大量栽培于中国、法国和美国南卡罗来纳州。

(3)性状特征:本品多皱折或破碎,完整者呈扇形,长 3~12cm,宽 5~15cm。黄绿色或浅棕黄色,上缘呈不规则的波状弯曲,有的中间凹入,深者可达叶长的 4/5。具二叉状平行叶脉,细而密,光滑无毛,易纵向撕裂。叶基楔形,叶柄长 2~8cm。体轻。气微,味微苦。

(4)指标成分含量:参照《中国药典》(2020 年版)的银杏叶药材质量标准,本品按干燥品计算,含总黄酮醇苷不得少于 0.40%,含萜类内酯 A($C_{20}H_{24}O_9$)、银杏内酯 B($C_{20}H_{24}O_{10}$)、银杏内酯 C($C_{20}H_{24}O_{11}$)和白果内酯($C_{15}H_{18}O_8$)的总量计,不得少于 0.25%。

2. 提取物标准

(1)制法:取银杏叶,粉碎,用稀乙醇加热回流提取,合并提取液,浓缩至适量,加于已经处理好的大孔吸附树脂柱上,依次用水及不同浓度的乙醇洗脱,收集乙醇洗脱液,回收乙醇,干燥,粉碎,即得。

(2)感官要求:感官要求见表4-4-3。

表 4-4-3　银杏叶提取物感官要求

项目	标准	方法
外观	浅棕黄色至棕褐色粉末	GB/T 5492—2008
气味	气香,味微苦	GB 5492—2008

(3)理化指标:理化指标见表4-4-4。

表 4-4-4　银杏叶提取物理化指标

项目	标准	方法
干燥失重 /%	≤ 5.0	ChP2020
炽灼残渣 /%	≤ 0.8	ChP2020
总银杏酸含量 /ppm	≤ 5.0	ChP2020 & 检测 SOP5.1
总黄酮醇苷含量 /%	≥ 24.0	ChP2020 & 检测 SOP5.2
萜类内酯含量 /%	≥ 6.0	ChP2020 & 检测 SOP5.3

3. 原料 SOP

(1) 采收时间:夏季采收 3~10 年银杏树的绿叶。

(2) 加工方法:及时干燥。

4. 生产工艺 SOP

(1) 前处理:拣除杂质和霉叶,用水洗净,并沥干余水。洗后的含水量不宜太大,以免影响提取溶媒的浓度;洗后的叶子不宜长时间存放,宜即洗即投料,用粉碎机打碎成粗粉。

(2) 提取:将银杏叶投入多功能提取罐中,第 1 次加入 7 倍量的 50% 乙醇回流提取 2 小时,第 2 次加入 5 倍量的 50% 乙醇回流提取 2 小时,收集提取液。

(3) 浓缩:回收乙醇至浓缩液量与原料之比约为 2∶1(V/M)。

(4) 离心:待浓缩液冷却至室温后,采用三足式离心机进行初步分离;分离液再经管式离心机进一步分离。

(5) 稀释:将分离液加纯水至料液达原料的 4 倍量,搅拌均匀。

(6) 吸附:将处理好的大孔吸附树脂连续加入柱体内,树脂的高度为柱径的 6~8 倍。将料液通过分布器流入柱内,吸附流速适宜,柱后的流出液不得有黄酮反应。树脂用量(L)与原料用量(kg)之比约为 1∶1。

(7) 水洗脱:水洗至洗脱液清亮淡黄,无黄酮反应。水的用量为原料的 5~8 倍量。水洗的温度约为 40℃。

(8) 乙醇洗脱:乙醇的浓度为 70%,用量为原料的 1~2 倍。洗脱过程中,当洗脱液呈深紫红色时,开始收集高醇洗脱液。当洗脱液的颜色变淡,黄酮鉴别反应不明显时,更换收集阀门,即收集多余的乙醇。

(9) 洗脱液浓缩:将乙醇洗脱液抽入减压浓缩罐,减压浓缩,并进一步减压浓缩至相对密度为 1.35(60℃),浓缩过程中温度不得超过 60℃。

(10) 干燥:将以上稠膏放入真空干燥箱内,在 60℃(真空度约 –0.08MPa)下进行干燥,将干膏粉碎、过筛、混合,即得银杏叶提取物。

5. 检测方法 SOP

(1) HPLC 法测定银杏叶提取物中总银杏酸含量的检测 SOP

色谱条件与系统适用性试验:以十八烷基硅烷键合硅胶为填充剂;以甲醇 -1% 冰醋酸溶液(90∶10)为流动相;检测波长为 310nm。理论塔板数按白果新酸峰计算应不低于 4 000。

对照品溶液的制备:精密称取白果新酸对照品适量,加甲醇制成每 1ml 含 5μg 的溶液,作为对照品溶液。另取总银杏酸对照品适量,加甲醇制成每 1ml 含 100μg 的溶液,作为定位用对照溶液。

供试品溶液的制备:取本品粉末约 10g,精密称定,置具塞锥形瓶中,精密加入石油醚(60~90℃)50ml,称定重量,回流提取 2 小时,放冷,再称定重量,用石油醚(60~90℃)补足减失的重量,摇匀,滤过。精密量取续滤液 25ml,减压回收溶剂至干,精密加入甲醇 2ml,密塞,摇匀,即得。

测定法:精密吸取供试品溶液、对照品溶液及定位用对照溶液各 10μl,注入液相色谱仪,计算供试品溶液中与总银杏酸对照品相应色谱峰的总峰面积,以白果新酸对照品外标法计算总银杏酸含量,即得。

本品含总银杏酸不得超过百万分之十。

(2)HPLC 法测定银杏叶提取物中总黄酮醇苷含量的检测 SOP

色谱条件与系统适用性试验:以十八烷基硅烷键合硅胶为填充剂;以甲醇 -0.4% 磷酸溶液(50∶50)为流动相;检测波长为 360nm。理论塔板数按槲皮素峰计算应不低于 2 500。

对照品溶液的制备:分别精密称取槲皮素对照品、山柰素对照品、异鼠李素对照品,加甲醇制成每 1ml 分别含 30μg、30μg 和 20μg 的混合溶液,作为对照品溶液;或精密称取已标示槲皮素、山柰素、异鼠李素含量的银杏叶对照提取物 35mg,照供试品溶液的制备方法,同法制成对照提取物溶液。

供试品溶液的制备:取本品 35mg,精密称量,加甲醇 -25% 盐酸(4∶1)的混合溶液 25ml,置水浴中加热回流 30 分钟,迅速冷却至室温,转移至 50ml 量瓶中,用甲醇稀释至刻度,摇匀,滤过,取续滤液,即得。

测定法:分别精密吸取对照品溶液(或对照提取物溶液)与供试品溶液各 10μl,注入液相色谱仪,测定,分别计算槲皮素、山柰素和异鼠李素的含量,按下式换算成总黄酮醇苷的含量。

总黄酮醇苷含量 =(槲皮素含量 + 山柰素含量 + 异鼠李素含量)× 2.51

本品以干燥品计,含总黄酮醇苷不得少于 24.0%。

(3)HPLC 法测定银杏叶提取物中萜类内酯含量的检测 SOP

色谱条件与系统适用性试验:以十八烷基硅烷键合硅胶为填充剂;以正丙醇 - 四氢呋喃 - 水(1∶15∶84)为流动相;用蒸发光散射检测器检测。理论塔板数按白果内酯峰计算应不低于 2 500。

对照品溶液的制备:分别精密称取白果内酯对照品、银杏内酯 A 对照品、银杏内酯 B 对照品和银杏内酯 C 对照品适量,加甲醇制成每 1ml 各含 2mg、1mg、1mg 和 1mg 的混合溶液,作为对照品溶液;或精密称取已标示白果内酯、银杏内酯 A、银杏内酯 B 和银杏内酯 C 含量的银杏叶对照提取物 0.15g,照供试品溶液的制备方法,同法制成对照提取物溶液。

供试品溶液的制备:取本品约 0.15g,精密称量,加水 10ml,置水浴中温热使溶解,加 2% 盐酸溶液 2 滴,用乙酸乙酯振摇提取 4 次(15ml、1ml、10ml 和 10ml),合并提取液,用 5% 醋酸钠溶液 20ml 洗涤,分取醋酸钠液,再用乙酸乙酯 10ml 洗涤。合并乙酸乙酯提取液及洗液,用水洗涤 2 次,每次 20ml,分取水洗液,用乙酸乙酯 10ml 洗涤,合并乙酸乙酯液,回收溶剂至干,残渣用甲醇溶解并转移至 5ml 量瓶中,加甲醇至刻度,摇匀,滤过,取续滤液,即得。

测定法:分别精密吸取对照品溶液(或对照提取物溶液)5μl、10μl,供试品溶液 5~10μl,注入液相色谱仪,测定,用外标两点法对数方程分别计算白果内酯、银杏内酯 A、银杏内酯 B 和银杏内酯 C 的含量,即得。

本品以干燥品计,含萜类内酯以白果内酯($C_{15}H_{18}O_8$)、银杏内酯 A($C_{20}H_{24}O_9$)、银杏内酯 B

($C_{20}H_{24}O_{10}$)和银杏内酯 C($C_{20}H_{24}O_{11}$)的总量计,不得少于 6.0%。

6. 功能及应用 银杏叶提取物具有活血化瘀、通络等功效。银杏叶提取物用于瘀血阻络引起的胸痹心痛、中风、半身不遂、舌强语謇;冠心病稳定型心绞痛、脑梗死见上述证候者。能增加脑血管流量,降低脑血管阻力,改善脑血管循环功能,保护脑细胞免受缺血损害,扩张冠状动脉,防止心绞痛及心肌梗死,抑制血小板聚集,防止血栓形成,清除有害的氧化自由基,提高免疫能力,具有防癌和抗衰老功能。银杏叶提取物对治疗冠心病、心绞痛、脑动脉硬化、阿尔茨海默病、高血压等病有很好的疗效。银杏叶提取物广泛应用于制药、保健食品、日用品、化妆品等各个领域。

(二)博落回提取物

1. 药材标准

(1)基源:来源于罂粟科植物博落回 *Macleaya cordata*(Willd.)R.Br. 的果实。

(2)分布:生于丘陵或低山林、灌丛、草丛、村边或路旁等处。分布于长江流域中下游省,国内主要产于湖南、湖北、江西、安徽、浙江、江苏等地,国外主要产于日本等地。

(3)性状特征:根及根茎肥壮;茎圆柱形,中空,绿色,有时带红紫色,表面有白粉。单叶互生,叶片宽卵形或近圆形,基部心形,边缘波状、缺刻状、粗齿或多细齿。果实呈狭倒卵形或倒披针形而扁平,基部狭尖;果皮薄,外表红棕色或深棕色有白粉;内表面有光泽,种子呈卵球形,种皮蜂窝状,具鸡冠状突起。

(4)检查

1)杂质:霉变、虫蛀的博落回地上部分不超过总重量的 1.0%,其他杂质不超过总重量的 3.0% [《中国药典》(2020 年版)通则 2301]。

2)水分:不超过 13.0% [《中国药典》(2020 年版)通则 0832 第一法]。

3)总灰分:不超过 10.0% [《中国药典》(2020 年版)通则 2302]。

4)酸不溶性灰分:不超过 5.0% [《中国药典》(2020 年版)通则 2302]。

5)浸出物:照醇溶性浸出物测定法[《中国药典》(2020 年版)通则 2201]项下的热浸液测定,用乙醇作溶剂,不少于 15.0%。

(5)指标成分含量:参照《博落回果》(标准号 DB43/T497—2009)湖南省地方标准,本品按干燥品计算,含血根碱($C_{20}H_{14}NO_4^+$)与白屈菜红碱($C_{21}H_{18}BNO_4^+$)之和不少于 1.0%。

2. 提取物标准

(1)制法:将博落回果实用酸水提取 3 次,合并 3 次的提取液,用碱调 pH 8~9,静置,过滤,得沉淀,沉淀干燥粉碎后得粗品。粗品用乙醇回流提取 3 次,合并 3 次的提取液,析出沉淀,60℃干燥,粉碎,即得。

(2)感官要求:感官要求见表 4-4-5。

表 4-4-5 博落回提取物感官要求

项目	标准	方法
外观	橘黄色粉末	GB/T 5429—2008
气味	呛鼻气味,味极苦	GB/T 5429—2008

(3)理化指标:理化指标见表4-4-6。

表4-4-6　博落回提取物理化指标

项目	标准	方法
粒度60目筛的通过率/%	≥100	Chp2020
堆松密度/(g/100ml)	35~60	Chp2020
堆紧密度/(g/100ml)	55~75	Chp2020
干燥失重/%	≤5.0	Chp2020
炽灼残渣(质量分数)/%	≤1.0	Chp2020
血根碱(质量分数)/%	≥40	检测SOP
白屈菜红碱(质量分数)/%	≥15	检测SOP
博落回总碱/%	≥60	检测SOP

3. 原料SOP

(1)采收时间:8—11月。

(2)加工方法:原料采收后,晒干或烘干。

4. 生产工艺SOP

(1)工艺流程图:工艺流程图见图4-4-2。

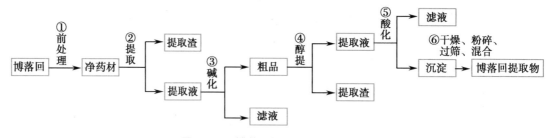

● 图4-4-2　博落回提取物生产工艺流程图

(2)工艺说明

1)前处理:将博落回果实粉碎,将粗粉装入净料库。

2)提取:将药材用酸水溶液提取3次,分别用10、8和6倍量,每次提取1小时,滤过,合并3次的提取液。

3)碱化:将提取液排入中和池,用碱液调pH 8~11,静置沉淀,得到粗品。

4)醇提:将粗品用乙醇回流提取3次,溶剂分别为10、8和6倍量,每次提取1小时,滤过,合并3次的提取液。

5)酸化:在乙醇提取液中加入酸,静置,滤过。

6)干燥、粉碎、过筛、混合:首先将滤饼放入真空干燥箱内,在60℃(真空度约−0.08MPa)下进行干燥,然后将干膏粉碎、过筛、混合即可。

5. 检测方法SOP

(1)色谱条件与系统适用性试验:以十八烷基硅烷键合硅胶为填充剂;以乙腈为流动相A,

以 0.1% 磷酸溶液为流动相 B,按照表 4-4-7 中的规定进行梯度洗脱;检测波长为 584nm;柱温为 35℃;流速为 0.8ml/min;进样量为 5μl。理论塔板数按血根碱峰计算应不低于 5 000。

表 4-4-7 博落回生物碱类成分分析的洗脱程序

时间 / 分钟	流量 /(ml/min)	流动相 A/%	流动相 B/%
0	0.80	25.0	75.0
14	0.80	25.0	75.0
27	0.80	60.0	40.0
29	0.80	25.0	75.0
34	0.80	25.0	75.0

(2)对照品溶液的制备:分别精密称取盐酸血根碱、盐酸白屈菜红碱对照品 0.2mg 和 0.1mg,加甲醇制成每 1ml 含盐酸血根碱和盐酸白屈菜红碱分别为 0.2mg/ml 和 0.1mg/ml 的对照品溶液,即得。

(3)供试品溶液的制备:取本品粉末约 50mg,精密称定,置具塞锥形瓶中,精密加入 100ml 甲醇 -1.0% 盐酸(50:50,V/V),密塞,称定重量,超声处理(功率为 250W,频率为 40kHz)60 分钟,取出,放冷,再称定重量,用甲醇 -1.0% 盐酸(50:50,V/V)补足减失的重量,摇匀,滤过,取续滤液,即得。

(4)测定法:分别精密吸取对照品溶液与供试品溶液各 10μl,注入液相色谱仪,测定,即得。

6. 功能及应用 现代药理学研究表明,博落回中的主要活性成分血根碱、白屈菜红碱、原阿片碱、别隐品碱等异喹啉类生物碱具有抗菌、抗炎、抗寄生虫、杀灭钉螺、杀灭血吸虫、改善肝功能、抗肿瘤和抗心律失常等作用。博落回提取物广泛应用于医药、兽药饲料添加剂及植物源农药等方面。

7. 主要成分及结构式 博落回提取物中的主要成分及结构式见表 4-4-8。

表 4-4-8 博落回提取物中的主要成分及结构式

中文名	英文名	结构式
血根碱	sanguinarine	
白屈菜红碱	chelerythrine	

中文名	英文名	结构式
原阿片碱	protopine	
别隐品碱	allocryptopine	

(三) 五味子提取物

1. 药材标准

(1)基源:来源于木兰科植物五味子 *Schisandra chinensis*(Turcz.)Baill.的干燥成熟果实,习称"北五味子"。

(2)分布:五味子为多年生落叶藤本,在土质肥沃、排水良好的微酸性或中性土壤上生长较好。中国东北、华北等地都有野生或栽培,朝鲜、日本也有出产。目前主要来自人工栽培品种。

(3)性状特征:果实呈不规则球形,表面红色、皱缩,显油润,有光泽,种皮薄而脆,果肉气微、味酸。种子破碎后有香气,味辛、微苦。

(4)指标成分含量:本品按干燥品计,含五味子醇甲的总量不得少于0.40%。

2. 提取物标准

(1)制法:原料用热水浸泡,除去果皮和果肉,种子干燥,粉碎,加乙醇浸提,合并浸提液,浓缩回收乙醇,干燥即可。

(2)感官要求:感官要求见表4-4-9。

表4-4-9 五味子提取物感官要求

项目	标准	方法
外观	浅黄色至棕褐色粉末	GB/T 5492—2008
气味	五味子特有的气味,味酸、涩	GB/T 5492—2008

(3)理化指标:理化指标见表4-4-10。

表 4-4-10　五味子提取物理化指标

项目	标准	方法
干燥失重 /%	≤ 8.0	ChP2020
炽灼残渣 /%	≤ 5.0	ChP2020
五味子醇甲含量 /%	≥ 9.0	ChP2020& 检测 SOP

3. 原料 SOP

(1)采收时间:9—10 月果实全部着色且变软后为适时采收期。

(2)加工方法:果实采收后,拣净果枝及杂质,晒干或烘干。烘干时注意温度不能过高,以 35℃为宜,以防挥发油损失,降低品质。干至用手握成团而有弹性,松手可恢复原状为好。干品紫红色、粒大、肉厚、有油性及光泽,种子有香气,干瘪少、无杂质、无虫蛀、无霉变为佳。

4. 生产工艺 SOP

(1)工艺流程图:工艺流程图见图 4-4-3。

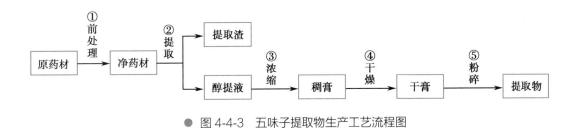

● 图 4-4-3　五味子提取物生产工艺流程图

(2)工艺说明

1)前处理:原料加热水浸泡脱去果皮和果肉,得果仁。经干燥、粉碎成粗粉,得净药材。

2)提取:取净药材用 90% 乙醇回流提取 2 次,第 1 次 10 倍量,第 2 次 8 倍量,每次 2 小时,过滤得醇提取液。

3)浓缩:醇提取液回收乙醇,减压浓缩得稠膏。

4)干燥:稠膏加入适宜辅料干燥得干膏。

5)粉碎:干燥粉碎、混合、包装,即得。

5. 检测方法 SOP　HPLC 法测定五味子提取物中的五味子醇甲、五味子乙素及五味子酯甲含量。

(1)色谱条件与系统适用性试验:以十八烷基硅烷键合硅胶为填充剂;以甲醇 - 水(65∶35)为流动相;检测波长为 250nm。理论塔板数按五味子醇甲峰计算应不低于 2 000。

(2)对照品溶液的制备:分别精密称取五味子醇甲、五味子乙素对照品适量,加甲醇制成 1ml含 0.2mg 和 0.1mg 的溶液,即得。

(3)供试品溶液的制备:精密称取样品粉末适量,置 50ml 量瓶中,甲醇超声溶解,冷至室温后定容至刻度,然后过 0.45μm 微孔滤膜,取续滤液,即得。

(4)测定法:分别精密吸取对照品溶液与供试品溶液各 5μl,注入液相色谱仪,测定。分别计算五味子醇甲、五味子乙素及五味子酯甲(五味子酯甲的含量以五味子醇甲为对照品计算)的含量。本品以干燥品计,五味子素类的含量以乙素计不得少于 9.0%。

6. 功能及应用　五味子提取物具有抗溃疡、抗氧化、抗衰老、祛痰镇咳、保肝、扩张血管、增强免疫功能等作用,对中枢神经系统有镇静作用,对肌肉有松弛作用。常用制剂有安神补心丸、柏子养心丸、鼻炎片、补肾固齿丸、补肾益脑片、参精止渴丸、参茸固本片、参芪五味子片、护肝片、龙牡壮骨颗粒等。

五味子属于药食两用食品类原料,五味子的营养价值和医疗保健作用已广泛运用于食品工业中。目前我国市场上主要开发出五味子果酒、五味子果酱、五味子果酪、五味子糖煮果、五味子果汁、五味子口服液、五味子果糕、五味子嫩叶茶、五味子食用色素、五味子香精、五味子食品防腐剂等一系列产品。在日本、韩国的市场上五味子果酒、五味子果酱、五味子果汁、五味子茶、五味子口服液等产品也深受消费者的欢迎。

(四) 吴茱萸提取物

1. 药材标准

(1)基源:来源于芸香科植物吴茱萸 *Evodia rutaecarpa*(Juss.)Benth.、石虎 *Evodia rutaecarpa*(Juss.)Benth.var.*officinalis*(Dode)Huang 或疏毛吴茱萸 *Evodia rutaecarpa*(Juss.)Benth.var.*bodinieri*(Dode)Huang 的近成熟果实。

(2)分布:常见于温暖地带的山地、路旁或疏林下,主要分布在广东、广西、贵州、云南、四川、陕西、湖南、湖北、福建、浙江、江西等省区。

(3)性状特征:本品呈球形或略呈五角状扁球形,直径 2~5mm。表面暗黄绿色至褐色,粗糙,有多数点状突起或凹下的油点。顶端有五角星状的裂隙,基部残留被有黄色茸毛的果梗。质硬而脆,横切面可见子房 5 室,每室有淡黄色种子 1 粒。气芳香浓郁,味辛辣而苦。

(4)指标成分含量:参照《中国药典》(2020 年版),吴茱萸的药材按干燥品计算,含吴茱萸碱($C_{19}H_{17}N_3O$)和吴茱萸次碱($C_{18}H_{13}N_3O$)的总量不得少于 0.15%。

2. 提取物标准

(1)制法:原料用 90% 乙醇回流提取,浓缩,静置,过滤,沉淀脱脂,干燥,即得。

(2)感官要求:感官要求见表 4-4-11。

表 4-4-11　吴茱萸提取物感官要求

项目	标准	方法
外观	浅黄色至黄色粉末	GB 5492—2008
气味	气香,味苦	GB 5492—2008

(3)理化指标:理化指标见表 4-4-12。

表 4-4-12　吴茱萸提取物理化指标

项目	标准	方法
干燥失重 /%	≤ 5.0	ChP2020
炽灼残渣 /%	≤ 1.0	ChP2020
吴茱萸碱和吴茱萸次碱含量 /%	≥ 50.0	ChP2020 & 检测 SOP

3. 原料 SOP

(1)采收时间:8—11 月果实尚未开裂时采收。

(2)加工方法:采收时剪下果枝,晒干或低温干燥,除去枝、叶、果梗等杂质。

4. 生产工艺 SOP

(1)前处理:原药材拣选除去枝叶及果梗等杂质,粉碎,得净药材。

(2)提取:净药材用 90% 乙醇回流提取 2 次,第 1 次 10 倍量,第 2 次 8 倍量,每次 2 小时,滤过,合并提取液。

(3)浓缩:将提取液减压浓缩回收乙醇至适量得浓缩液。

(4)过滤:浓缩液充分冷却,静置 2~4 小时,过滤。

(5)脱脂:脱脂膏减压干燥,粉碎,混合均匀,即得。

5. 检测方法 SOP　HPLC 法测定吴茱萸提取物中的吴茱萸碱及吴茱萸次碱含量。

(1)色谱条件与系统适用性试验:以十八烷基硅烷键合硅胶为填充剂;以乙腈 - 水 - 四氢呋喃 - 冰醋酸溶液(41:59:1:0.2)为流动相;检测波长为 225nm。理论塔板数按吴茱萸碱峰计算应不低于 7 000。

(2)对照品溶液的制备:精密称取吴茱萸碱、吴茱萸次碱对照品各适量,加甲醇分别制成每 1ml 各含 0.1mg 的溶液,即得。

(3)供试品溶液的制备:精密称取样品粉末适量,置 50ml 量瓶中,甲醇超声溶解,冷至室温后定容至刻度,然后过 0.45μm 微孔滤膜,取续滤液,即得。

(4)测定法:精密吸取对照品溶液及供试品溶液各 10μl,注入液相色谱仪,测定,即得。分别计算吴茱萸碱和吴茱萸次碱的含量。本品以干燥品计,含吴茱萸碱和吴茱萸次碱的总含量不得少于 50.0%。

6. 功能及应用　吴茱萸提取物具有抗菌、止痛、止呕、止泻、抗胃溃疡、强心、驱蛔等作用。常用制剂有艾附暖宫丸、复方黄连素片、华佗再造丸、四神丸、左金丸等。临床主要用于治疗原发性高血压、消化不良、湿疹、神经性皮炎、黄水疮、口腔溃疡等。

7. 备注

(1)市场上还有 10% 提取物规格出售。

(2)经分离纯化后可得到 98% 吴茱萸碱和 98% 吴茱萸次碱规格产品。

(五)白藜芦醇

1. 药材标准

(1)基源:来源于蓼科植物虎杖 *Polygonum cuspidatum* Sieb.et Zucc. 的根茎及根。

(2)分布:虎杖主产于山东、河南、陕西、湖北、湖南、江西、福建、台湾、云南、四川、贵州等省。

(3)性状特征:本品为圆柱形短段或不规则厚片,外皮棕褐色,有纵皱纹及须根痕,切面皮部较薄,木部宽广,棕黄色,射线放射状,皮部与木部较易分离。根茎髓中有隔或呈空洞状。质坚硬。气微,味微苦、涩。

(4)指标成分含量:本品按干燥品计算,虎杖苷的含量不得小于 1.5%。

2. 提取物标准

(1)制法:虎杖药材粉碎、发酵;发酵药材用乙醇提取、浓缩、水沉;水沉物干燥后用乙酸乙酯提取、浓缩、干燥;干膏用乙醇溶解、氧化铝除杂、活性炭脱色、浓缩、结晶、干燥,即得。

(2)感官要求:感官要求见表 4-4-13。

表 4-4-13　白藜芦醇提取物感官要求

项目	标准	方法
色泽	乳白色至纯白色粉末	GB 5492—2008
气味	味淡	GB 5492—2008

(3)理化指标:理化指标见表 4-4-14。

表 4-4-14　白藜芦醇提取物理化指标

项目	标准	方法
粒度 80 目筛的通过率 /%	≥ 80	ChP2020
干燥失重 /%	≤ 5.0	ChP2020
白藜芦醇含量 /%	≥ 98	ChP2020 & 检测 SOP

3. 原料 SOP

(1)采收时间:春、秋二季采收虎杖根及根茎。

(2)加工方法:采挖后除去须根,洗净泥土,烘干。

4. 生产工艺 SOP

(1)发酵工段

1)粉碎:虎杖原药材用粉碎机粉碎,得虎杖药材粗粉。

2)发酵:在虎杖药材粗粉加入药材重量 0.5%~1% 的酵母,然后加入 1~2 倍药材重量的水,混合均匀,密闭发酵 7~15 天,得到发酵药材。

(2)提取工段

1)提取:虎杖发酵药材分别用 4、3 和 3 倍量的 70% 乙醇回流提取 3 次,过滤,合并提取液。

2)浓缩:提取液减压浓缩至无醇味,冷却。

3)水沉:浓缩液中加入相当于原药材重量 1~3 倍量的水,搅匀。

4)离心:水沉液离心分离得离心液和离心渣,离心渣干燥,得干膏。

(3)精制工段

1)提取:干膏加入 5~10 倍量的乙酸乙酯提取,过滤,得提取液。

2)浓缩、干燥:提取液回收溶剂、干燥,得粗品(粗品中的白藜芦醇含量为 50% 左右,以上为制备 50% 白藜芦醇的虎杖提取物的生产工艺 SOP)。

(4)纯化工段

1)氧化铝除杂:粗品粉碎,用乙醇溶解,通过氧化铝除杂,乙醇洗脱,洗脱液浓缩、结晶,得粗品。

2)结晶:粗品用 8~15 倍量的 70% 乙醇溶解,加入活性炭脱色,过滤,滤液浓缩、结晶,晶体干燥、粉碎,即得。

5. 检测方法 SOP　HPLC 法测定白藜芦醇的检测 SOP。

(1)色谱条件与系统适用性试验:色谱柱为 Hypersil ODS2 4.6mm×200mm,5μm;流动相为乙腈-水(23:77)($V:V$);柱温为 25℃;流速为 1ml/min;检测波长为 303nm;进样量为 5μl。

(2)对照品溶液的制备:精密称取白藜芦醇对照品适量,加甲醇制成每 1ml 含白藜芦醇 0.05mg 的溶液,即得。

(3)供试品溶液的制备:取供试品粉末适量,精密称定,置 50ml 量瓶中,加入甲醇适量,超声溶解,放冷,用甲醇稀释至刻度,摇匀,滤过,取续滤液,即得。

(4)测定法:分别精密吸取供试液、对照品溶液各 5μl,注入液相色谱仪,测定,即得。

6. 功能及应用　虎杖为常用中药,具有利湿退黄、清热解毒、散瘀止痛、止咳化痰之功效。虎杖的主要功能成分为白藜芦醇,它具有增强免疫功能、抗氧化、延缓衰老、抗肿瘤、预防肝脏损伤、保护心血管系统等药理作用。

白藜芦醇主要用于治疗心血管、动脉硬化、高血脂等疾病。此外,由于白藜芦醇具有抗肿瘤、降脂、美容、延缓衰老的作用,故被广泛应用于保健食品及化妆品。

7. 主要成分及结构式　主要成分及结构式如下:

白藜芦醇

在"工艺说明"中的"干膏"还可制成为 50% 的虎杖提取物规格。该规格往往还规定大黄素的含量应小于 2%。

(六)广藿香油

1. 药材标准

(1)基源:来源于唇形科植物广藿香 *Pogostemon cablin* (Blanco)Benth. 的干燥地上部分。

(2)分布:原产于菲律宾、印尼、马来西亚等热带,我国海南、广东、广西、福建、台湾等地均有栽培,按产地不同分为石牌广藿香及海南广藿香。

(3)性状特征:本品茎略呈方柱形,多分枝,枝条稍曲折,长 30~60cm,直径 0.2~0.7cm;表面被柔毛;质脆,易折断,断面中部有髓;老茎类圆柱形,直径 1~1.2cm,被灰褐色栓皮。叶对生,皱缩成团,展平后叶片呈卵形或椭圆形,长 4~9cm,宽 3~7cm;两面均被灰白色绒毛;先端短尖或钝圆,基部楔形或钝圆,边缘具大小不规则的钝齿;叶柄细,长 2~5cm,被柔毛。气香特异,味微苦。

(4)指标成分含量:参照《中国药典》(2020 年版)的广藿香药材质量标准,本品按干燥品计算,含百秋李醇($C_{15}H_{26}O$)不得少于 0.10%。

2. 提取物标准

(1)制法:药材切碎,水蒸气蒸馏,油水分离,脱水,包装,即得。

(2)感官要求:感官要求见表 4-4-15。

表 4-4-15　广藿香油感官要求

项目	标准	方法
外观	金黄色至红棕色黏稠的可挥发液体	GB 5492—2008
气味	特征的叶香型,微带樟脑样的香气,味持久	GB 5492—2008

(3)理化指标:理化指标见表 4-4-16。

表 4-4-16　广藿香油理化指标

项目	标准	方法
相对密度	0.962~0.975	Chp2020
折射率	1.505 0~1.515 0	Chp2020
比旋度 /g/ml	−66°~40°	Chp2020
90% 乙醇中的溶混度	1 体积精油在不超过 10 体积的 90%(体积分数)乙醇中应呈澄明溶液	Chp2020
酸值	≤ 4.0	
酯值	≤ 10	
燃点	116℃	
β- 广藿香烯 /%	1.8~4.5	检测 SOP
α- 愈创木烯 /%	11~16	检测 SOP
反式 β- 丁香烯 /%	2~5	检测 SOP
愈创木烯 /%	12~21	检测 SOP
广藿香醇 /%	27~35	检测 SOP
广藿香酮 /%	1~2.5	检测 SOP

3. 原料 SOP

(1)采收时间:广藿香的采收时间,传统要求种植 14 个月以后采收,而定植栽培 7~8 个月亦可收获。

(2)加工方法:广藿香采收后,先晒数小时,使叶片稍呈皱缩状态,收回捆扎成把(每把 7.5~10kg),然后分层交错堆叠一夜,将叶色闷黄。堆叠时切勿将叶与根部混叠,翌日再摊晒即可。

4. 生产工艺 SOP

(1)工艺流程图:工艺流程图见图 4-4-4。

(2)工艺说明

1)预处理:广藿香药材通过净制去除霉变、虫蛀及杂草等,使用流动的水将挑选好的药材淋洗干净。将干净的广藿香药材置于低温(60℃以下)干燥,干燥设备的进风口应有过滤装置,出风口应有防空气倒流装置。将干燥后的广藿香整株按 5cm 进行切割,并装入洁净的包装袋内,每件均附有标志、名称、批号、产地、数量、规格、日期、操作者等。

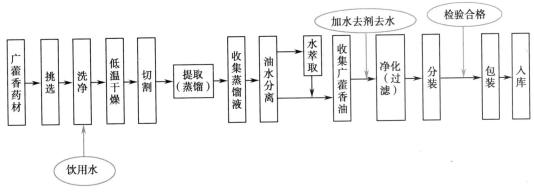

● 图 4-4-4　广藿香生产工艺流程图

2）提取：关闭提取罐底盖，从提取罐上部的投料口，按整株 650kg/罐（叶子按 400kg/罐）进行投料。投料完毕后，从罐顶部喷洒少量饮用水，以时间计，洒湿顶层料，避免开始蒸馏后，气流将附着于物料上层表面上的粉尘带入冷凝器中污染广藿香油。关闭投料口，通入蒸汽进行蒸馏，保持气压在 0.08MPa，同时开启冷却器上的进水阀对上升进入冷却器内的蒸汽进行充分冷却。

在提取（蒸馏）过程中，提取罐的罐内气压前 5 小时保持在 0.06MPa，后 2 小时保持在 0.04MPa，严禁超过 0.09MPa；提取罐的温度应在 107~115℃。在提取（蒸馏）过程中要稳定进汽量，不可中途停电、停汽，避免时大时小的现象。从开始蒸馏到提取完毕需 5~6 小时，具体时间由物料的质量决定。

3）排油：将蒸馏过程中汇集在油水分离器中的蒸馏液进行置留热处理，温度保持在 90℃以上，时间为 7 小时以上。注意观察油层的质量情况，当油层的澄清度达到理想状态时，进行油水分离，广藿香油通过工艺导管直接排到洁净区收集广藿香油的锥形罐中。

芳香水经芳香水管流进萃取系统进行萃取，但每小时流量不得超过 400kg，温度不得超过 50℃，萃取后所得的广藿香油汇集到锥形罐中。

4）包装：将广藿香油中加入适量的去水剂（如无水硫酸钠），除去油中的水分，混匀搅拌 30 分钟以上，再经过滤器（压滤机或空气抽滤器）进行净化过滤。将过滤澄清的广藿香油按分装规格的要求，分装在无锈钢瓶或棕色玻璃瓶中封盖，填写请验单，通知质控部抽样检验。

将检验合格的分装半成品按包装规格要求进行包装，并封箱。

5. 检测方法 SOP　气相色谱 - 质谱分析（GC-MS）法测定广藿香油含量的检测 SOP。

（1）气相色谱条件：毛细管色谱柱，长 30m，内径 0.25mm，膜厚 0.25μm；固定相为正己烷；进样温度为 250℃；程序升温为初始温度 60℃，终止温度 250℃，加热速度 5℃/min；检测器为火焰离子化检测器；检测温度为 250℃；载气为氮气；进样量为 0.3μl；载气流量为 1ml/min；分流比为 1/100。

（2）质谱条件：电离方式为 EI 源；离子化电压为 70eV；四极杆与离子源温度分别为 150℃和 230℃。

6. 功能及应用　广藿香油具有增加胃酸分泌、提高胃蛋白酶活性、增强腺腺分泌淀粉酶、抗病原微生物、抗疟、抗炎、镇痛及解热等作用。中国以藿香正气液、藿香正气胶囊、藿胆丸等中成药作为主要组分，用于胃肠感冒、湿浊内停、胆经郁火等方面。国外广泛用于香水等日化产品的定香剂。

一、名词解释

1. 中药提取物

2. 中药提取物的标准化

二、简答题

1. 简述中药提取物在我国的形成发展与应用现状。

2. 简述欧洲使用植物提取物的现状与发展趋势。

3. 简述中药提取物的分类方法,并举例说明之。

4. 简述标准化中药提取物的发展趋势。

5. 中药提取物标准化体系包括哪些内容?

6. 简述银杏叶提取物的基本特征及其应用。

7. 博落回提取物的功能及应用有哪些?

8. 广藿香油提取物的组成及其功能、用途有哪些?

第五章　以中药资源为原料的新药开发

中医药是中华民族数千年来与疾病斗争的智慧结晶,有着完整而独特的理论体系、丰富的临床实践经验和确切的临床疗效,为中华民族的繁衍和健康作出了巨大贡献,也为我们发现与创制新药提供宝贵的资源。随着现代科学技术的发展,以中药资源为原料的新药研究与开发的途径和方法也越来越多。当前基于经典名方、医疗机构中药制剂等进行中药新药研发,以及利用现代化学与药理学手段相结合开发中药创新药物是中药新药研究与开发的主要途径。随着疾病发病机制研究的不断深入以及新药筛选技术的不断发展,针对疾病靶标的中药活性单体化合物的筛选与发现越来越受到药物开发人员的重视。

第一节　以中药资源为原料的中药新药研究与开发

我国自 1985 年开始实施药品注册审批以来,批准的新药有 1 000 多种,地标转国标的中药约 4 600 个,原部颁标准收载品种和《中国药典》中已有品种约 4 500 个。到目前为止,中药品种累积达 10 000 余个。这其中有一大批确有疗效、安全性高的中药新药,有些成为中成药大品种,为临床用药和产业发展作出巨大贡献。新药研究与开发包括选题立项、实验室研究、中试生产、临床研究、投产上市以及新药上市后再评价等一系列环节,是一个复杂的、时间相对较长的过程,也是一项需要多学科、多部门共同协作才能完成的复杂工程。以中药资源为原料进行中药新药研究与开发具有资源丰富、临床应用实践历史悠久、疗效可靠、安全性好、成功率高等优势,也是中药资源服务人类的主要途径。

一、中药新药的概念与研究特点

中药新药是指未曾在中国境内上市销售的,在中医药理论指导下使用的天然药用物质及其制剂。对已上市销售中药、天然药物改变剂型、改变给药途径、增加新的适应证或制成新的复方制剂亦属于新药范畴。

中药新药研究与开发的最重要的特征就在于必须坚持以中医药理论为指导,中医传统理论精髓包括整体观念和辨证论治思想,中医临床注重理、法、方、药,辨证论治的整体观念,因而中药大多以复方配伍为主。其次,无论是单味中药还是中药复方,成分复杂;同一种中药在不同方剂中其发挥活性的成分也不尽相同。再次,中药需经过炮制后入药,炮制方法、工艺等对新药研究与开发具有重要影响;同时,原药材质量影响中药新药的研究与开发,如药材品种、产地、采收加工等均影响中药原料药的质量。因此,中药新药研究与开发必须在中医药理论指导下,合理应用现代科学技术,结合制剂特点和注册分类要求开展相关研究。

二、中药新药开发的现状与发展

随着人类生存环境的改变,人类疾病谱也发生重大变化,尤其是人口老年化现象日趋加剧,各种慢性疾病的患病率不断升高;随着经济和科技的不断发展,人民对健康的需求不断提升;尤其是随着《中华人民共和国中医药法》的颁布与实施,中医药迎来前所未有的良好发展机遇。

目前我国中药制剂产品的规模相对于韩国的人参、德国的银杏叶制剂和日本的"汉方制剂"仍然较小。从近些年的新药研究与注册申报来看,我国中药新药研究现状不容乐观。2011—2017年我国中药新药注册申请的品种数共 628 件,其中 1~6 类中药新药申请 533 件,占总申请数的84.87%。在 1~6 类的中药新药申请品种中,6 类申请数量最多,达 434 件,占全部注册申请品种数量的69.11%;5 类 72 件,占 11.46%;而 1 类仅 21 件,占 3.34%。2005—2016 年我国 1 类新药申请品种共 855 个,中药仅 53 个,占 6.20%;而从临床及上市批准率来看,2005—2016 年 1 类新药临床批准率达 54.52%,上市批准率仅 3.76%;中药的临床批准率为 22.64%,上市批准率为 0。中药创新药物研发成效尚存在较大的提升空间。

近年来,我国中药新药的研发水平有了明显提高,而国家对中药新药的注册要求也不断提升,中药新药审评逐渐从临床非劣效性向优效性转变,中药新药批准率不尽人意。"以临床价值为导向的药物创新"将成为中药新药研发和注册审评的关键点,这必然对中药新药的研发提出新的要求和挑战。因此,中药新药的研究与开发应注意几个方面:重视以中医药理论为指导;重视临床疗效;加强基础研究;重视现代科学技术的合理运用。

三、中药新药开发的思路与程序

中药新药的开发应在中医药理论指导下进行,其开发思路应突出中药的传统特色和现代科学技术的有效结合,并遵循科学研究和现代化生产的规律,按照一定的法定程序进行。

(一) 中药新药开发的思路

中药新药的研究与开发应以临床价值为导向,本着"继承是基础,现代科学技术是手段,临床疗效是目的"的原则。即在中医药理论指导下,借鉴现代科学与技术,加强中药效应物质与作用机制、化学成分与代谢规律、剂型优化与处方筛选、生产工艺、质量标准和稳定性等研究来创制安全、有效、稳定、可控的中药新药。

中药新药研究的选题主要来源于中医经典、中医药文献、单方验方、临床有效方剂、科研方以及中成药的二次开发等。

1. 基于中医传统经典方剂开发中药新药 中医药在数千年的临床应用中形成数以万计的临床方剂,从中药经典方中筛选有效方剂进行开发一直是中药新药研究的重要方向。首先对经典名方进行系统的基础研究,阐明其物质基础、体内过程和作用机制等。在此基础上,利用现代提取分离技术,结合药效筛选获得处方中的有效成分或有效部位或活性物质,将其研制成为物质基础明确、作用机制清楚、工艺和剂型合理、疗效确切、安全性高、质量稳定可控的现代中药。

2. 基于中医临床名医名方开发中药新药　具有丰富的临床经验的中医药专家是我国的宝贵财富,他们在长期的行医过程中积累了丰富的用药经验,形成诸多疗效确切的有效方剂。这些名医名方是传承发展的精华所在,有的已经制成医疗机构用制剂,这些临床验方也是中药新药开发的重要来源。清开灵注射液、复方丹参系列、通心络胶囊等一大批名优中成药均来源于临床方剂。

3. 基于中药药性认知与医学生物学相结合开发中药新药　中药药性是中华民族传统医药学甚为宝贵的临床经验总结。因此,对中药药性所涉及的四气五味、升降浮沉、归经、有毒无毒、七情和合等理论的深度学习和认知是发掘和创制中药新药的重要路径和宝贵源泉。例如基于对青黛药性的认知,结合现代医学生物学的评价方法,证实青黛是治疗慢性粒细胞白血病"当归芦荟丸"的关键药味,进而利用分离纯化技术从青黛药材中分得功效成分靛玉红,并阐明其药物代谢特征和生物学机制。

4. 基于名优中成药二次开发中药新药　名优中成药是临床长期使用确有疗效、安全性高的国家法定药物,具有较高的社会知名度和较大的市场份额。但此类药物大多遵从传统制法,其生产工艺和剂型均较为原始。若能对其进行系统的药效物质、体内代谢、药理作用与作用机制研究,阐明其主要药效物质和作用机制;采用现代提取纯化技术,提取其有效部位或有效组分,将其研制成药效物质明确、作用机制清楚、剂型和工艺先进、服用量小、疗效确切、安全性高、质量稳定可控的现代中药。此策略不仅可有效提高名优中成药的现代化水平,同时也有可能发现和拓展新的适应证,成为"老药新用"的典范,是中药创新的有效途径。名优中成药二次开发应选择如六味地黄丸、安宫牛黄丸等疗效确切、社会认可度高的优势品种。

5. 采用植物药等天然药物的研究方法发现和创制中药新药　随着天然产物化学工作者对源自植物、动物、矿物资源所含化学成分的系统分离和结构鉴定,获得类型丰富、结构多样的天然化合物。这为基于高通量、高内涵快速筛选,网络药理学的预测和多元组学的验证性工作,发现疾病网络靶标明确清楚的化学组分(群)或成分(群)提供物质基础;并通过一系列成药性研究评价,成为中药新药发现的重要途径。此类新药发现成功的例证较多,如源于银杏叶的组分新药银杏酮酯、单体新药银杏内酯等。

6. 基于中药及天然药物活性成分的结构修饰及合成的创新药物　随着有机化学、生物化学和天然产物化学领域的快速发展,源于自然界生物体中的各式各样的初生代谢产物及次生代谢产物被大量发现,为药学及医学生物学家提供了丰富的化学实体分子,并通过现代细胞生物学、分子生物学、基因组学等研究手段揭示其活性特征,为发现新药提供一批又一批的先导物。然而,这些先导物因活性不够理想或是安全性问题,最终成为新药的却寥寥无几。因此,通过对源自天然的先导物进行化学结构改造修饰为中药新药创制提供新思路、开辟新途径,并取得瞩目的成就。如抗疟药青蒿素(artemisinin)的衍生物蒿甲醚(artemether)、青蒿琥酯;治疗阿尔茨海默病的药物石杉碱甲(huperzine A)及其衍生物希普林(schiperine);用于慢性病毒性肝炎的双环醇(bicyclol)则是由源自中药五味子的木脂素类成分五味子丙素经结构改造而来的,其有效性和安全性均优于其前体联苯双酯。

（二）中药新药开发的程序

新药开发过程是一个较复杂的过程，需要多学科人员共同完成。主要包括临床前研究、申报临床研究、临床研究、申报生产、新药生产及再评价等几大方面。

1. 临床前研究　主要包括药物制剂研究，如处方、剂型、原料、制剂辅料、制备工艺、包装以及中试等；质量标准研究，如原料、半成品与成品定性研究，以及已知的有效成分、毒性成分、能反映药物质量的指标成分及其他物质的定量研究等；初步稳定性研究；主要药效学以及毒理学研究等。

2. 申报临床研究　完成上述中药新药临床前研究内容后，进行资料总结，开展中药新药临床研究申请工作，评审批准后即可获得临床研究批文。

3. 临床研究　中药新药临床研究分为 I、II、III 和 IV 期临床试验。I 期临床试验主要研究药物对机体的反应性、耐受性、安全性和有效剂量，以及给药方案和注意事项。通常 I 期临床试验的研究对象为正常人的志愿者，最低病例数（试验组）要求为 20~30 例。II 期临床试验主要研究药物的疗效和安全性，与已知有效药物进行比较，并作出评价。通常 II 期临床试验的病例数和对照病例数不少于 100 例。III 期临床试验主要研究药物的疗效，并予以确认。一般 III 期临床试验的病例数不少于 300 例。IV 期临床试验主要研究新药上市后，在广泛使用中的疗效反馈和不良反应收集。IV 期临床试验的最低病例数（试验组）要求为 2 000 例。

4. 申报生产　完成药物临床研究后，可向当地省级药品监督管理局报送临床研究资料，由省级药品监督管理局组织专家对上报材料进行初审和现场抽样考察。省级药品监督管理局初审、抽样考察后，再向国务院药品监督管理部门申报，由国务院药品监督管理部门组织有关专家对上报材料进行全面审评，合格后即颁发新药证书，对于具备相应生产条件的，同时颁发药品生产批准文号。

5. 新药生产及再评价　新药生产、新开办药品生产企业、药品生产企业新建药品生产车间或者新增生产剂型的，其样品生产过程应当在取得《药品生产质量管理规范》（Good Manufacture Practice，GMP）认证证书的车间生产。GMP 是药品生产和质量管理的基本准则，适用于药品制剂生产的全过程和原料药生产中影响成品质量的关键工序。新药上市并在大范围人群应用后，需要对其疗效和不良反应继续进行监测。药品监督管理部门要求根据这一阶段的监测结果来修订药品使用说明书。这一阶段研究还会涉及的一些内容，包括药物配伍使用的研究、药物使用禁忌的研究。如果批准上市的药物在这一阶段被发现之前研究中没有发现的严重不良反应，比如显著增加服药人群心血管疾病发生率等，药物还会被监管部门强制要求加注警告说明，甚至下架。

四、中药新药开发的研究内容

（一）中药新药临床前研究

1. 剂型选择　剂型是指原料药制成的适合于临床应用的形式。药物疗效主要取决于药物本身，但剂型对疗效的发挥具有重要影响。同一种药物设计制成不同的剂型，其起效时间、作用强度、作用部位、持续时间、稳定性等均有较大的差异。因此，剂型选择是中药新药研究与开发的主要内容之一。中药剂型选择应以满足临床医疗需要为宗旨，结合方剂的药味组成及用药经验，充分考虑药物自身的性质，从而达到安全、有效、稳定、可控、顺应的基本要求。一般剂型选择应遵循以下原则：

（1）根据临床医疗需要选择剂型：由于病有缓急、证有表里，须因病施治、对症下药，因而对剂型的要求也就各不相同。梁代陶弘景在《本草经集注》中即指出，"又疾有宜服丸者、宜服散者、宜服汤者、宜服酒者、宜服膏者，亦兼参用所病之源以为其制耳"。这正明确提出应根据疾病性质和临床需要选择药物剂型的原则。如急症患者，为使药效迅速，宜选用汤剂、注射剂、吸入气雾剂、舌下片等剂型；而对于需要药效持久的疾病，则可以选择传统丸剂、膏剂、缓释制剂等延缓药效的剂型。同时，为了适应给药部位的需要，也应设计成不同的剂型。如皮肤疾患宜选用软膏剂、涂膜剂、气雾剂等剂型，腔道疾患如痔疮、瘘管等可选择栓剂、线剂等。当前，随着临床用药需求的不断提升，也出现缓、控释给药系统，靶向给药系统等。

（2）根据药物性质需要选择剂型：中药制剂多为复方，每味中药的药性不同，其所含的成分也极为复杂，这些都影响药物剂型的选择。正如《神农本草经》中记载："药性有宜丸者、宜散者、宜水煎者、宜酒渍者、宜膏煎者，亦有一物兼宜者，亦有不可入汤酒者，并随药性，不得违越。"因此在选择剂型前，必须认真分析方剂的组成与配伍特点，在符合临床用药要求的前提下，充分考虑所设计的剂型对主要药物活性成分的溶解性、稳定性、刺激性以及生物学特性的影响。同时，每种剂型在载药量方面有一定的限制性，应根据处方剂量大小，结合其他因素综合考虑应制成何种剂型。

（3）根据生产和"五方便"的要求选择剂型：中药剂型的选择在满足临床防治疾病的需要和符合药物性质的前提下，可结合拟生产企业的技术水平和生产条件选择剂型。剂型不同，采用的工艺路线不同，对所需的技术、生产环境、设备等均有不同的要求。剂型设计还应考虑"五方便"（服用、携带、生产、运输、贮藏方便）的要求。如儿童用药还应尽量做到色美、味香、量宜、效高；汤剂味苦量大、服用不便，将部分汤剂处方改制成颗粒剂、口服液、胶囊剂等，既保持汤剂疗效好的特点，又易于服用。

2. 中药原料的前处理　为保证中药的安全性、有效性和质量可控性，应对中药进行必要的前处理。中药的前处理包括药材的鉴定与检验、炮制与加工。

（1）鉴定与检验：药材品种繁多、来源复杂，即使同一品种，由于产地、生态环境、栽培技术、加工方法等不同，其质量也会有差别。为了保证研发新药的安全性、有效性和质量可控性，应对原料进行鉴定与检验，检验合格方可投料。

药材和中药饮片的法定标准为国家药品标准或各省、自治区、直辖市的中药炮制规范；提取物和有效成分的法定标准仅为国家药品标准。无法定标准的原料，应按照自行制定的质量标准进行鉴定与检验。若原料质量标准过于简单，难以满足新药研究的要求时，应自行完善标准，完善后的标准可作为企业的内控标准。多来源药材除必须符合质量标准的要求外，一般应固定品种。对品种不同而质量差异较大的药材，必须固定品种，同时提供品种选用的依据。药材质量随产地不同而有较大变化时，应固定产地；药材质量随采收期不同而明显变化时，应注意采收期。

（2）炮制与加工：大部分药材需经过炮制加工后才能用于制剂的生产。药材炮制与加工主要包括净制、切制、炮制等。净制即净选加工，主要目的是去除药材中的杂质和非药用部位等，常用方法有挑选、风选、水选、筛选、剪、切、刮、削、剔除、刷、擦、碾、撞、抽、压榨等。切制是指将净药材切成适于生产的片、段、块等。炮制是指将净制、切制后的药材进行火制、水制或水火共制等，其主要目的是减毒增效，常用方法有炒、炙、煨、煅、蒸、煮、烫、炖、制、水飞等。

3. 中药提取与分离纯化　除少数中药制剂由中药饮片直接打粉应用外，绝大多数中药饮片都需要采用适宜的溶剂和方法提取后供制剂用。其主要目的是提高疗效、降低服用量、便于制剂成型等。中药提取与纯化工艺路线是制剂安全性、有效性和质量可控性的前提与基础。其工艺设计应以保证其安全性和有效性为前提，再根据新药的注册类别、处方特点、药材及其所含的活性成分性质、剂型种类、临床用药要求等而确定。

中药提取方法与工艺设计的总体思路是尽可能多地提取出有效成分，除去无效成分和杂质。目前常用的提取方法有煎煮法、浸渍法、渗漉法、回流提取法、水蒸气蒸馏法。随着现代科学技术的发展，也涌现出一些新的提取方法，如超临界流体萃取法、超声提取法、微波提取法等。提取方法和提取溶剂的选择主要根据中药活性成分的性质而定，如水溶性成分通常采用煎煮法、挥发性成分可采用水蒸气蒸馏法或超临界流体萃取法。具体工艺参数需要通过优化确定，如煎煮法的浸泡时间、加水量、提取次数、提取时间；回流提取工艺中的提取溶媒种类与用量、提取次数、提取时间；渗漉提取中的渗漉溶媒种类与用量、溶媒用量或渗漉液收集量等。在选择提取工艺参数时，通常采用单因素、正交试验设计法、星点设计法等设计方法；而在评价指标的选择上，通常以出膏率以及处方中的某一个或几个有效成分（或指标成分）或有效部位的提取率为考察指标，也可结合药效学指标或生物学指标来综合评价结果。

中药提取后的提取物是否需要纯化以及如何纯化，一般应考虑拟制成的剂型与服用量、有效成分与去除成分的性质、后续制剂成型工艺的需要、生产的可行性、环保问题等。常见的分离方法有沉降分离法、离心分离法、滤过分离法等。常用的纯化方法有水提醇沉法、醇提水沉法、酸碱法、大孔树脂吸附法等。一般以合适的考察指标，采用单因素法筛选适宜的工艺参数。优选后的纯化工艺相关的参数也应明确，如醇沉工艺中醇沉后的含醇量应明确；水沉工艺中水沉的加水量应明确；柱分离工艺中的分离介质种类、用量、径高比，洗脱溶媒种类、用量、流速、上样量等均应明确；萃取纯化中的萃取溶媒、溶媒量、萃取次数均应明确；酸碱处理中加入的酸碱种类、用量（pH）均应明确。

4. 浓缩与干燥工艺　浓缩、干燥工艺应主要依据物料的理化性质、制剂的要求，影响浓缩、干燥效果的因素，选择相应的工艺路线，使所得的物料达到要求的相对密度或含水量，以便制剂成型。对含有热不稳定性成分、易熔化物料的浓缩与干燥，尤其需要注意方法的选择，以保证浓缩物或干燥物的质量。

浓缩与干燥的方法和程度、设备和工艺参数等因素都直接影响物料中成分的稳定性。在物料浓缩与干燥工艺过程中应结合制剂的要求对工艺条件进行研究和优化。应根据具体品种的情况，结合工艺、设备等特点选择相应的评价指标。对含有的有效成分为挥发性、热敏性成分的物料，在浓缩、干燥时还应考察挥发性、热敏性成分的保留情况。

由于工艺的多元性、复杂性以及研究中的实验误差，工艺优化的结果应通过重复和放大试验加以验证。

5. 成型工艺研究　中药制剂成型工艺是指在制剂处方设计的基础上，将制剂原料与辅料进行加工处理，采用客观、合理的评价指标进行筛选，确定适宜的工艺和设备，制成一定剂型并形成最终产品的过程。通过制剂成型研究进一步改进和完善处方设计，最终确定制剂处方、工艺和设备。

不同的剂型其成型工艺迥然不同，就是同一剂型亦可有不同的成型工艺路线。选择何种工艺路线，要受制剂处方中物料性质的影响，通常以制剂处方中半成品的物理性状、化学性质与生物学特性作为工艺路线的选择依据。制剂成型工艺研究筛选时，应根据不同药物及其剂型的具体情况选择评价指标，以进行制剂性能与稳定性评价。如颗粒的流动性、物料的可压性和吸湿性等可作为片剂成型工艺的考察指标。

在工艺研究中,要经历从实验室工艺、中试工艺到工业化生产工艺的过程。中试放大是制剂生产从实验室阶段向工业化阶段转化的重要环节,是考察工艺可行性的关键。中试的设备、工艺参数应与工业化生产一致。在各阶段研究时应从工艺路线、设备条件、产品质量等方面综合评价,最终获得可行、稳定、质量合格的制备工艺。

6. 质量标准研究　中药制剂质量标准的建立必须在处方固定和原料质量稳定、制备工艺相对固定的前提下,用中试规模以上的产品来制定,否则不能反映和控制最终产品质量。中药质量标准的内容包括名称、处方、制法、性状、鉴别、检查、含量测定、功能与主治、用法用量、禁忌、注意、规格、贮藏、有效期等内容。

(1) 鉴别研究:根据中药处方组成的实际情况,选择鉴别的药味及专属、灵敏的鉴别方法。复方制剂原则上应对处方中的所有药味进行鉴别研究,根据实验结果情况选择列入标准中。但是由于有些饮片的基础研究尚不深入,鉴别较为困难。在难以对全部饮片建立鉴别方法时,可优先鉴别处方中的君药和臣药、贵重药、毒性药。

鉴别方法多采用专属性较好的显微鉴别和色谱鉴别,一般不宜采用专属性差的理化法和光谱法。色谱鉴别应采用阳性和阴性对照,对方法学进行验证。阳性对照可采用化学对照品和对照药材,当以非特征性的化学对照品为对照时,应同时建立以对照药材为对照的鉴别方法。对多基源的药材,应根据确定的药材品种,选用明确到"种"的对照药材。由于药材粉碎程度的不同可改变显微特征,药材粉末与提取浸膏混合后一同干燥亦可使药材的显微特征发生变化,因此在色谱法能较好鉴别的情况下,应尽量避免采用显微法鉴别。中药新药也鼓励建立指纹图谱鉴别方法,目前常用的是高效液相色谱(HPLC)指纹图谱。

(2) 含量测定:应研究建立处方中主要药味所含的有效成分或指标成分的含量测定项目,在含量测定指标选择上,方中的主要药材(一般按照君、臣、佐、使的次序)、贵重药、有毒中药均应研究其含量测定方法,并进行方法学考察,根据研究结果制定合理的含量限度。含有毒性药材的制剂,如果其毒性成分又是活性成分,应制定含量幅度(上、下限)。如果所制定的含量控制指标低于成品量的万分之一,应另增加一个含量测定指标或是与制剂疗效相关的浸出物测定。所测定的饮片成分应该是饮片与制剂疗效相关的有效成分,特别是当饮片有多种不同作用的有效成分时,应注意辨别选择。如果测定成分不是所测饮片的特征性成分,则应用其他方法达到总体的专属性。例如以绿原酸为含量测定指标不能说明原饮片是金银花还是菊花,所以应同时建立金银花或菊花的鉴别方法。有效成分不明确的,应有指标成分的含量测定。

测定方法多采用色谱法和光谱法,其中色谱法的应用比较广泛。含量测定方法学应按《中国药典》中的"药品质量标准分析方法验证指导原则"进行验证。含量限度至少应通过10批样品测定的数据来确定,具有科学性、广泛的代表性和可接受性。中药材、饮片的含量限度应根据多个产区的测定结果,并参考道地产区药材的测定结果综合考虑而确定。中药复方制剂的10批样品应是由不同批次的饮片生产的,根据所测成分的转化率和制剂对所测饮片的质量要求确定含量限度。

7. 稳定性研究　稳定性研究是药品质量控制研究的主要内容之一,与药品质量研究和质量标准紧密相关。稳定性研究具有阶段性特点,贯穿药品研究与开发的全过程。新药在申请临床试验时需要报送初步稳定性研究资料,在申请生产时需要报送稳定性研究资料,上市后仍要继续进行稳定性研究,因此新药稳定性研究一般始于药品的临床前研究,贯穿药品临床研究和上市后。药品在储存过程中可能出现物理性质、化学性质或生物学性质的变化,如液体药剂的变色、混浊与沉淀,固体制剂的吸潮、软化、破裂等,其有效成分含量的下降,因成分分解或变质而产生毒性或不良反应等。药品的稳定性研究就是探究药品在贮存期间其质量变化规律,从而为处方设计、工艺优化、贮存方法等选择提供依据。

(1)稳定性研究试验设计:稳定性研究试验设计应根据不同的研究目的,结合原料药的理化性质、剂型特点及具体的处方和工艺条件进行。

1)样品的批次和规模:中药的影响因素试验可采用 1 批小试规模样品进行;加速试验和长期试验应采用 3 批中试以上的规模样品进行。药物制剂的处方、制备工艺也应与生产规模一致。口服固体制剂如片剂、胶囊应为 10 000 个制剂单位。大体积包装制剂(静脉输液等)的批量至少应为稳定性研究所需总量的 10 倍。特殊品种、特殊剂型所需的数量视具体情况而定。

2)包装及放置条件:加速试验和长期试验所用的包装材料和封装条件应与拟上市包装一致。稳定性研究要求在一定的温度、湿度、光照等条件下进行,充分考虑到药品在贮存、运输及使用过程中可能遇到的环境因素。稳定性研究中所用的控温、控湿、光照等设备应能较好地对试验要求的环境条件进行控制和监测,如应能控制温度 ±2℃、相对湿度 ±5%、照度 ±500lx 等,并能对真实温度、湿度与照度进行监测。

3)考察时间点:稳定性研究中需要设置多个时间点,考察时间点应基于药品理化性质的稳定性变化趋势设置。如长期试验中,总体考察时间应涵盖所预期的有效期,中间取样点的设置要考虑药品的稳定特性和剂型特点。对某些环境因素敏感的药品,应适当增加考察时间点。

4)考察项目:稳定性研究的考察项目应选择在药品保存期间易于变化,并可能会影响药品的品质安全性和有效性的项目,以便客观、全面地反映药品的稳定性。根据药品特点和质量控制要求,尽量选取能灵敏地反映药品稳定性的指标。一般考察项目可分为物理、化学、生物学和微生物学等几个方面。

(2)稳定性研究试验方法:根据研究目的和条件的不同,稳定性研究内容可分为影响因素试验、加速试验和长期试验等。

1)影响因素试验:影响因素试验是在剧烈条件下探讨药物的稳定性,了解影响其稳定性的因素及所含成分的变化情况。为制剂处方设计、工艺筛选、包装材料和容器的选择、贮存条件的确定、有关物质的控制提供依据,并为加速试验和长期试验应采用的温度和湿度等条件提供参考。

影响因素试验一般包括高温、高湿、强光照射试验。将原料置于适宜的容器中(称量瓶或培养皿),摊成 ≤ 5mm 厚的薄层,疏松原料药摊成 ≤ 10mm 厚的薄层进行试验。对于固体制剂产品,采用除去内包装的最小制剂单位,分散为单层置于适宜的条件下进行。如试验结果不明确,应加试 2 个批号的样品。

2)加速试验:加速试验是在加速条件下进行的稳定性研究,其目的是在较短的时间内了解原料或制剂的化学、物理和生物学方面的变化,为制剂设计、质量评价和包装、运输、贮存条件等提供试验依据,并初步预测样品的稳定性。

加速试验一般取拟上市包装的 3 批样品,在 40℃ ±2℃、RH 75% ±5% 的条件下进行试验,分别在 0、1、2、3 和 6 个月末取样检测。对膏药、胶剂、软膏剂、糊剂、乳剂、混悬剂、凝胶剂、眼膏剂、栓剂、泡腾片等制剂可直接采用 30℃ ±2℃、RH 65%±5% 的条件进行试验。对温度敏感药物的加速试验可在 25℃ ±2℃、RH 60%±5% 的条件下同法进行。需要冷冻保存的药品可不进行加速试验。

3）长期试验：长期试验是在接近上市药品的实际贮存条件下进行的稳定性研究，目的是考察药物在运输、贮存、使用过程中的稳定性，能直接地反映药品的稳定性特征，是确定有效期的最终依据。一般在 25℃ ±2℃、RH 60%±10% 的条件下进行试验，取样时间点在第 1 年一般为每 3 个月末 1 次，第 2 年为每 6 个月末 1 次，以后每年末 1 次。也可在常温条件下进行。

4）药品上市后的稳定性考察：药品注册申请单位应在药品获准生产上市后，采用实际生产规模的药品进行留样观察，以考察上市药品的稳定性。根据考察结果，对包装、贮存条件等进行进一步的确认改进，并进一步确定有效期。

8. 主要药效学研究　中药新药主要药效学研究应遵循中医药理论，运用现代科学方法，根据新药的功能选用或建立与中医"证"或"病"相符或相近的动物模型和实验方法，对新药的有效性作出科学的评价。

（1）主要药效学研究的设计：中药具有成分复杂、药理作用广泛的特点，应根据新药的主治（病或证），设计直接证实主要药效的实验，一般应考虑采用不同的模型、方法、动物及给药途径进行实验。

（2）动物模型和指标选择：首选符合中医临床证或病的动物模型。如研究补虚药对免疫功能的影响，应首选免疫功能低下的虚证模型。但目前缺乏完全模拟中医病或证的病理模型。观察指标应选用特异性强、敏感性高、重现性好、客观、定量或半定量的指标进行观察。如对治疗冠心病心绞痛的中药新药进行药效学研究时，以阻断小型猪或犬的冠状动脉制备的局限性心肌缺血模型与临床表现更为相似，故首选之。

（3）实验动物选择：应根据实验要求合理选择实验动物，对其种属品系、性别、年龄、体重、健康状态、饲养条件及动物来源、合格证号，均应按实验要求严格选择，并详细记录。一般按照以下 3 个原则来选择实验动物：

1）选用与人体疾病特点相近似的实验动物：如研究催吐选用鸽子、犬、猫等动物，它们的呕吐反应敏感；不宜选用家兔和鼠类，因其无呕吐中枢或无呕吐反应。再如进行抗高血压药研究时，宜选用犬、猫和大鼠，它们对抗高血压药反应较敏感，与人类接近；不宜选用家兔，因家兔的血压不稳定，对有些药物不敏感。

2）选用遗传背景明确的实验动物：作为模式生物的实验动物其生物学指标稳定且显著，解剖、生理特点符合实验目的与要求。

3）选用 2~3 种动物进行药效学评价实验：动物模型与临床有区别，特别是中医证候的动物模型与临床证候的差异更大。因此，虽然"动物点头"，但临床疗效不一定就好。人与动物既有共性又有差异，如在不同种属的动物身上均得出与临床疗效相似的结果，可信度就大。故药效学研究时尽可能选择 2~3 种动物进行实验。

（4）受试药物要求：受试药物应采用制备工艺稳定、符合质量标准的中试样品，制剂来源、批号一致。主要药效学实验应设立对照组，包括正常组、模型组、阳性药组。阳性对照药可选用《中国药典》收载或正式批准生产的中药或西药,选用的药物尽可能与受试新药的主治功能、剂型及给药途径相似。

9. **毒理学研究**　中药新药临床前毒理学主要研究中药新药通过不同途径进入机体后所产生的毒性反应,主要包括急性毒性试验、长期毒性试验、特殊毒性试验和其他毒性试验。我国自 2007 年 1 月 1 日起,未在国内上市销售的从植物、动物、矿物等物质中提取的有效成分、有效部位及其制剂和从中药、天然药物中提取的有效成分及其制剂,以及中药注射剂的新药非临床安全性评价研究必须在符合 GLP 要求的实验室进行。

(1)急性毒性试验:中药急性毒性试验是预测中药安全性的重要手段,通过急性毒性试验可了解中药的毒性反应、毒性强度。急性毒性试验是指在一天内 1 次或多次将受试药物给予动物后,一定时间内产生的毒性反应及死亡情况。急性毒性试验结果不仅可以提示新药的急性毒性强度,提供药物可能的毒性靶器官以及可能的死亡原因,还可为毒理学进一步研究的剂量设置提供参考,为临床用药安全及监测提供依据。

1)受试药物:一般应采用制备工艺稳定、符合质量标准的中试样品,并注明受试物的名称、来源、批号、含量(或规格)、保存条件及配制方法等。如果受给药容量或给药方法限制,可采用提取物进行试验。

2)实验动物:一般应采用哺乳动物,雌、雄各半,也可根据临床用药情况选择相应的单一性别的动物。由于所用的动物数量大、用药剂量高,从经济节约的角度考虑多用小鼠,也可用大鼠。

3)试验分组:除不同的剂量组外,还应设空白组和 / 或阴性组。

4)给药途径:由于给药途径不同,药物吸收量、吸收速度不同,为尽可能观察动物的急性毒性反应,建议采用不同的给药途径进行试验。对 1、5 和 7 等类新药,凡水溶性好的,急性毒性试验宜采用 2 种给药途径,其中一种应为推荐临床用药的给药途径,另一种最好采用静脉注射给药测定 LD_{50}。有的粗制剂无法通过注射途径给药,可只采用灌胃给药途径,试验时动物应禁食不禁水(12~16 小时)。

5)给药容量:小鼠灌胃不超过 40ml/kg,注射给药不超过 1ml/ 只;大鼠灌胃不超过 20ml/kg,腹腔注射 1.5ml/ 只,静脉注射、皮下注射不超过 1ml/ 只。

6)观察时间:不同药物的中毒症状出现快慢不同,如为代谢产物引起的毒性出现时间可能较晚,因此急性毒性试验的观察时间一般为 14 天;如遇迟发性或进行性反应,还要适当延长观察时间。

7)观察指标:给药后应密切观察动物的体重变化、饮食、外观、行为、分泌物排泄物、死亡及中毒反应(症状、严重程度、起毒时间、持续时间、是否可逆)等,判断出现的各种反应可能涉及的组织、器官或系统等。

对濒死及死亡动物应及时进行大体解剖,其他动物在观察期结束后进行,当发现器官出现体积、颜色、质地等改变时,则对改变的器官进行组织病理学检查,并详细记录。

8)结果处理与分析:根据所观察到的各种反应出现的时间、严重程度、持续时间等,分析各种反应在不同剂量时的发生率、严重程度。根据观察结果归纳分析每种反应的剂量 - 反应及时间 - 反应关系。

急性毒性试验一般应测定最大给药量、最大无毒性反应剂量、最大耐受量和 / 或最小致死量和 / 或半数致死量。如只能测定最大给药量,可不必进行其他毒性反应剂量的测定。根据解剖中肉眼可见的病变和组织病理学检查结果,初步判断可能的毒性靶器官。

(2)长期毒性试验:长期毒性试验的主要目的是预测受试物可能引起的临床不良反应,包括不良反应的性质、程度、剂量 - 反应关系、时间 - 反应关系、可逆性等;推测受试动物重复给药的临床毒性靶器官或靶组织;预测临床试验的起始剂量和重复用药的安全剂量范围;提示临床试验中需重点监测的指标;为临床试验中的解毒或解救措施提供参考信息。

1)受试药物:与主要药效学、急性毒性试验的要求一致。

2)实验动物:中药、天然药物 1~5 类新药及中药注射剂的长期毒性试验应采用 2 种实验动物(啮齿类和非啮齿类)。啮齿类常用大鼠,非啮齿类常用犬或猴,应符合 GLP 要求。无特殊情况下雌、雄各半。一般为健康动物,必要时也可选用病理模型动物。

3)给药途径:原则上与临床拟给药途径相同,若不同应充分说明理由。

4)给药频率:原则上应每天给药,且每天给药时间相同。试验周期为 3 个月以上者,可每周给药 6 天。特殊类型药物可根据具体情况设计给药频率。

5)给药期限:与拟定的临床疗程长短、临床适应证、用药人群有关,应充分考虑预期临床的实际疗程,通常为临床试验用药期的 2~3 倍。对有些疾病,如高血压、糖尿病、关节炎等需反复用药者,应按最长时间计算。大鼠最长为 6 个月,犬最长可达 9 个月。

6)给药剂量与分组:大鼠长期毒性试验通常设 3 个剂量组、1 个溶媒或赋形剂对照组。高剂量组原则上应使动物产生明显的毒性反应,甚至个别动物死亡(毒性较低的中药应尽量采用最大给药量);低剂量组原则上应高于动物药效学等效剂量或预期的临床治疗剂量的等效剂量;中剂量组介于两者之间,且应高于主要药效学的高剂量组。组间剂量差采用等比级数为好。

7)给药途径:原则上应选择与推荐临床试验的给药途径一致。若临床用药为静脉注射给药,大鼠长期毒性试验可采用腹腔注射或皮下注射代替;口服给药应采用灌胃法。不主张掺食或饮用法给药,因为难以保证剂量准确。

8)观察指标:包括一般观察指标、血液学指标、生化指标、病理学检查等。一般观察指标包括进食量、体重、外观体征和行为活动、粪便性状等。血液学指标包括红细胞(RBC)计数、白细胞(WBC)计数、白细胞分类、血红蛋白(Hb)、血小板总数(PLC)和凝血时间等。血液和生化指标包括谷草转氨酶(GOT)、谷丙转氨酶(GPT)、碱性磷酸酶(ALP)、尿素氮(BUN)、肌酐(Crea)、总蛋白(TP)、白蛋白(ALB)、葡萄糖(GLU)、总胆固醇(T-CHO)、总胆红素(T-BIL)等。非啮齿动物还应进行体温、眼科检查、尿液检查、心电图检查等。系统尸解和病理学检查包括系统尸解、脏器系数测定和病理组织学检查等。

9)观察时间:一般观察每天 1 次,体重和进食量观察每周 1 次,其他各检测项目视给药周期长短而异。给药周期在 3 个月以内者一般可在给药期结束后 24 小时对以上各项指标做 1 次全面检查,留下部分(1/3~1/2)动物停药观察 2~4 周,做恢复期检查,以了解毒性反应的可逆程度和可能出现的延迟性毒性反应;给药周期在 3 个月以上者可在试验中期对较少量动物做全面检查。对濒死或死亡动物应及时检查。

长期毒性试验结果经统计分析,并与其他药理毒理学研究结果相互印证、说明和补充,综合评价,权衡利弊,考虑其开发前景。

10. 中药新药临床前研究实例——妇血宁片的临床前研究　妇血宁是在继承中医药遗产的

基础上结合近现代科学方法,以健康猪的猪蹄甲为原料研制开发的中药新药。其是治疗功能失调性子宫出血的药物。

【药材来源】为猪科动物猪 *Sus scrofa domestica* Brisson 的蹄甲提取物。

【制备工艺】

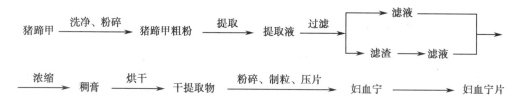

【理化性质】妇血宁为部分水解的角蛋白、肽类、氨基酸类、酶类、甾体化合物及无机盐等化学成分。用 Sephadex G-100 柱层析色谱法分离妇血宁在 pH 7 时的水溶性部分,可得到分子量不同的 3 个组分。各组分均呈淡褐色,深浅略有不同。在 195~220nm 处有最大吸收峰,在 275nm 处有低吸收峰,说明各组分均为多肽或蛋白质。用不同 pH 的水溶液进行提取,其提取物均含分子量相近的多肽。

【质量标准】

(1)妇血宁为淡黄褐色的无定形粉末;味微咸、腥;有引湿性。妇血宁片为糖衣片,除去糖衣后显黄褐色。

(2)取妇血宁 0.2g,精密称定,照氮测定法测定,即得。按干燥品计算,妇血宁的含氮量(N)不得少于 13.5%。

(3)按荧光分光光度法测定,妇血宁水溶液在紫外线灯下呈淡黄色荧光,经荧光分光光度计扫描,其荧光吸收峰于 450nm、激发光波峰于 380nm 处。将不同浓度的本品水溶液作荧光扫描,当浓度 <10mg/ml 时,荧光吸收强度与浓度呈正相关。在 0.5~5mg/ml 范围,测定本品浓度与其相应荧光强度的关系,证明其线性关系良好。

(4)取妇血宁片 10 片,除去糖衣,精密称定,研细,精密称出适量(约相当于妇血宁 0.2g),照氮测定法测定,即得。妇血宁片的总含氮量(N)不得少于妇血宁标示量的 12.5%。

【检验方法】

(1)取妇血宁 0.5g,加水 50ml,振摇,滤过,滤液照下列鉴别法试验:取滤液 5ml,加双缩脲试液,显紫红色;取滤液 2ml,加三氯醋酸试液,产生白色沉淀。

(2)取妇血宁片,除去糖衣,研细,称出适量(约相当于妇血宁 0.5g),照上述鉴别法试验,显相同的反应。

【检查】

(1)pH:取妇血宁适量,加水温热并使成 1% 的溶液,依法测定,pH 应为 7.0~8.5。

(2)干燥失重:取妇血宁,在 105℃干燥至恒重,减失的重量不得超过 4.0%。

(3)炽灼残渣:不得超过 13.5%。

【药理作用】

(1)对心血管和血液系统的影响:动物实验证明,妇血宁有直接兴奋心肌的作用,使血压先略升高而后明显下降,这种双相变化可能对改善功能失调性子宫出血时子宫的血液供应有益;妇血宁可缩短凝血酶原激活时间而促进凝血过程和抑制纤溶活性,故对凝血障碍或纤溶亢进所致的凝血-纤溶失调起调节平衡的作用,但不引起血液高凝状态。研究表明,其多肽组分为凝血作用的有效物质之一。妇血宁还有促进血小板凝集的作用,这可能与其所含的胶原蛋白成分有关。

(2)对子宫兴奋程度的影响:动物实验证明,妇血宁可明显增加子宫收缩的频率和幅度,每1mg妇血宁的作用强度与垂体后叶素 1.8×10^{-5}U 相当。加大剂量,仅呈节律性收缩,不引起强直性收缩,这可能与妇血宁中兴奋和抑制子宫的物质共存有关。妇血宁节律性地兴奋子宫肌影响内膜的血管,使血管呈扩张和收缩的双相变化,从而改善功能失调性子宫出血的子宫内膜血管血流障碍。

(3)对内分泌调节的影响:功能失调性子宫出血的主要发病原因系下丘脑-垂体-卵巢性分泌轴功能紊乱。妇血宁使更年期功能失调性子宫出血患者闭经,使其他年龄期功能失调性子宫出血患者的月经周期规律化。阴道细胞学检查可见有调整体内性激素水平的倾向,可能是妇血宁中的多肽对内分泌轴起调节作用,通过促进肾上腺束状带分泌糖皮质激素、抑制纤溶、降低血管通透性、稳定溶酶体膜等作用,从而改善或制止功能失调性子宫出血。

(4)抗炎作用及对炎症修复的影响:动物实验证明,妇血宁对小鼠腹腔毛细血管通透性增高、大鼠足肿胀、大鼠纸片性肉芽增生模型等都有不同程度的抗炎作用,减轻炎症反应或促使炎症修复,对急、慢性炎症均有抑制作用,并能抑制乳腺增生,其抗炎作用的机制可能与兴奋垂体-肾上腺皮质系统有关。

【毒理作用】动物实验证明,妇血宁对 SD 大鼠、昆明种小鼠的体重、血象、肝肾功能等未见明显的毒副作用,慢性毒性试验也未见明显的毒性反应。可见妇血宁的毒性较低,临床可长期服用。

(二)中药新药临床研究

1. Ⅱ期临床试验

(1)基本要求:遵循随机盲法对照原则,Ⅱ期临床试验原则上实行双盲,若无法实行应陈述理由。试验组与对照组的试验例数均等,各组均不少于 100 例,主要病症不少于 60 例;对罕见或特殊病种可说明具体情况,申请减少试验例数。避孕药要求不少于 100 对,每例的观察时间不少于6 个月经周期。保胎药与可能影响胎儿及子代发育的药应对婴儿进行全面观察,包括体格和智力发育等;对受试者要严格控制可变因素,保证不附加治疗方案范围以外的任何治疗因素。应对受试者进行依从性监督;观察的疗程应根据病症的具体情况而定,凡有现行公认标准者,均按其规定执行。对于某些病证应进行停药后的随访观察。

(2)试验设计:试验方案包括病例选择标准、对照组设置、必要的检查指标、药物剂量、给药途径、疗效标准、疗程和统计学处理方法等。临床研究单位必须是国家药品监督管理局确定的药品临床研究基地。试验单位不少于 3 个,每个单位所观察的例数不得少于 30 例。

临床研究根据新药的功能主治制定严格的病名诊断、证候诊断标准,要突出中医辨证特色。受试病例应选择以住院病例为主;若为门诊病例,则要严格控制可变因素,以确保不附加任何治疗因素,单纯服用试验药物。受试者的年龄范围一般为 18~65 岁,儿童或老年病用药另定;要有明确的病例排除标准;病例纳入后发现不符合纳入标准的病例,需予剔除。在给药方案选择上,给药剂量、次数、疗程和有关合并用药等可根据药效试验及临床实际情况或Ⅰ期临床试验结果,在保证安全的前提下予以确定。

(3)疗效判断:应按现行公认标准执行。疗效评价标准应重视规定疗效评定参数,疗效评定应包括中医证候、客观检测指标等内容。对于受试的每个病例,都应严格按照疗效标准分别加以判定,在任何情况下都不能任意提高或降低标准。

(4)不良反应判断与处理:应结合药物成分特点,设计严密的不良反应观察方案;试验中密切观察和记录各种不良反应,分析原因,作出判断,统计不良反应发生率。对不良反应须认真处理并详细记录处理经过及结果。临床研究期间若发生严重不良事件,承担临床研究的单位须立即采取必要的措施保护受试者安全,并在24小时内向当地省级及国务院药品监督管理部门报告。

(5)观察与记录:按照试验方案,制订周密的病例报告表,逐项详细记录。对于自觉症状的描述应当客观,切勿诱导或暗示。对于所规定的客观指标,应当按方案规定进行检查。对于"辨证论治"的观察,应切实依据中医理论和证候标准的要求,用中医术语对诊断时的证候项目前后对比观察和记录。

(6)试验总结:试验结束后,对数据进行统计分析,综合其统计学及临床意义,对药物的安全性、有效性、使用剂量作出初步评价和结论。

2. Ⅲ期临床试验 Ⅲ期临床试验又称扩大的对照治疗试验,其目的是进一步验证中药新药对目标适应证患者的治疗作用和安全性,评价利益与风险关系,最终为中药新药注册申请获得批准提供充分的依据。该期是Ⅱ期临床试验的延续,是在较大范围内对新的疗效和可能出现的不良反应进行观察和评价。各项要求与Ⅱ期临床试验基本相同,但观察例数要求不同。

(1)基本要求:Ⅲ期临床研究应进行多中心临床试验,临床试验所需的病例数要符合统计学要求,试验组一般不少于300例,主要病症不少于100例。临床试验应合理设置对照组,对照组例数不少于治疗组例数的1/30,每个中心的病例数不得少于20例。罕见或特殊病种可说明具体情况,申请减少试验例数。避孕药要求不少于1000例,每例的观察时间不少于12个月经周期。对于某些病症应进行停药后的随访观察。

(2)试验设计:对临床研究单位的要求同Ⅱ期临床试验。病例选择时可参照Ⅱ期临床试验设计,在原诊断标准的基础上根据该期试验目的加以调整。根据具体情况适当扩大受试对象范围。探索在不同人群中的给药方案,可设计不同的用药剂量、次数和疗程。用药剂量可根据药效试验及临床实际情况或Ⅱ期临床试验结果,在保证安全的前提下予以确定。在试验方法选择上,应依据Ⅱ期临床试验结果设计Ⅲ期临床试验方案。临床试验应遵循随机对照原则,视需要可采取盲法或开放试验。疗效判断、不良反应判断与处理等的要求同Ⅱ期临床试验。

(3)试验总结:试验结束后,对数据进行统计分析,综合其统计学及临床意义,对药物的安全性、有效性、使用剂量作出进一步的评价和结论。

3. Ⅳ期临床试验 Ⅳ期临床试验是新药上市后监测,其目的是在广泛使用条件下考察药物疗效和不良反应(注意罕见不良反应)。

该期的病例选择、疗效标准、临床总结等与Ⅲ期临床试验的要求基本相同。对于疗效的观察,应包括考察新药的长期疗效。对于不良反应、禁忌、注意等考察,应详细记录不良反应的表现(包括症状、体征、实验室检查等)并统计发生率。观察例数:新药试生产期间的临床试验单位不少于30个,病例数不少于2000例;罕见或特殊病种可说明具体情况,申请减少试验例数。

4. 中药新药临床研究实例——中药新药治疗中风的临床研究案例 中风又名卒中,是以突然昏倒、半身不遂、口舌㖞斜、言语謇涩或不语、偏身麻木为主症,并具有起病急、变化快、如风邪善行数变的特点,好发于中老年人的一种疾病。本病相当于西医学的急性脑血管病,按病理分为出血性中风和缺血性中风。

(1)病例选择

1)诊断标准:诊断标准包括以下几个方面。

中医诊断标准:根据国家中医药管理局脑病急症科研协作组起草制定的《中风病诊断与疗效评定标准(试行)》确定。主症:偏瘫,神识昏蒙,言语謇涩或不语,偏身感觉异常,口舌㖞斜;次症:头痛,眩晕,瞳神变化,饮水发呛,目偏不瞬,共济失调。急性起病,发病前多有诱因,常有先兆症状;发病年龄多在40岁以上;具备2个主症以上,或1个主症、2个次症,结合起病、诱因、先兆症状、年龄即可确诊。不具备上述条件,结合影像学检查结果亦可确诊。

疾病分期标准:急性期为发病2周以内,最长可至1个月;恢复期为发病2周~6个月;后遗症期为发病6个月以后。

西医诊断标准:参照1995年中华医学会第四次全国脑血管病学术会议修订的《各类脑血管疾病诊断要点》,包括4种诊断标准。其一,短暂性脑缺血发作:为短暂的、可逆性的、局部的脑血液循环障碍,可反复发作,少者1~2次,多至数十次,多与动脉粥样硬化有关,也可以是脑梗死的前驱症状;可表现为颈内动脉系统和/或椎基底动脉系统的症状和体征;每次发作的持续时间通常在数分钟至1小时左右,症状和体征应该在24小时以内完全消失。其二,蛛网膜下腔出血:主要是指动脉瘤、脑血管畸形或烟雾病等出血引起的,发病急骤,常伴剧烈头痛、呕吐;一般意识清楚或有意识障碍,可伴有精神症状,多有脑膜刺激征兆,少数可伴有脑神经及轻偏瘫等局灶体征;腰穿脑脊液呈血性,CT应作为首选检查,全脑血管造影可帮助明确病因。其三,脑出血:常于体力活动或情绪激动时发病,发作时常有反复呕吐、头痛和血压升高,病情进展迅速,常出现意识障碍、偏瘫和其他神经系统局灶症状,多有高血压病史;CT应作为首选检查,腰穿脑脊液多为血性和压力增高。其四,脑梗死:主要包括动脉粥样硬化性血栓性脑梗死、脑栓塞、腔隙性梗死、无症状性脑梗死等。

中医证候诊断标准:根据国家中医药管理局脑病急症科研协作组起草制定的《中风病诊断与疗效评定标准(试行)》制定。包括其一,风痰火亢证:主症为半身不遂,口舌㖞斜,言语謇涩或不语,感觉减退或消失,发病突然;次症为头晕目眩,心烦易怒,肢体强急,痰多而黏,舌红,苔黄腻,脉弦滑。其二,风火上扰证:主症为半身不遂,口舌㖞斜,言语謇涩或不语,感觉减退或消失,病势突变,神识迷蒙等;次症为颈项强急,呼吸气粗,便秘,尿短赤,舌质红绛,舌苔黄腻而干,脉弦数。其三,痰热腑实证:主症为半身不遂,口舌㖞斜,言语謇涩或不语,感觉减退或消失;次症为头痛目眩,咳痰或痰多,腹胀,便干便秘,舌质暗红,苔黄腻,脉弦滑或偏瘫侧弦滑而大。其四,风痰瘀阻证:主症为半身不遂,口舌㖞斜,言语謇涩或不语,感觉减退或消失;次症为头晕目眩,痰多而黏,舌质暗淡,舌质薄白或白腻,脉弦滑。其五,痰湿蒙神证:主症为半身不遂,口舌㖞斜,言语謇涩或不语,感觉减退或消失,神昏痰鸣;次症为二便自遗,周身湿冷,舌质紫暗,苔白腻,脉沉缓滑。其六,气虚血瘀证:主症为半身不遂,口舌㖞斜,言语謇涩或不语,感觉减退或消失。次症为面色㿠白,气短乏力,自汗出,舌质暗淡,舌苔白腻或有齿痕,脉沉细。其七,阴虚风动证:主症为半身不遂,口舌㖞斜,言语謇涩或不语,感觉减退或消失;次症为眩晕耳鸣,手足心热,咽干口燥,舌质红瘦,少苔或无苔,脉弦细数。

2)症状分级量化:对中风主症以外的中医相关症状分别制定分级量化标准,一般按照症状轻、中和重的不同程度进行量化计分。可根据受试药物的功能主治,确定相应的观察指标。常见中风症状的分级量化标准详见表5-1-1。

表 5-1-1　中风症状分级量化表

症状	轻	中	重
头晕目眩	偶尔出现	经常出现,尚可忍受	频繁出现,难以忍受
头痛	偶尔出现,程度轻微	经常出现,尚可忍受	频繁出现,疼痛难忍
心烦易怒	略感心烦	烦躁不安	烦躁易怒
肢体强急	肌张力略高	肌张力较高,但能伸展	肢体强痉拘急
颈项强急	轻度抵抗	中度抵抗	重度抵抗
肢体麻木	偶有麻木,程度轻微	持续麻木,尚可忍受	持续麻木,难以忍受
痰多	偶有咳痰	咳痰较多	痰涎壅盛或喉中痰鸣
气短乏力	偶有气短	动则气短	安静时即感气短
自汗	安静时汗出	偶尔汗出	动则汗出
便干便秘	大便干,每日1次	大便干,每2~3日1次	大便干硬,数日不行
口干口渴	口干微渴	口干欲饮	咽干口燥
舌质红	微红	较红	红绛
舌质暗	略暗	较暗	紫暗
舌苔黄腻	薄黄腻	黄腻	黄厚腻

3)神经功能缺损程度评分标准:可采用国际公认的卒中患者临床神经功能缺损程度评分标准进行评定。

4)纳入标准:纳入标准的病例应该符合中风的中西医诊断标准、符合中医证候诊断标准,根据各期临床试验的目的以及本病的特点确定受试年龄范围,签署进入研究的知情同意书。

5)排除标准:包括短暂性脑缺血发作,检查证实由脑肿瘤、脑外伤、脑寄生虫病、代谢障碍、风湿性心脏病、冠心病及其他心脏病合并心房颤动引起脑栓塞者;孕妇或哺乳期妇女;对本药成分过敏者;合并肝、肾、造血系统和内分泌系统等严重的原发性疾病;精神病患者。

6)病例剔除、脱落及终止试验标准:纳入后发现不符合纳入标准的,或未按试验方案规定用药的病例,需予以剔除;纳入病例发生严重不良事件,出现并发症不宜继续接受试验者;盲法试验中被破盲的病例,自行退出或未完成整个疗程而影响疗效或安全性判断的病例,均应视为脱落。终止试验标准为临床试验中出现严重不良应者应终止试验,出现严重并发症或病情迅速恶化者应终止试验。

(2)观测指标

1)安全性观测:包括一般体检项目,血、尿、便常规检查,心、肝、肾功能检查。

2)疗效性观测:包括中医证候学的观察(症状、舌脉象的观察)、神经系统症状体征的观察、头颅 CT 扫描、脑脊液检查、血液流变学检查、经颅多普勒超声(TCD)检查、头颅磁共振检查。以上项中医证候学的观察、神经系统症状体征的观察、头颅 CT 扫描必做,其他指标各医疗科研单位可根据试验需要及条件选做。

(3)试验方法要点:中风的临床疗效与患者的年龄、既往病史、病程长短、病灶部位、病灶范围以及伴发疾病情况等因素有关,在试验分组时应严格贯彻随机化原则,以避免试验组与对照组之间的系统差异。为了增加各组之间的可比性,也可采用分层随机化方法。

中风的新药临床试验应尽量做到盲法对照,在具备条件的情况下应采用双盲试验,如条件不具备时也可进行单盲试验。若试验过程中出现严重不良事件,或患者病情加重需要抢救时,可以进行紧急揭盲,临床试验方案中应对紧急揭盲的条件、方法等作出规定。中风的疗程一般较长,应根据新药的试验目的、治疗范围及所要达到的疗效指标,并参照新药临床前药效毒理学试验结果确定临床试验的疗程。若受试对象为"中风急性期"患者,可直接进入临床试验;若为恢复期或后遗症期,应在受试准备期进行药物洗脱,以避免其他药物治疗效应的影响。

在中风的新药临床试验中,应使用单一的受试药,除受试药物外应避免其他措施的干预,并保持各组其他条件的均衡可比性。如因病情需要,必须合并使用其他药物时,应明确合并用药的目的及对试验药物效应评价的影响,并注意控制合并用药的组间均衡性。

如中风急性期往往病情复杂,伴发疾病较多,需要规定合并用药的条件以及药物种类、剂量、使用时间等,如脱水、降血压、降血糖、降血脂及抗生素等药物的使用,应尽量做到标准化,在评价受试药的有效性与安全性时应考虑到合并用药的效应。

在中风的临床试验中注意分析合并用药与不良反应的关系,密切观察药物对老年人造成的不良反应,如对精神行为、肝肾功能的影响等。

根据中风新药临床试验的目的确定是否需要随访,如果试验中有不良反应发生,应随访至完全正常为止。

(4)疗效判定

1)对治疗前后患者的神志、言语、肢体运动功能等主症进行综合评定:参照中华医学会第四次全国脑血管病学术会议通过的疗效评定标准。

2)临床疗效评定依据:神经功能缺损积分值的减少(功能改善);患者的总生活能力状态(评定时的病残程度),分为7级。0级能恢复工作或操持家务;1级生活自理,独立生活,部分工作;2级基本独立生活,小部分需人帮助;3级部分生活活动可自理,大部分需人帮助;4级可站立步行,但需人随时照料;5级卧床,能坐,各项生活需人照料;6级卧床,有部分意识活动,可喂食;7级植物状态。

3)临床疗效评定分级标准:①基本痊愈,即功能缺损评分减少90%~100%,病残程度0级;②显著进步,即功能缺损评分减少46%~89%,病残程度1~3级;③进步,即功能缺损评分减少18%~45%;④无变化,即功能缺损评分减少或增加在18%以内;⑤恶化,即功能缺损评分增加18%以上。

4)中医证候疗效判定:①临床痊愈,即中医临床症状、体征消失或基本消失,证候积分减少≥95%;②显效,即中医临床症状、体征明显改善,证候积分减少≥70%;③有效,即中医临床症状、体征均有好转,证候积分减少≥30%;④无效,即中医临床症状、体征均无明显改善,甚或加重,证候积分减少不足30%。

(5)观察、记录、总结、数据处理、统计分析的要求:按临床设计的要求,统一表格,作出详细记录,认真写好病历,应注意观察不良反应或未预料的毒副作用。试验结束后,不能任意涂改病历,各种数据必须进行统计学处理。

综上所述,药物的作用是客观存在的,药物临床试验的目的就在于发现、认识这种作用。事实上,认识药物作用不仅在于认识药物作用中共性的东西,更在于认识药物作用的个性方面。不同药物在作用机制、作用靶点、作用表现、作用范围、作用强度、作用时效等方面各有特点,由此决定了其各自不同的临床应用范围、使用方法、应用层次、使用注意等。中药制剂尤其应注意适应证候方面的不同。中药新药临床试验设计要根据既往临床经验及非临床研究结果的提示,充分考虑受试药物可能的作用特点,从实际出发,恰当合理地制定具体的试验方案,以便不仅能认识药物作用的共性,更能认识药物作用的个性。因此,即便是对于预期用于同一种疾病的不同新药,也可能采用不同的试验方案进行全面客观的临床评价。针对中药的特点,国家药品监督管理局发布的《中药新药临床研究指导原则》制定了 18 个系统 79 种病证的临床研究指南,为中药新药临床研究提供参考。

五、中药新药的申报与审批

(一) 新药审批主管部门与机构

《药品注册管理办法》规定,国家药品监督管理局主管全国药品注册管理工作,负责建立药品注册管理工作体系和制度,制定药品注册管理规范,依法组织药品注册审评审批以及相关的监督管理工作。国家药品监督管理局药品审评中心负责药物临床试验申请、药品上市许可申请、补充申请和境外生产药品再注册申请等的审评。中国食品药品检定研究院、国家药典委员会、国家药品监督管理局食品药品审核查验中心、国家药品监督管理局药品评价中心、国家药品监督管理局行政事项受理服务和投诉举报中心、国家药品监督管理局信息中心等药品专业技术机构承担依法实施药品注册管理所需的药品注册检验、通用名称核准、核查、监测与评价、制证送达以及相应的信息化建设与管理等相关工作。

省级药品监督管理部门负责本行政区域内的以下药品注册相关管理工作:

1. 境内生产药品再注册申请的受理、审查和审批。

2. 药品上市后变更的备案、报告事项管理。

3. 组织对药物非临床安全性评价研究机构、药物临床试验机构的日常监管及违法行为的查处。

4. 参与国家药品监督管理局组织的药品注册核查、检验等工作。

5. 国家药品监督管理局委托实施的药品注册相关事项。

省级药品监督管理部门设置或者指定的药品专业技术机构承担依法实施药品监督管理所需的审评、检验、核查、监测与评价等工作。

(二) 新药审报的主要流程

1. 资料送审 研制单位根据所研制新药的注册类别要求,填写"药品注册申请表""药品研制情况申请表",连同各项申报资料及样品一并报送省级药品监督管理部门,由省级药品监督管理部门按规定组织专人进行研究现场考察、原始记录审查,省级药品检验机构进行样品及质量标准复核、申报资料初审工作。

2. 核查 省级食品药品监督管理部门对申报新药的核查工作包括以下 3 个方面:

(1)现场考察:省级食品药品监督管理部门受理新药申报后,组织专家和管理人员对申报者的研究工作现场试验条件进行考察,并填写"药品研制情况核查报告表"。

(2)审查原始记录:组织专家审查试验记录。重点审查记录的规范性;记录与资料的吻合程度;试验记录的原始性、准确性。

（3）复核：在完成研究现场和原始资料审查，并基本符合要求后才同意受理。由药品注册部门通知研制单位将全套研究资料和样品送省药品检验机构，对药学部门技术资料进行审查和对样品进行复核；并向研制单位发出收费通知，研制单位凭此通知交纳审批费。省药品检验机构复核后签发复核报告，包括上报项目的复核结果与意见、复核检验报告书、核定临床研究用药质量标准。

3. 向国务院药品监督管理部门申报　国务院药品监督管理部门实行邮寄药品注册资料的申报方式。

六、中药新药的知识产权保护

中药在中国有几千年的使用历史，是中华民族优秀文化的瑰宝，但由于长期以来专利保护意识淡薄、措施不力，致使许多珍贵的中药秘方流失国外。例如日本早在 20 世纪 70 年代便选择我国的 210 个经典古方批准为医疗用药，仅 1994 年其产品在日本国内的产值已达 15 亿美元，超过我国当年的中成药年销售总额。我国加入世界贸易组织后，医药产业向国外企业和商家打开大门，国内外药品、保健食品市场的竞争将更加激烈。企业需提升自主知识产权创新能力，加大对自身中药产品的知识产权保护，对提高企业权益、做大做强中药产品具有重要意义。总的来说，中药新药保护包括中药技术专利保护和中药行政保护。

（一）中药新药的专利保护

专利保护是知识产权保护的最重要的法律手段，在中药产品保护中占据越来越重要的地位。发明创造根据其所保护的内容可分为发明专利、实用新型专利和外观设计专利。就中药新药知识产权保护而言，中药新药的专利权保护主要包括：

1. 中药有效成分专利保护　中药有效成分可认为是单体化合物，其专利保护较为简单，类似于化学药专利保护。《专利审查指南》规定，从中药或天然药物中首次提取分离出来的单体成分，其结构、形态或者其他物理与化学参数是现有技术中不曾认识的，并能确切地表征，且在产业上有利用价值（制备治疗疾病的药物），则该单体物质本身及取得该物质的方法均可依法授予专利权，即有效成分专利保护。中药有效成分结构明确，通常用结构定义。

2. 中药复方、提取物专利保护　中药复方（组合物）制剂的发明点在组成（即配方）上，以多种中药材为原料，按一定的制剂工艺生产。常见以下几种情况：

（1）新复方制剂：发明点在于原料各组分之间的配伍关系及它们之间的用量配比，此时权利要求的特征部分可以用原料特征加方法特征进行限定保护。

（2）已知产品新剂型：发明点在于新工艺生产出效果更好的新剂型，权利要求的特征部分可仅用方法特征，即制备工艺进行定义。

（3）中西药复方制剂：与前面的新复方制剂类似，权利要求的特征部分也是用原料药特征加方法特征进行限定。

中药复方专利的权利特征越多保护范围越小，中药味数越少保护范围越大。当然专利对大范围的权利要求也是有限制规定的，即专利的新颖性和创造性。如何把握好保护范围与获得批准之间的矛盾，这取决于专利代理人的撰写水平。

中药提取物也是组合物,其成分结构不明确,难于用产品的组分和含量描述,所以权利要求的特征部分应采用原料和生产工艺(制备方法)进行定义,生产工艺应包括生产步骤、生产条件、参数等。在中药新药中的有效部位,实际是指单一有效成分及其比例均不明确且含量不低于 50% 的混合物,也只能用制备方法、工艺加以描述定义。实际操作中,对单味药的有效成分经常采用用途专利加以间接保护,将有效成分的提取方法作为诀窍加以保护。如果从有效部位中分离有效成分的专利保护在前,含有该有效成分专利将受到前者的制约;相反,如果含有有效成分的专利在前,从有效部位中分离有效成分的专利在后就不构成侵权。

3. 中药用途专利保护　中药的医疗用途主要包括已知中药品种或中药材的第二用途的开发。在中药新药中包括 3 类中药材,即"新发现的药材及其制剂、新的中药材代用品、药材新的药用部位及其制剂"。虽然专利法规定"动物和植物品种不予保护",并且中药材一般都是动植物品种,但是我们可以通过保护中药材的新用途或第二医疗用途来间接保护新发现的药材和药材新的药用部位。较为常见的有以下几种类型:①已知中药材的新用途。例如何首乌防治骨质疏松症的新用途,权利要求可撰写为"何首乌在制备防治骨质疏松症药物中的应用"。②新的药用部位的用途。例如红景天总鞣质在制备治疗阿尔茨海默病药物中的应用。③已知复方的新用途。④新复方的用途。

需要特别强调的是,如果一种中药的某一用途是已知的,而之后又从该中药中提取了一种有效部位,那么此有效部位的这种用途也是可以得到专利保护的。当然,前提是有效部位的效果要好于前者。

(二) 中药新药的行政保护

提出行政保护申请的药品是指尚未合法地进入中国境内的药品流通市场的药品,经国务院药品生产经营行政主管部门批准后,可给予药品行政保护,颁发药品行政保护证书,并予以公告。

1. 药品行政保护对象　我国为了扩大对外经济技术合作与交流,对外国药品独占权人的合法权益给予行政保护,1992 年和 2000 年国家药品监督管理局先后发布了《药品行政保护条例》和《药品行政保护条例实施细则》,实施药品行政保护。

2. 药品行政保护内容

(1)对获得行政保护的药品,未经药品独占权人许可,国务院卫生行政部门和省、自治区、直辖市的卫生行政部门不得批准他人制造或销售。对未经获得药品行政保护的独占权人许可而制造或销售该药品的,药品独占权人可以请求国务院药品生产经营行政主管部门制止侵权行为;药品独占权人要求经济赔偿的,可以向人民法院提起诉讼。

(2)药品行政保护证书颁发后,任何组织或个人认为给予该药品行政保护不符合《药品行政保护条例》规定的,都可以请求国务院药品生产经营行政主管部门撤销对该药品的行政保护;药品独占权人对国务院药品生产经营行政主管部门的撤销决定不服的,可以向人民法院提起诉讼。药品行政保护的终止或撤销,由国务院药品生产经营行政主管部门予以公告。

(三) 中药新药的品种保护

1. 保护适用范围　适用于中国境内生产制造的中药品种,包括中成药、天然药物的提取物及其制剂和中药人工制品。申请专利的中药品种,依照专利法的规定办理,不受中药品种保护。

2. 监督管理部门　国务院药品监督管理部门负责全国中药品种的监督管理作用,国务院中医药主管部门协同管理全国中药品种的保护工作。国务院药品监督管理部门组织的国家中药品种保护审评委员会是审批中药保护品种的专业技术审查和咨询机构,下设办公室,在国务院药品监督管理部门的领导下负责日常管理和协调工作。

3. 中药品种保护的分级　我国鼓励研制开发临床有效的中药品种,对质量稳定、疗效确切的中药品种实行分级保护制度。受保护的中药品种划分为一级和二级 2 个等级。

(1)一级保护:对特定疾病有特殊疗效的;相当于国家一级保护野生药材物种的人工制成品;用于预防和治疗特殊疾病的,属于一级保护。保护期限分别为 30 年、20 年和 10 年,保护期满后可申请延长,但不可超过上次期限。

(2)二级保护:符合上述一级保护的品种或已经解除一级保护的品种;对特定疾病有显著疗效的;从天然药物中提取的有效物质及特殊制剂,属于二级保护。保护期限为 7 年,保护期满后可以延长保护期限 7 年。

4. 中药品种保护的申请和审批程序　首先向省级药监部门申请,初审后报国务院药品监督管理部门。特殊情况下,可直接向国务院药品监督管理部门提出申请。由国务院药品监督管理部门委托国家中药品种保护审评委员会进行审评。然后国务院药品监督管理部门根据审评结论,决定对申请的中药品种给予保护。最后由国务院药品监督管理部门发给中药保护品种证书,并公告。

5. 中药品种保护措施

(1)中药一级保护品种的处方组成、工艺制法,在保护期限内由获得中药保护品种证书的生产企业和有关的药品生产经营主管部门、卫生行政部门及有关单位和个人负责保密,不得公开。负有保密责任的有关部门、企业和单位应当按照国家有关规定,建立必要的保密制度。

(2)向国外转让中药一级保护品种的处方组成、工艺制法,应当按照国家有关保密的规定办理。

(3)需延长保护期的,在保护期满前 6 个月重新申报。国务院药品监督管理部门确定延长的保护期限,不得超过第一次批准的保护期限。

(四)中药新药保护实例

以中药脉络宁注射液为例,其采用的保护方法包括中药品种保护、发明专利、外观设计专利、商标以及国家秘密技术项目等措施进行综合性保护。在脉络宁注射液专利的基础上,进一步申请了脉络宁口服液及脉络宁氯化钠注射液等改良剂型产品。通过新工艺、新技术、新剂型和新用途等脉络宁注射液的二次开发研究,申请了一系列新方法、新用途专利,构筑了产品专利保护网络。

以当归芦荟丸为例,临床发现其可用于慢性粒细胞白血病的治疗。企业可以根据这一作用开发服用更方便有效的新制剂,申请药物制剂专利。可以通过临床或药理的比较研究,从当归芦荟丸的 11 味药的组合中寻找优化配比的精简组合;或者以核心药物青黛为主,配伍组合其他中药,从而申请新的药物组合专利。还可以进一步对青黛的提取物及其主要单体成分靛玉红申请抗白血病的专利保护。围绕关键活性成分靛玉红,企业可以进一步构建其专利保护网络。如通过化学修饰的手段,对靛玉红的化学衍生物进行保护;通过化学合成的方法大规模化学合成靛玉红,申请靛玉红的制备工艺专利;通过开发新制剂,申请靛玉红的制剂专利;通过药理学研究,寻找靛玉红的新医药用途,申请用途专利以及检测和质量控制专利。制药企业在申请产品保护时应采取灵活多样的综合性保护策略,充分利用商业秘密保护、中药品种保护和专利保护的方法和手段,实现产品保护利益最大化。

第二节　以中药资源为原料的功效物质新药研究与开发

通过对中药资源中有效成分的系统研究,从中发现有药用价值的活性单体或有潜在药用价值的单体化合物,经过系统的成药性评价研究将其开发成适应证明确的临床新药。这是以中药资源所含的有效成分开发新药的重要路径,也是国际社会发现创新药物的成熟模式。例如麻黄碱、小檗碱、青蒿素、长春碱、紫杉醇等均是直接从中药和天然药物资源中开发出来的创新药物,且历久不衰。

据统计,目前在临床上使用的150余个小分子抗肿瘤药中,其中130余种来自动植物资源的次生代谢产物。究其成因,一方面是这些化学实体分子的空间结构能够匹配人体相应的酶、受体、核酸等各种类型的生物靶标,另一方面是人与自然的协同进化赋予天然化合物的生物相容性优势。

中药资源是中医药数千年生生不息持续发展的物质基础和根本保证。长期以来中医药人在临床用药实践中不断探索发现,系统总结出每味中药的药性特征和用法用量,进而通过配伍实现药性组合,达增效减毒之妙。药性是临床实现功效的客观表征,是有其物质基础的。因此,中药资源所含的化学成分种类繁多、结构新颖,是创新药物的重要来源。《中国药典》(2020 年版)收载的中药来源的有效成分药物有 30 余种,涉及增强机体免疫力、防治肿瘤、保护心脑血管、调节内分泌代谢,以及调节血糖、血压等方面的临床用途。

依据《中国药典》(2020 年版)收载的中药和天然药物来源的有效成分药物,按其化学成分结构类型进行分类和介绍。

中药来源的单体药物的结构类型涉及九大类,主要有:

1. 糖类　岩藻多糖、香菇多糖、灵芝多糖等。

2. 生物碱类　麻黄碱、伪麻黄碱、阿托品、莨菪碱、山莨菪碱、可卡因、奎宁、罗通定、小檗碱、吗啡、筒箭毒碱、高三尖杉酯碱、长春新碱、麦角胺、利血平、羟喜树碱、关附甲素、紫杉醇、己酮可可碱、咖啡因、毛果芸香碱、石杉碱甲、黄藤素、川芎嗪等。

3. 黄酮类　水飞蓟素、葛根素、灯盏花乙素等。

4. 木脂素类　联苯双酯、双环醇等。

5. 萜类　冰片、樟脑、青蒿素及其衍生物、丹参酮等。

6. 皂苷类　甘草次酸、齐墩果酸、人参皂苷 Rg_3。

7. 甾体类　洋地黄毒苷、地高辛、环维黄杨星 D 等。

8. 酚酸类　水杨酸及其衍生物、阿魏酸、丹酚酸等。

9. 内酯类　穿心莲内酯、丁基苯酞。

此外,尚有牛磺酸、升华硫等中药来源的其他类型有效成分药物。

一、来源于中药资源的糖类功效物质新药研究与开发

糖类及其衍生物在自然界中的分布十分广泛,具有免疫增强、抗氧化、抗衰老、抗肿瘤,以及益

气养阴、调节机体代谢功能等功效。收载入《中国药典》（2020 年版）中的中药来源的糖类药物有岩藻多糖（fucoidan）、香菇多糖（lentinan）、灵芝多糖（Ganoderma lucidum polysaccharide）等。

岩藻多糖广泛存在于海藻和海洋棘皮动物中，Kylin 于 1913 年首次从掌状海带 *Laminaria digitata* 中提取并成功分离出 L- 岩藻糖，将其命名为 fucoidin。它除岩藻糖和硫酸基团外，还含有甘露糖、半乳糖、木糖、葡萄糖、鼠李糖及糖醛酸等组分。其具有抗凝血、降血脂、抗肿瘤、抗氧化、免疫调节等多种作用。

岩藻多糖

香菇多糖是从香菇子实体中提取的有效成分，其结构特点是具有分支的 β-(1-3)-D- 葡聚糖，主链由 β-(1-3) 连接的葡萄糖基组成，沿主链随机分布着由 β-(1-6) 连接的葡萄糖基，呈梳状结构。该真菌多糖是一种宿主免疫增强剂，具有抗病毒、抗肿瘤、调节免疫功能和刺激干扰素形成等作用。

香菇多糖

二、来源于中药资源的生物碱类功效物质新药研究与开发

生物碱是自然界中一类非常重要的天然有机化合物。源于药用植物资源的生物碱类化学物质的母核结构种类繁多,其具有的生物活性较为广泛。现举例说明。

1. 苯丙胺类生物碱　源于药用植物资源的有机胺类生物碱类的代表药物为从裸子植物麻黄属多种植物草质茎中分离得到的盐酸麻黄碱(ephedrine hydrochloride)及盐酸伪麻黄碱(pseudoephedrine hydrochloride)。麻黄碱和伪麻黄碱的分子量相同,化学结构互为差向异构体。麻黄碱是拟肾上腺素药,有收缩血管、兴奋中枢神经、增加汗腺及唾液腺分泌、缓解平滑肌痉挛的作用;伪麻黄碱有升压、利尿作用。

麻黄碱　　　　　伪麻黄碱

2. 托品类生物碱　托品类生物碱大多是由莨菪烷氨基醇和不同的有机酸缩合成酯,主要存在于茄科(Solanaceae)、旋花科(Convolvulaceae)和红树科(Rhizophoraceae)等植物类群中。代表性托品类生物碱药物主要有硫酸阿托品(atropine sulfate)、丁溴东莨菪碱(scopolamine butylbromide)、氢溴酸东莨菪碱(scopolamine hydrobromide)、消旋山莨菪碱(raceanisodamine)、盐酸可卡因(cocaine hydrochloride)等。阿托品、东莨菪碱和山莨菪碱存在于洋金花 Datura metel、颠茄 Atropa belladonna、曼陀罗 Datura stramonium、天仙子 Hyoscyamus niger、唐古特山莨菪 Anisodus tanguticus 等茄科植物中。该类植物作为古老的麻醉镇痛药,在世界上诸多国家的传统医药体系中占有重要地位。现代研究表明,东莨菪碱可用于阻断副交感神经,也可用作中枢神经系统抑制剂,作用较强且较短暂。临床应用的一般是它的氢溴酸盐,可用于麻醉镇痛、止咳、平喘,对晕动病有效,也可用于控制帕金森病的僵硬和震颤。后来又从唐古特山莨菪中分离得到不良反应较小的山莨菪碱化学成分。

阿托品　　　　　东莨菪碱

山莨菪碱

可卡因是南美及世界上许多民族常用的中枢神经兴奋剂,但由于具有成瘾性而属于限制性管

理药品。可卡因提取自古柯科植物古柯 *Erythroxylum novogranatense* 的树叶。临床上用作局部麻醉药或血管收缩药,由于其麻醉效果好、穿透力强,主要用于表面麻醉。

可卡因

3. 喹啉类生物碱　喹啉类生物碱主要分布在芸香科(Rutaceae)等植物类群中。茜草科(Rubiaceae)金鸡纳属植物金鸡纳 *Cinchona ledgeriana* 中的奎宁是研究最早的生物碱之一。奎宁(金鸡纳碱)主要存在于金鸡纳树及其同属植物的树皮中,含量高达 3%,也是最早用于治疗疟疾的药物。现代药理学研究表明,奎宁类衍生物具有显著的抗疟原虫活性,并对心脏有抑制作用,能延长不应期、减慢传导,并减弱其收缩力,对妊娠子宫有微弱的兴奋作用。《中国药典》(2020 年版)收载的喹啉类生物碱药物有二盐酸奎宁(quinine dihydrochloride)及硫酸奎宁(quinine sulfate)等。

奎宁

4. 异喹啉类生物碱　异喹啉类生物碱广泛分布于 27 个科 200 余属植物中,其生源上均来源于苯丙氨酸或酪氨酸。《中国药典》(2020 年版)收载的异喹啉类生物碱药物有延胡索乙素、盐酸小檗碱(berberine hydrochloride)、盐酸吗啡(morphine hydrochloride)、氯化筒箭毒碱(tubocurarine chloride)、高三尖杉酯碱(homoharringtonine)等。

延胡索乙素即 *dl*-四氢帕马丁(*dl*-tetrahydropalmatine),为罂粟科紫堇属植物延胡索(*Corydalis yanhusuo*)的干燥块茎中含有的主要生物碱类成分。其具有良好的镇痛作用,临床常用于胃溃疡及十二指肠溃疡疼痛、月经痛、分娩后宫缩痛、紧张性失眠、痉挛性咳嗽等疾病的治疗。

延胡索乙素

小檗碱(berberine),是源自毛茛科植物黄连 *Coptis chinensis* 及其同属植物的干燥根茎中的一类异喹啉类生物碱。除主要来源于毛茛科植物类群外,小檗碱还存在于小檗科、罂粟科、芸香科、防己科、鼠李科等植物中。研究发现,小檗碱及其衍生物在治疗肿瘤、糖尿病、心血管疾病、高血脂、炎症、细菌和病毒感染、脑缺血性损伤、精神疾病、阿尔茨海默病(Alzheimer's disease)、骨质疏松等均具有药理作用。

小檗碱

吗啡药物来自罂粟科植物罂粟 *Papaver somniferum* 未成熟蒴果的乳汁中,其含量高达4%~21%。其粗提物加工品称为鸦片,吗啡及其同系化合物可待因(codeine)、蒂巴因(thebaine)为其主要成分。1803 年由德国学者首次分离,以希腊的睡梦之神摩耳甫斯(Morpheus)命名为吗啡(morphine)。

吗啡是人类最早使用的源自天然产物的镇痛药,具有强力的麻醉作用,尚能发挥镇静、致欣快感的作用,同时具有呼吸抑制作用,并可使人上瘾。这也是其既是药品也是毒品的原因所在。临床用于急性剧痛的镇痛、心肌梗死、心源性哮喘、麻醉和手术前给药。

吗啡

筒箭毒碱主要分布于防己科(Menispermaceae)植物类群中,南美洲土著居民常用作箭毒。该类生物碱类成分可竞争性地抑制 N 型乙酰胆碱受体,导致肌肉松弛。口服难吸收,进入血液后4~6 分钟起效。

筒箭毒碱

高三尖杉酯碱为从粗榧科植物三尖杉 *Cephalotaxus fortunei* 或其同属植物中提取得到的一种生物碱类物质。临床上对急性非淋巴细胞或慢性粒细胞白血病有较好的疗效,目前认为其抗肿瘤作用机制主要是抑制蛋白质和 DNA 合成。

高三尖杉酯碱

5. 吲哚类生物碱 吲哚类生物碱的生物合成途径来源于自然界中分布广泛的色氨酸,因此该类化学成分在生物界中的分布也十分普遍,且随着生物类群的进化而演化出结构类型丰富的吲哚类天然产物。这类结构多元且复杂的生物碱也具有不同的作用途径和多样的生物活性。《中国药典》(2020 年版)收载的吲哚类生物碱药物主要有硫酸长春新碱(vincristine sulfate)、酒石酸麦角胺(ergotamine tartrate)、利血平(reserpine)、羟喜树碱(hydroxycamptothecin)等。

长春新碱(vincristine)是从夹竹桃科植物长春花 *Catharanthus roseus* 叶中提取出的二聚吲哚类生物碱成分。临床上用于治疗急性淋巴细胞白血病、霍奇金淋巴瘤及非霍奇金淋巴瘤有确切疗效,对淋巴肉瘤、网状细胞肉瘤、乳腺癌、肾母细胞瘤、卵巢癌、睾丸癌、神经母细胞瘤和恶性黑色素瘤等也有一定的疗效。

长春新碱

麦角胺是一种肽类生物碱物质,主要存在于麦角菌中。麦角胺是血管收缩药,能够抑制人体子宫产后出血。主要用于偏头痛,能减轻其症状。

麦角胺

利血平存在于萝芙木属多种植物中,在催吐萝芙木中的含量最高可达1%。利血平能降低血压和减慢心率,作用缓慢、温和而持久,对中枢神经系统有持久的安定作用。

利血平

羟喜树碱是从喜树 *Camptotheca acuminata* 中提取出的一类吲哚类生物碱成分。研究证明,羟喜树碱可能有器官组织富集作用,并主要从胆汁排泄,对泌尿系统的损伤较少见。与其他常用的抗肿瘤药无交叉耐药性,因此对耐药的肿瘤患者具有一定的临床价值。

羟喜树碱

6. 萜类生物碱 萜类生物碱生源上来自甲戊二羟酸而不是氨基酸。《中国药典》(2020年版)收载的萜类生物碱药物主要有草乌甲素、紫杉醇等。草乌甲素是从滇西特有药用植物滇西乌头植物中分离出来的具有抗炎、镇痛及免疫调节作用的天然产物。目前,临床用于治疗类风湿关节炎、骨关节炎、肌纤维炎、颈肩痛、腰腿痛、癌性疼痛以及各种原因导致的慢性疼痛等。

草乌甲素

紫杉醇(paclitaxel)分布于裸子植物红豆杉科红豆杉属(*Taxus*)多种植物类群中,尤以树皮中的含量积累较高。该类植物为第三纪孑遗植物,自然资源十分珍贵,近年来由于自然资源消耗殆尽,开始大面积发展栽培种植以满足医药工业原料的市场需求。紫杉醇及其系列衍生物属二萜类生物碱,被认为是近年来开发的较为成功的抗肿瘤药物之一。

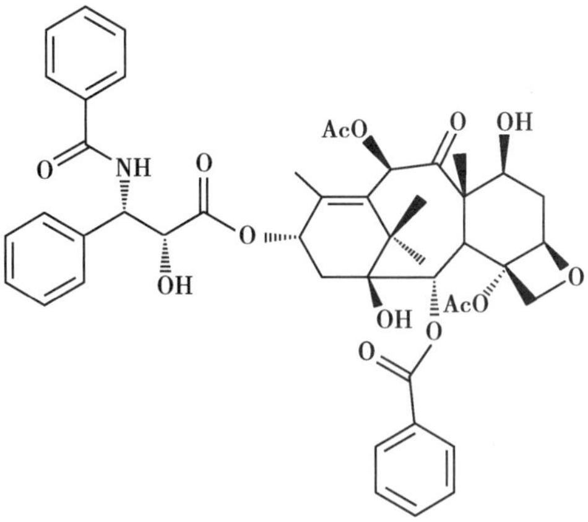

紫杉醇

7. 其他类型的生物碱 《中国药典》(2020年版)收载的其他结构类型的生物碱类药物还包括己酮可可碱(pentoxifylline)、咖啡因(caffeine)、硝酸毛果芸香碱(pilocarpine nitrate)、石杉碱甲(huperzine A)、盐酸川芎嗪(ligustrazine hydrochloride)、磷酸川芎嗪(ligustrazine phosphate)等。

己酮可可碱是将从可可豆中提取的可可豆碱中再引入己酮基而得到的一种黄嘌呤类生物碱,是甲基黄嘌呤衍生物,是一种非选择性磷酸二酯酶抑制剂,有免疫抑制、增加细胞内的环腺苷酸(cAMP)浓度、改善组织细胞功能的作用;可增加脑血容量,降低脑血管阻力,促进脑氧代谢,并可改善血流动力学。研究表明,己酮可可碱能抗纤维化,在肝、肺、肾、肠道等的抗纤维化治疗中表现出一定的疗效。

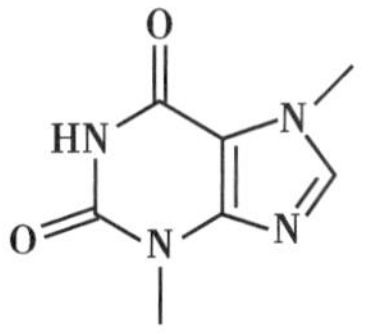

己酮可可碱

咖啡因是一种嘌呤类生物碱。天然的咖啡因于1820年由林格最初从咖啡豆(coffee bean)中提取得到,其后在茶叶、冬青茶中亦有发现。1895—1899年由易·费斯歇及其学生首先完成咖啡因的人工合成过程。天然咖啡因能够逐渐而缓慢地刺激神经,刺激维持的有效期长且刺激较温和,临床上用于治疗神经衰弱和昏迷复苏。

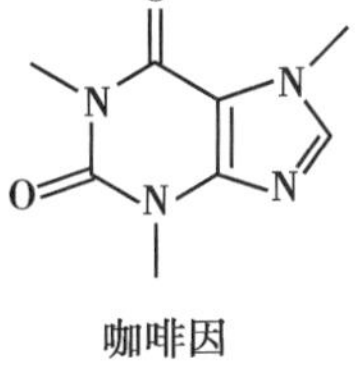

咖啡因

毛果芸香碱是从毛果芸香属植物叶中提出的咪唑类生物碱。主要作用于毒蕈碱受体,表现出毒蕈碱样作用;大剂量时也可表现出烟碱样作用。临床作为缩瞳药用于眼科,治疗青光眼以降低眼压。

毛果芸香碱

石杉碱甲是从民间草药千层塔(蛇足石杉 *Huperzia serrata*)中分离到的一种新型吡啶类生物碱有效单体。其是一种高效、高选择性的中枢乙酰胆碱酯酶抑制剂,能够改善多种认知功能缺陷动物的学习、记忆功能,在国内已经广泛应用于阿尔茨海默病的治疗。与同类阿尔茨海默病治疗药物相比,石杉碱甲具有作用时间长、易透过血脑屏障、选择性地抑制脑内的乙酰胆碱酯酶且作用持续更长、对外周胆碱能副作用弱、口服生物利用度高以及毒副作用低等多种优点。近年国内的临床研究发现,石杉碱甲对多发梗死性痴呆、血管性痴呆、智力障碍等的学习、记忆障碍也有治疗作用。

石杉碱甲

中药川芎为伞形科植物川芎 *Ligusticum chuanxiong* 的干燥根茎,具有活血行气、祛风止痛等功效。川芎嗪是其主要功效物质,有清除氧自由基、减轻 Ca^{2+} 超载及扩张血管等功效,还具有保护血管内皮细胞、调节免疫功能及抑制细胞肥大和凋亡等作用。临床用于缺血性中风、胸胁刺痛、跌打肿痛、头痛、高血压、冠状粥样硬化性心脏病、偏头痛、缺血性脑病等的防治。

川芎嗪

三、来源于中药资源的黄酮类功效物质新药研究与开发

黄酮类化合物的生理活性多样、结构相对比较简单,是研究比较成熟的一类天然产物。《中国药典》(2020 年版)收载的中药来源的黄酮类单体药物主要有水飞蓟素(silymarin)、葛根素(puerarin)等。

水飞蓟素是从菊科植物水飞蓟 *Silybum marianum* 的成熟种子中提取的一种新型黄酮类化合物,是一种淡黄色粉末状物质,主要成分有水飞蓟宾(silybin)、异水飞蓟宾(isosilybin)、水飞蓟宁(silydianin)、水飞蓟亭(silychristin)等。其中,以水飞蓟宾的含量最高,活性也最强。它具有保肝、降血脂、抗氧化、防治糖尿病、保护心肌、抗血小板聚集和抗肿瘤等生理作用。

水飞蓟素

葛根素是自豆科植物野葛 *Pueraria lobata* 的根部提取而来的异黄酮类天然产物。其具有改善微循环、扩张冠状动脉、增加脑和冠状动脉血流量、减慢心率、降低心肌耗氧指数而改善缺血心肌代谢的作用。还用于抗血栓、提高高密度脂蛋白、抗血管痉挛和降低血小板集聚等。

葛根素

四、来源于中药资源的萜类功效物质新药研究与开发

萜类化合物是在自然界中分布广泛、种类繁多、骨架庞杂且具有广泛的生物活性的一类重要成分。《中国药典》(2020 年版)收载的中药来源的萜类单体药物主要有冰片、樟脑、青蒿素及其衍生物等。

冰片分为天然冰片和合成冰片。天然冰片为樟科植物樟 *Cinnamomum camphora* 的新鲜枝、叶经提取加工制成;作为商品的冰片还有艾片,是菊科植物艾纳香 *Blumea balsamifera* 叶提取物的结晶性化合物,产于贵州、广东、广西、云南等地;合成冰片(机制冰片)以松节油或樟脑等物质经过化学方法合成而得。

冰片对中枢神经兴奋性有较强的双向调节作用。可通过改善缺血脑组织的血氧供应,进而改善该区域的能量代谢,起到对脑缺血的保护作用。冰片还具有抗炎、抗菌作用。冰片与其他药物合用还可加强药物疗效。

冰片

樟脑为樟科植物樟 *Cinnamomum camphora* 的枝、干、根、叶经水蒸气蒸馏得挥发油后,再用分馏法从中提取得到(天然樟脑)或用化学方法制得(合成樟脑)的一种饱和环状酮。天然

樟脑是右旋体,合成樟脑则是消旋体。其性状为白色结晶性粉末或无色半透明的硬块,有刺激性气味,味初辛后辛凉。能除湿、杀虫、开窍辟秽、温散止痛,在中药成方制剂中主要利用其清凉、芳香及温散止痛的功效。常入橡胶膏剂、酊剂、膏药、油剂、软膏剂、凝胶剂与巴布膏剂等制剂。

樟脑

青蒿素是从菊科植物黄花蒿 *Artemisia annua* 花期茎、叶中分离获得的。基于历代本草医籍的记载和启发,自1971年以来,屠呦呦青蒿素研究小组发现中药青蒿的乙醚萃取部位具有显著的抗疟作用。在此基础上,于1972年从青蒿中分离出活性物质——青蒿素,并于1976年通过化学反应、光谱数据和X射线单晶衍射方法证明其为一种含有过氧基的新型倍半萜内酯,分子式为$C_{15}H_{22}O_5$。

在此基础上,原昆明制药厂与中国科学院上海药物研究所合作成功研制青蒿甲醚系列产品,并制成注射液、复方片剂和胶囊剂,其中蒿甲醚注射液成为我国第一个在国际上获得注册的源于中药的新产品。

青蒿素　　　　双氢青蒿素　　　　蒿甲醚

五、来源于中药资源的强心苷类功效物质新药研究与开发

强心苷是指对心脏有显著生物活性的一类甾体苷类化合物,临床主要用于治疗充血性心力衰竭和节律性障碍等心脏疾病。该类资源性化学成分主要分布于玄参科(Scrophulariaceae)、夹竹桃科(Apocynaceae)、萝藦科(Asclepiadaceae)和百合科(Liliaceae)等植物类群中。《中国药典》(2020年版)收载的中药来源的强心苷类单体药物有地高辛(digoxin)、去乙酰毛花苷(deslanoside)等。

地高辛最早由毛地黄属(*Digitalis*)植物中分离得到,并应用强心苷类药物治疗心力衰竭、某些心律失常等。英国等欧洲国家较早利用毛地黄属植物救治心力衰竭患者。非洲民众则利用其强烈的生物活性,使用毒毛旋花苷、蛙类毒素等作为箭毒来射杀和捕猎动物。

地高辛

去乙酰毛花苷来源于玄参科毛花洋地黄 *Digitalis lanata* 的叶片提取物,是一种抗心律失常药。其可以迅速增强心肌收缩力、减缓心率、增加心脏输血量,起到改善血液循环的作用。常用于急性心力衰竭、慢性心力衰竭急性加重、快速心室率的心房颤动、心房扑动和阵发性室上性心动过速。

去乙酰毛花苷

六、来源于中药资源的酚酸类功效物质新药研究与开发

《中国药典》(2020 年版)收载的中药来源的酚酸类单体药物主要有水杨酸(salicylic acid)及其衍生物(双水杨酯、水杨酸二乙胺、水杨酸镁、水杨酸)、阿魏酸及其衍生物阿魏酸钠(sodium ferulic)、丹酚酸类等。

1. 水杨酸是植物体内普遍存在的一种简单的小分子酚类化合物,化学名称为邻羟基苯甲酸,是肉桂酸的衍生物。1828 年 John Buchner 首先从柳树树皮中分离出水杨醇糖苷(salicyl alcohol glucoside),1838 年 Raffaele Piria 将这种有效组分命名为水杨酸。1874 年水杨酸首次被合成。20 世纪 60 年代后,人们开始发现其在植物中具有重要的生理作用。近期的研究表明,水杨酸是具有激活植物过敏反应(hypersensitive response)和系统获得性抗性(systemic acquired resistance)的内源信号分子。在植物体内的生理作用还广泛表现在植物生长、发育、成熟、衰老等生理过程的调控及

抗盐、抗旱、抗低温、抗紫外线、抗重金属等抗逆反应的诱导过程中。

水杨酸

2. 阿魏酸是一种较为普遍地存在于植物界中的小分子酚酸类天然产物。主要分布于伞形科药用植物阿魏 *Ferula communis*、川芎 *Ligusticum chuanxiong* 的根和根茎中,石松科植物卷柏状石松 *Lycopodium japonicum* 的全草中,木贼科植物木贼 *Equisetum hyemale* 的全草中等。其具有抗血小板聚集、抑制血小板 5- 羟色胺释放、抑制血小板血栓素 A_2（TXA_2）生成、增强前列腺素活性、镇痛、缓解血管痉挛等作用。

阿魏酸

3. 丹酚酸（salvianolic acid）是一类唇形科鼠尾草属植物丹参 *Salvia miltiorrhiza* 干燥根及根茎中含有的苯丙烷（C_6–C_3）结构以及该类成分缩合形成的多酚芳酸。丹参中的酚酸类化合物较多,主要有丹参素、原儿茶醛、迷迭香酸及其甲酯、咖啡酸、阿魏酸、异阿魏酸、紫草酸、铁锈醇、鼠尾草酚、鼠尾草列醇,以及丹酚酸 A、B、C、D、E、F、G 等。该类成分在心脑血管疾病治疗方面的应用最为广泛,其在鼠尾草植物资源中分布丰富且具有一定的规律性,尤其是在宽球苏组和丹参组植物中更为丰富;这 2 个类群中的药用植物在传统疗效方面具有活血通经、通络的功效,在民间作为丹参使用的植物皆来自这 2 组植物。同时,鼠尾草亚属植物具有清热、凉血的传统疗效,是寻找抗菌、抗病毒、抗癌等药物的重要资源。

目前,市场上的注射用丹参多酚酸盐是以丹参乙酸镁为主（占 80%）的丹参多酚酸盐类化合物组成的,具有活血化瘀的作用,广泛用于冠心病稳定型心绞痛等心血管疾病。

丹参素

咖啡酸

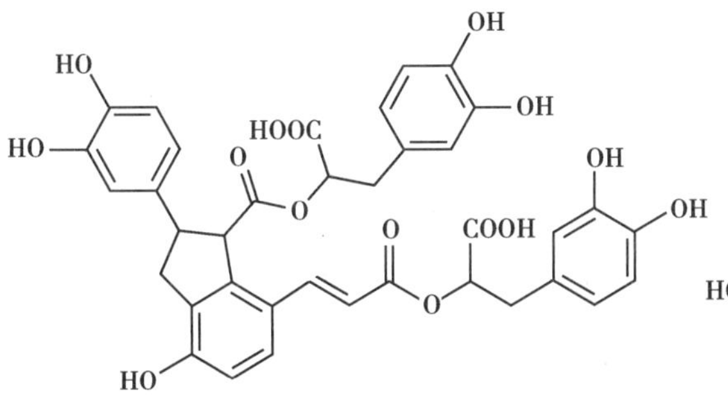

丹酚酸B

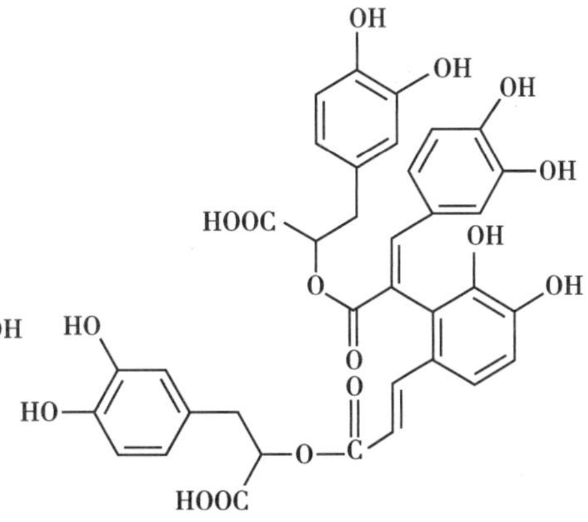

丹酚酸C

七、来源于中药资源的其他类型功效物质新药研究与开发

《中国药典》(2020年版)收载的其他类中药来源的单体药物有牛磺酸(taurine)、升华硫(sublimed sulfur)等。

牛磺酸在鱼贝类中含量十分丰富,在软体动物中尤甚。研究发现,牛磺酸对小鼠、大鼠、猴、人的生长发育有一定的促进作用,并被认为是一种生理调节物质。近来实验还发现,牛磺酸对锌的吸收和转运具有促进作用,能明显增加锌在肠道内的吸收及其在体内各主要组织脏器内的含量。牛磺酸常用作食品添加剂,并在治疗病毒性肝炎和功能失调性子宫出血方面有一定疗效。

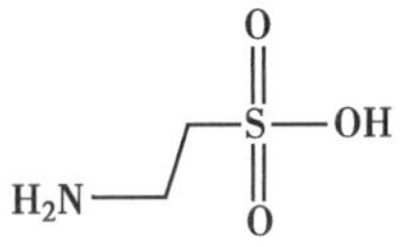

牛磺酸

硫黄在高温下气化变成气体,称为升华。如果气化的硫未及燃烧就被带走,在燃点温度(约250℃)以下就不能继续燃烧,冷却时就复凝结成固体,即含硫(S)不得少于98.0%,称为升华硫。升华硫具有杀灭细菌、真菌和螨虫的作用,并能软化表皮溶解角质。

综上所述,中药有效成分研究是中药开发与应用的关键科学问题,是新药研发的重要源泉,基于中药有效单体成分的新药开发是研发具有自主知识产权新药的一条重要途径。

近年来,还有许多中药单体成分也以各种形式被开发成新药,如天麻素(gastrodin)、灯盏花乙素(scutellarin)、鱼腥草素(houttuynine)、苦参素(oxymatrine)、姜黄素(curcumin)、甲异靛(meisoindigotin)、联苯双酯(bifendatatum)、三氧化二砷(arsenic trioxide)、双环醇(bicyclol)、丹参酮(tanshinone)、丹酚酸(salvianolic acid)、丁苯酞(butylphthalide)、冬凌草素(oridonin)、粉防己碱(tetrandrine)、鹤草酚(agrimophol)、一叶萩碱(securinine)、关附甲素(guan-fu base A)等。

中药是中华民族对浩瀚的自然资源历经数千年的筛选而得的,是对天然药物的独特使用形式;中药的药效物质基础中蕴藏着丰富的生物活性分子,研究开发中药中的单体有效成分是研发一类新药的一条捷径。对天然药物进行深入的化学与生理活性研究,发现具有开发前景的新结构类型化合物作为先导化合物,经结构改造,寻找疗效更高、结构更简单、且便于大生产的、安全有效的候选化合物,再经临床验证判断该化合物是否能成为新药而上市。同时,需要注意的是一些源自中药及天然药物资源的生物活性成分,其溶解度、稳定性和安全性等对成药性产生制约,需要通过对单体化合物进行合理有效的结构修饰,才能够将其开发成符合现代新药标准的药品。

从中药及天然药物资源中筛选和发现确有疗效的中药新药是一项长期且艰苦的系统性工作,需要大量人力和物力的投入。中药新药的开发要注意向历史学习,借鉴人类先民们在长期的生活和生产实践中积累的宝贵的传统医药学知识和经验,从中得到启迪,以实现多快好省地开发创新中药的目的。同时要跟踪新的药物靶点发现进程,充分利用现代科学技术提供的系统生物学及多组学有效手段和方法,大力提升中药新药发现的效率和效益,走出一条传统与现代医药学知识相互交融共同发展的创新药物之路,为世界人民的健康作出中华民族独特而重要的贡献。

第三节 以中药资源为原料的中药配方颗粒研究与开发

中药是在中医理论指导下,基于辨证论治原则组方配伍的物质形式,临床应用以汤剂为主。中药汤剂虽能满足中医随证加减的用药方式,但随着人们生活方式的改变,中药汤剂调剂烦琐、煎煮不便、质量不稳定、携带不方便等问题难以满足当今人们生活习惯和消费方式的要求。因此,为顺应社会发展和满足人民群众用药方便的需求,在遵从中药汤剂水煎煮制备方式的基础上,结合中药工业规范化规模化生产工艺,创制形成中药配方颗粒这一新型中药饮片产品形态。

一、概述

(一)中药配方颗粒的概念与特点

中药配方颗粒又称免煎饮片、中药免煎颗粒或中药浓缩颗粒,是在中医药理论指导下以单味传统中药饮片为原料,采用现代制药技术经提取、分离、浓缩、干燥、制粒等工艺制备而成的单味中药颗粒,形式上与颗粒剂相同,目前按中药饮片管理,为新型中药饮片的一种。中药配方颗粒可按照中医理论进行配伍、配方用药,其性味、归经、功效同传统中药饮片,在调剂、制备、携带、使用等方面显著优于传统中药饮片。

中药配方颗粒的应用改变了几千年来传统中药饮片的使用方式,它既保留了传统中医辨证用药、随证加减的特色,又实现了临床用药的标准化与现代化。中药配方颗粒顺应现代社会对药物的基本要求,是中药饮片与时俱进的产物。

中药配方颗粒作为新型饮片之一,具有以下优势:

1. 具有"五方便"的特点 中药配方颗粒经现代制药工艺的提取浓缩精制,体积小,质量轻,避免了传统饮片易虫蛀等问题。与传统汤剂相比,中药配方颗粒既保留了原饮片的性味、归经和功效,又具有配制方便、服用方便、携带方便、运输方便、储存方便等特点。

2. 产品质量稳定可控 传统中药饮片由于品种、产地、种植、采收、炮制等多方面因素难以控制,质量差异较大。中药配方颗粒在生产过程中可采用混批投料等处理方法,减少因原药材带来的质量波动问题,提高配方颗粒的批间一致性。

3. 实现标准化生产与智能化调剂　中药配方颗粒采用现代制备技术,工艺成熟,流程稳定,可实现自动化生产和智能化调剂,减少中药调剂工作量;还可减少传统中药饮片调剂容易出现的粉尘飞扬等问题,改善中药房的工作环境,是中药房现代化建设的有力推手。

目前,中药配方颗粒发展迅速、前景广阔,但仍存在诸多问题需要解决。目前阻碍中药配方颗粒发展的还有以下几个主要问题:

1. 与传统中药汤剂的等效性　传统中药汤剂是由方中的多种中药饮片合煎制备的,在各药味群煎共煮的过程中,可在一定温度、时间、pH 条件下发生成分间增溶、共溶、助溶、沉淀等相互作用,引起成分的含量变化或产生新成分,从而起到增效减毒作用。而由中药配方颗粒配成的方药则缺少这一过程。此外,与传统中药汤剂相比,中药配方颗粒调剂无法实现先煎、后下等个性化制备。因此,由中药配方颗粒配成的方药与传统汤剂的化学成分、临床疗效与安全性均可能存在差异。这也是中药配方颗粒目前存在争议的主要原因,故其仍需在发展中不断探索研究。

2. 规格与质量标准不统一　目前,各生产企业各自建立了中药配方颗粒的规格与质量控制标准。由于所用药材的来源、加工炮制及药材地方标准(各地的炮制规范)不尽相同,采用的生产设备、制备工艺也存在差异,进一步造成不同来源的中药配方颗粒产品的质量差异,从而影响临床用药的安全、有效。现今市场上中药配方颗粒的质量参差不齐,不同厂家的同种配方颗粒、同一厂家的不同批次配方颗粒其有效成分含量相差较大。因此,中药配方颗粒的质量标准亟待统一,这对中药配方颗粒的进一步发展有非常重要的影响。

(二) 我国中药配方颗粒发展源流与现状

我国是中医药的发源国,中医药作为中华民族智慧的结晶,承载了中华民族几千年的文化和历史,是中华民族的宝藏。从中医药经典理论和临床实践两个方面来看,我国的中医药基础都要优于日、韩等国家,但在中药配方颗粒的开发和应用方面,我国起步较晚且发展相对较慢。

20 世纪 60 年代,我国曾有学者提出研发中药配方颗粒,但并未真正实施。直至 20 世纪 90 年代,中药配方颗粒才开始发展。自 1992 年起多家企业陆续开展了中药配方颗粒的研制工作。1993 年中药配方颗粒被国家科委和国家中医药管理局列入研究专项。2001 年国家药品监督管理局发布《中药配方颗粒管理暂行规定》,明确了中药配方颗粒纳入中药饮片范畴,予以批准文号管理,并开始实施试点制药企业的生产和试点临床医院的使用,中药配方颗粒在国内的发展进入新的历史时期。

截至 2004 年,国家先后批准 6 家试点生产企业,每家企业各自建立了配方颗粒的生产工艺和质量标准。鉴于此,2011 年《国家“十二五”科学和技术发展规划》指示要规范中药配方颗粒的质量标准,2013 年 6 月国家食品药品监督管理总局(CFDA)发布《关于严格中药饮片炮制规范及中药配方颗粒试点研究管理等有关事宜的通知》。在十多年的试点实践中,中药配方颗粒产业飞速发展,目前国内已有 600 多家医院在使用中药配方颗粒。为统一中药配方颗粒的质量标准,推动产业健康发展,2015 年 12 月 CFDA 发布《中药配方颗粒管理办法(征求意见稿)》。

作为新型饮片,中药配方颗粒顺应时代、社会发展方向,是中药饮片改革的一个方向,具有广阔的发展前景,有利于实现中药调剂的标准化、规范化和自动化,推动中药房现代化建设。

但是需要明确的是,中药配方颗粒只是中药传统饮片的一种补充,今后必须坚持以中医药理论为指导,加强与传统汤剂有效安全性的一致性研究,优化生产工艺,加强质量控制,统一规格与质量标准,强化生产和质量管理,从而推动中药配方颗粒的健康持续发展。

(三)中药配方颗粒产品的国际发展状况

日本是境外最早致力于汉方制剂现代化研究的国家之一,尤其是汉方颗粒的制粒技术方面研究。由于其处方主要源于《伤寒论》《金匮要略》等中国汉代医籍,故称汉方制剂。在汉方制剂中,90%以上为颗粒剂。早在20世纪40年代,就有学者研发了柴胡汤、青龙汤颗粒;20世纪50年代,有30余种汉方颗粒用于临床;20世纪60年代,有6种汉方颗粒纳入日本政府医疗保险;20世纪70年代,日本已经开发了210种汉方制剂,其中医用汉方制剂148种(纳入日本国民健康保险体系);到了20世纪80年代,日本有200多种汉方颗粒上市,产品受到广泛认可,并远销欧美,取得了良好的经济效益。目前日本的复方颗粒、单味浓缩颗粒共有400多种,汉方药厂有40余家。大多数医师和患者倾向于选择配方颗粒,其中以复方颗粒为主,单味颗粒只在辨证用药时随证加减,在此中药饮片的使用大大减少。

20世纪90年代,韩国紧随其后,开始发展中药颗粒剂,虽然韩国的中药颗粒剂研究工作起步较晚,但发展同样迅速。20世纪90年代初,其供临床使用的单味中药颗粒仅为68种,至20世纪90年代中期已发展超过300种。目前韩国应用的中药颗粒剂主要为单味颗粒剂,其年销售额在2002年为1.4亿元。韩国纳入医保体系的中药颗粒剂已有300多种,除在国内大范围使用外,已经出口到东南亚乃至欧美等国家和地区。

当前,欧美地区也已引入中药颗粒剂的使用。例如德国采用单味中药提取物配制植物复方药;又如美国以"健康食品"的名义引入中药颗粒剂。另外,中药颗粒剂在我国台湾地区称"科学饮片",其发展也很迅速,目前已生产使用中药颗粒剂400余种,包括单方与复方颗粒,其应用十分普遍。

因此,在发展单味药配方颗粒的同时,也要重视将中医经典名方及疗效确切的中药复方以整方的形式制成颗粒剂投放于医疗保健市场。由此提供的经典名方颗粒,不仅有利于传承中华民族宝贵的医药遗产,造福于社会大众;同时也可与单味配方颗粒配合使用,彰显中医在基本方的基础上根据患者的病症情况灵活加味,提高疗效的可靠性和稳定性,也增加中医临床用药品种。

二、中药配方颗粒产品的开发思路与质量标准要求

中药配方颗粒是一种新型中药饮片,是中药饮片现代化的有益探索。开发中药配方颗粒,可以在保证中药临床疗效的同时,促进中药饮片的规范化、自动化和标准化。

(一)中药配方颗粒产品的开发思路

中药配方颗粒是以高质量、大规模、集约化运作的中药新型饮片。2003年10月30日国家食品药品监督管理局印发《中药配方颗粒注册管理办法(试行)》(以下简称《注册管理办法》),制定了严格的准入机制,也是开发中药配方颗粒的法律依据。国家药典委员会于2016年8月颁布《中药配方颗粒质量控制与标准制定技术要求(征求意见稿)》(以下简称《技术要求》),为开发中药配

方颗粒的技术准则。

开发中药配方颗粒大体可以分为以下几个步骤：

1. 中药配方颗粒选题立项 《注册管理办法》规定，"申请注册的中药配方颗粒应是国家食品药品监督管理局会同国家中医药管理局制定的《实施批准文号管理的中药饮片品种目录》中的品种"。因此，在立项前，需要进行市场调研，对拟开发中药配方颗粒的原药材资源、生产工艺、质量可控性等进行评估。例如牛黄、麝香等资源紧缺型中药，紫河车等临床鲜用药，朱砂、巴豆等有毒中药，开发成中药配方颗粒的必要性和价值意义就不大，还存在风险。除此之外，《注册管理办法》中对已有国家标准和没有国家标准的配方颗粒生产还做了不同的规定，因此还需评估中药配方颗粒品种的创新性、开发成本和难度。

2. 中药配方颗粒药学研究 药学研究包括生产工艺研究、中试研究、质量控制和稳定性研究。

生产工艺研究是根据原药材的特性和《技术要求》中的相关规定设计生产工艺路线，通过试验确定各技术单元的具体工艺参数。根据中药配方颗粒的特点，其生产工艺研究包括提取工艺、固液分离工艺、浓缩工艺、干燥工艺、颗粒剂处方筛选和颗粒剂成型工艺。

中试研究是对实验室工艺合理性研究的验证与完善，以提高大生产工艺的可行性。中试规模应为实验室规模的 10 倍以上，经中试研究的成熟工艺生产的产品供质量标准、稳定性测试和临床研究使用。生产企业应提供至少 3 批中试生产数据，参照制剂通则中的颗粒剂项要求提供一般质量检查、微生物限度检查和含量测定结果。

质量控制是根据原药材、工艺水平、产品形式等建立科学的检验方法，确定内控标准及关键控制指标，对中药配方颗粒生产过程中的各个环节进行质量监测，保障中药配方颗粒的质量。质量控制是中药配方颗粒现代化、稳定性、统一性的保障，是中药配方颗粒管理中的重要环节。

稳定性研究是考察中药配方颗粒在不同的环境条件下随时间变化的规律，为确定中药配方颗粒的有效期、生产、包装、储存条件提供依据。

3. 中药配方颗粒临床研究 中药配方颗粒作为中药饮片临床应用的一种新形式，应当具备与传统饮片相同的临床疗效，因此可靠的临床研究是必不可少的。《注册管理办法》中规定应在指定的医疗单位进行申报品种与传统饮片的对比性研究，并制定了相应的技术要求。

(二) 中药配方颗粒产品的质量标准制定与质量控制

为保证中药配方颗粒临床有效与安全，必须对其质量进行控制，并制定质量控制标准。中药配方颗粒的质量控制必须体现中药多成分的特点，实现中药配方颗粒整体质量的有效控制，加强标准化工作和规范化研究。

根据中药配方颗粒的特点，建立与药效相关的活性成分或指标成分的含量测定项，并采用特征图谱或指纹图谱等方法进行整体质量评价，必要时可建立生物活性评价方法，加强专属性鉴别和整体性质量控制。

按照质量一致性原则，需建立从原料、生产到使用的全产业链质量控制体系，以标准汤剂为基准进行批次之间质量一致性的合理评价，并建立生产工艺标准规程和相应的控制方法。

中药配方颗粒的质量标准内容主要包括名称、来源、制法、性状、鉴别、检查、浸出物、指纹图谱或特征图谱、含量测定、规格等。具体技术及要求细则如下：

【名称】以饮片名加"配方颗粒"构成,饮片名称按照《中国药典》命名。对于不同基源的药材饮片品种,在其配方颗粒名称后加括号标注原植物的中文名。

【来源】多基源药材需明确标注其来源,不同基源的药材不可混用。

【制法】严格按照制备工艺进行分步描述,包括投料、制备、各个主要参数、出膏率范围、辅料及其用量范围、制成量等。

【性状】包括形态、颜色、气味等。

【鉴别】根据配方颗粒品种或其原药材性质可采用理化鉴别、色谱鉴别等方法,需注意其方法应符合重现性、专属性和耐用性的验证要求。

理化鉴别应根据所含成分的化学性质选择适宜的专属性方法。对于不易达到专属性要求的理化鉴别、光谱鉴别等,应斟酌采用。色谱鉴别方法包括 TLC、HPLC、GC 等,具有信息量大、专属性强、快速且简便等优点,可作为中药配方颗粒的主要鉴别方法。

【检查】中药配方颗粒除应符合现行版《中国药典》中的有关规定外,还应根据原料中可能存在的有毒有害物质、生产过程中可能造成的污染等建立检查项目。检查项目应能真实反映中药配方颗粒的质量,并保证安全与有效。所有中药配方颗粒都应进行有毒有害物质检查。以中药材栽培品为原料生产的中药配方颗粒应进行农药残留检查;以种子类、果实类等易于霉变的中药材为原料生产的中药配方颗粒应进行真菌毒素检查。

【浸出物】由于中药配方颗粒原则上均以水为溶剂进行提取,同时其辅料多为水溶性,因此浸出物检查所用的溶剂一般应根据该品种所含的主要成分类别进行选择。

【特征图谱/指纹图谱】由于中药配方颗粒为中药饮片提取后制成的,故应建立以对照药材为随行对照的特征图谱或指纹图谱。特征图谱可采用色谱峰保留时间、峰面积比值等进行结果评价。指纹图谱可采用中药指纹图谱相似度评价系统对供试品图谱的整体信息(包括其色谱峰数、峰位、峰面积比等)进行分析,得到相似度值进行结果评价。主要成分在特征图谱或指纹图谱中应尽可能得到指认。中药材、中药饮片、中间体、中药配方颗粒的特征或指纹图谱应具相关性,并具有明确的量值传递规律。

中药配方颗粒特征图谱/指纹图谱的测定一般采用色谱法,如采用高效液相色谱法。根据中药配方颗粒品种多批次、检验量大的特点,亦可考虑采用超高效液相色谱法。

【含量测定】应选择与功能主治及活性相关的专属性原型成分作为含量测定的指标,并尽可能建立多成分含量测定方法,避免选择水解、降解等产物或无专属性成分及微量成分作为指标。对于被测成分含量低于 0.01% 者,可增加有效组分类群的含量测定,如总黄酮、总生物碱、总皂苷等。

中药配方颗粒的含量测定应选择具有专属性的方法,否则应采用其他方法进行补充,以达到整体的专属性。选用的分析方法必须按照现行版《中国药典》"分析方法验证指导原则"的要求进行验证。应根据实验数据制订限度范围,以干燥品计算,并以百分含量表示。

由于中药配方颗粒的品种多、批次多、检验数据量大,在选择测定方法时,可优先考虑采用超高效液相色谱法。高效液相色谱法与超高效液相色谱法转换应进行必要的方法学验证,包括分离度、峰纯度和重现性。如果转换前后待测成分的色谱峰顺序及个数不一致、检测结果明显不一致或涉及不合格的情况,应放弃方法转换。

【规格】以每克中药配方颗粒相当于原药材饮片的克数来表示,小数点后保留 1 位有效数字。

目前,已发布的省级配方颗粒质量标准有《广东省中药配方颗粒标准》《广西壮族自治区中药配方颗粒质量标准》等,但国家药品监督管理局方面尚未发布统一的中药配方颗粒质量标准。现以《广东省中药配方颗粒标准》中的白芍配方颗粒为例,了解中药配方颗粒质量标准的基本内容。

白芍配方颗粒

Baishao Peifang Keli

【来源】本品为毛茛科植物芍药 *Paeonia lactiflora* Pall. 的干燥根加工制成的配方颗粒。

【炮制】应符合《中国药典》(2020 年版一部)白芍饮片〔炮制〕项下的有关规定。

【制法】取炒白芍饮片 4 540g,加水煎煮 2 次,合并煎液,滤过,滤液浓缩成清膏,干燥,加辅料适量,混匀,制粒,制成 1 000g,分装,即得。

【鉴别】取本品 2g,研细,加乙醇 20ml,超声处理 5 分钟,滤过,滤液浓缩至约 1ml,作为供试品溶液。另取白芍对照药材 1g,同法制成对照药材溶液。再取芍药苷对照品,加乙醇制成每 1ml 含 1mg 的溶液,作为对照品溶液。照薄层色谱法[《中国药典》(2020 年版四部)通则 0502]试验,吸取上述 3 种溶液各 2μl,分别点于同一硅胶 G 薄层板上,以三氯甲烷 - 乙酸乙酯 - 甲醇 - 甲酸(40:5:10:0.2)为展开剂,展开,取出,晾干,喷以 5% 香草醛浓硫酸溶液,在 105℃加热至斑点显色清晰,日光下检视。供试品色谱中,在与对照药材色谱和对照品色谱相应的位置上,显相同颜色的斑点。

【检查】应符合颗粒剂项下有关的各项规定[《中国药典》(2020 年版四部)通则 0104]。

【浸出物】取装量差异项下的本品,研细,取约 2g,精密称定,精密加入乙醇 100ml,照醇溶性浸出物测定法项下的热浸法[《中国药典》(2020 年版四部)通则 2201]测定,不得少于 40.0%。

【含量测定】照高效液相色谱法[《中国药典》(2020 年版四部)通则 0512]测定。

色谱条件与系统适用性试验 以十八烷基硅烷键合硅胶为填充剂;以乙腈 -0.1% 磷酸溶液(14:86)为流动相;检测波长为 230nm。理论塔板数按芍药苷峰计算应不低于 3 000。

对照品溶液的制备 取芍药苷对照品适量,精密称定,加甲醇制成每 1ml 含 50μg 的溶液,即得。

供试品溶液的制备 取装量差异项下的本品,研细,取约 0.1g,精密称定,精密加入稀乙醇 50ml,称定重量,超声处理(功率为 300W,频率为 40kHz)30 分钟,放冷,再称定重量,用稀乙醇补足减失的重量,摇匀,滤过,精密量取续滤液 3ml,置 10ml 量瓶中,加稀乙醇至刻度,摇匀,即得。

测定法 分别精密吸取对照品溶液与供试品溶液各 5~10μl,注入液相色谱仪,测定,即得。

本品按干燥品计算,每 1g 含芍药苷($C_{23}H_{28}O_{11}$)不得少于 35.0mg。

【性味与归经】苦、酸,微寒。归肝、脾经。

【功能与主治】养血调经,敛阴止汗,柔肝止痛,平抑肝阳。用于血虚萎黄,月经不调,自汗,盗汗,胁痛,腹痛,四肢挛痛,头痛眩晕。

【用法用量】供配方用,遵医嘱。

【注意】不宜与藜芦同用。

【规格】每 1g 配方颗粒相当于饮片 4.54g。

【贮藏】密封。

(三) 中药标准汤剂与中药配方颗粒

标准汤剂系遵循中医药理论,按照临床汤剂煎煮方法规范化煎煮、固液分离,经适当浓缩制得或经适宜方法干燥制得,作为衡量中药配方颗粒是否与临床汤剂基本一致的标准参照物。标准汤剂的"标准"主要涵盖中药材的来源、制备工艺的统一性以及质量控制的严谨性等。

标准汤剂与饮片相比,能够体现提取工艺的影响。标准汤剂与配方颗粒的制备方法,除成型工艺外基本一致;相比配方颗粒,没有辅料的干扰,因此其临床疗效及应用与传统汤剂一致,是传统汤剂的传承。因此,以标准汤剂作为参照物,从出膏率、含量测定、指标成分转移率及指纹图谱等方面对制剂的内在质量进行标定,从而优化生产工艺,指导生产出与标准汤剂内在质量一致的成品制剂,实现中药配方颗粒的标准化,保证临床疗效的稳定输出和用药的安全可靠。标准汤剂是评价配方颗粒的主要生产工艺和质量控制方法合理性的基准,对规范中药配方颗粒具有重要意义。

制定标准汤剂的质量标准应参考国家中药产品质量标准制定的一般准则。该标准应包括制备工艺、专属性鉴别和多成分、整体质量控制,并且应注意与饮片质量标准的一致性。

中药饮片是中药标准汤剂的来源,标准汤剂的质量控制应与《中国药典》中饮片的质量控制一致,其格式和用语应参照最新版《中国药典》,其内容应包含名称、来源、制法、性状、鉴别、检查、特征图谱或指纹图谱、含量测定、规格、贮藏等,以体现延续性,依据《中国药典》中饮片的限量标准推算标准汤剂的限量标准。制备工艺的描述应包括工艺全过程、主要工艺参数、出膏率范围[出膏率 = 干膏量 / 饮片量 × 100%]、特征性成分转移率范围[转移率 = 标准汤剂中的指标成分量 / 饮片中的指标成分量 × 100%]、煎剂密度、浸出物测定等。同时也应重视有效成分及特征性成分的转移规律,明确影响成分转移的关键因素。

关于标准汤剂的特征图谱或指纹图谱分析,主要采用 TLC、HPLC 等方法与药材进行比对,药典有含量测定的药材原则上应进行 HPLC 特征图谱或指纹图谱分析。中药饮片标准汤剂的指标成分含量应设立最低限量,其计算依据为《中国药典》规定的饮片指标成分含量乘以最低转移率。同时应根据制备工艺,建立合理的指标成分转移率范围,建议转移率范围控制在均值 ± 3 倍 SD(或均值的 70%~130%)。根据含量测定得到的指标成分含量,确定含量限度及范围,以控制产品的质量一致性。

此外,标准汤剂应进行安全性检查(重金属、有害元素、农药残留、二氧化硫或黄曲霉毒素等)。

(四) 中药配方颗粒产品的生产工艺

1. 提取 提取是中药配方颗粒制备过程中至关重要的一步,将直接影响中药配方颗粒的有效性与安全性。传统中药汤剂的制备多为水煎。为最大限度地与传统中药汤剂保持一致,中药配方颗粒大多采用水提方式。对于无特殊要求或用法的中药饮片,首先遵循"逢壳必捣,逢籽必破"等原则进行前处理,而后按药材性质采取先浸泡后煎煮的方式进行提取。加水量及煎煮时间可根据药材特性或药效需求通过研究确定。对于含挥发性药效物质等特殊中药饮片,采用传统煎煮法时挥发油的转移率极低,应先提取其挥发油,再进行常规水提,以保证其药效,然后按相同品种标准汤剂中的挥发油含量成比例地重新加入。

为了保证提取效率及质量的一致性,应对影响质量的主要工艺参数进行研究,确定提取用饮片切制(破碎)规格、提取方法、提取温度、溶剂用量、提取次数等主要参数。

2. 固液分离　水提之后应趁热进行固液分离,一般采用目数在100目以上的滤材进行过滤,需固定其方法、条件及设备,并对所选的方法进行考察,明确工艺参数。可根据需要,在过滤前对提取液进行离心处理,通过研究确定离心力、时间等工艺参数。

3. 浓缩　中药配方颗粒制备常采用的浓缩方式有常压浓缩和减压浓缩。常压浓缩设备简单、设备成本低,但具有浓缩时间长、温度高等缺点,易造成有效成分的热分解损失;减压浓缩具有温度低、浓缩速度快、能防止或减少热敏性物质分解等优点。企业生产时可根据提取液中的有效成分性质与企业生产实际,选择合适的浓缩技术。

4. 干燥　干燥是中药配方颗粒制备的一个关键工序。现有的干燥方法主要包括常压干燥、冷冻干燥、真空带式干燥、真空干燥、喷雾干燥等。

喷雾干燥技术最早用于奶粉及速溶咖啡的生产,目前也常用于药物生产。药液被高速喷射的空气流撕裂成无数小液滴,再通过热交换在数秒内实现干燥。同时,由于粒子表面的液体蒸发吸热,产品处于冷却状态;且产品在干燥区内停留时间短暂,有效避免了产品过热,故也适用于干燥的含热敏性成分的中药提取液。因此,喷雾干燥法常用于中药浸膏的干燥。

相较于喷雾干燥而言,常压干燥温度高、耗时较长,浸膏质量差;真空干燥耗时间长,浸膏色泽往往呈深黑色;冷冻干燥成本较高,均未能广泛应用。

真空带式干燥是一种新兴技术,干燥效率高,节能省时,且干燥后的物料可直接进入干法制粒操作,为配方颗粒的干燥制备工艺提供一种新的选择。

5. 制粒　传统的湿法制粒是在药物粉末中加入黏合剂,依靠黏合剂的桥架或黏结作用使粉末聚结在一起而制备颗粒的方法。这就导致配方颗粒剂中存在大量辅料,患者一次需服用大量颗粒方可达到有效剂量,顺应性较差。

为满足临床需求,常采用干法制粒技术,利用中药浸膏粉物料固有的黏性,通过压缩、成型、粉碎、整粒等工序生产中药配方颗粒。

干法造粒工艺省略了湿法造粒的湿润、干燥,防止湿热时间过长导致有效成分的分解和破坏,保证产品质量的稳定性。将喷雾干燥所得的中药浸膏粉制成颗粒剂,有利于保证分装时物料的流动性、装量的准确性、提高产品的抗湿性。不加辅料所制得的纯浸膏颗粒相当于生药量的5%~15%,符合安全高效、服用量小、携带和贮藏方便等现代药物的基本要求。

其他制粒工艺还有高速搅拌湿法制粒、滚压法干法制粒、流化床制粒等。这些方法各有优缺点,可根据药材的性质选择合适的制粒方法。

三、中药配方颗粒产品的注册申报与管理办法

(一)中药配方颗粒的注册申报

目前,中药配方颗粒在我国采用试点经营备案管理的方式,中药配方颗粒的报批应严格按照2003年10月30日国家食品药品监督管理局印发的《中药配方颗粒注册管理办法(试行)》(以下简称《注册管理办法》)进行。中药配方颗粒的注册申请包括没有国家标准和已有国家标准的中药配方颗粒生产注册申请,以及补充申请。以下是中药配方颗粒注册申报的基本流程及注意事项。

1.《中药配方颗粒注册管理办法》适用条件

(1)中药配方颗粒注册申请人应是具有药品生产许可证的药品生产企业,其配方颗粒生产车间必须取得《药品生产质量管理规范》认证证书。

(2)申请注册的中药配方颗粒应是国家药品监督管理局会同国家中医药管理局制定的《实施批准文号管理的中药饮片品种目录》中的品种。中药配方颗粒应使用具有批准文号的中药饮片为原料。

(3)补充申请是指中药配方颗粒注册申请被批准后,改变、增加和取消原批准事项内容的注册申请。补充申请项目根据不同情况,分别由国家药品监督管理局审批或报国家药品监督管理局备案。

(4)国家药品监督管理局核发的中药配方颗粒批准文号的有效期为5年。有效期满,需要继续生产的,应在期满前6个月内申请再注册。

(5)国家药品监督管理局发布的中药配方颗粒试行标准,其试行期为2年。标准试行期间不受理其他企业提出的同品种注册申请。中药配方颗粒生产企业应当在标准试行期届满前3个月内提出标准转正申请。

2. 注册申报所需的材料　中药配方颗粒申请注册所需的材料包括注册申请表、申请人证明文件、中药饮片质量标准、中药配方颗粒生产工艺、稳定性及其研究资料、临床研究资料、质量标准及其适宜性研究资料、中药配方颗粒包装、标签和使用说明书样稿、自检报告等。《注册管理办法》中对不同的申请情况都做了要求和规定。

3. 注册申报流程　注册申报没有国家标准的品种的基本流程:符合规定的申请人应当在国务院药品监督管理部门规定的时间内,向所在地省级药品监督管理部门提出拟注册申请,填写"中药配方颗粒拟注册申请表"并报送有关资料。省级药品监督管理部门应在收到注册申请后的10个工作日内进行形式审查,并将有关意见和申报资料报国家药品监督管理局。国家药品监督管理局接到拟注册申请后,应在申报截止日后的20个工作日内完成审查,符合要求的,通知申请人进行生产工艺研究工作。

国务院药品监督管理部门接到生产工艺及其研究资料后,应组织有关技术人员在60个工作日内完成审查。符合要求的,通知申请人按规定进行临床研究、质量标准研究及起草等各项工作。申请人完成有关研究工作后,向所在地省级药品监督管理部门提出注册申请,填写"中药配方颗粒注册申请表"并报送有关资料。所在地省级药品监督管理部门在收到注册申请后,应在10个工作日内完成形式审查、组织对生产情况进行现场考核、抽取检验用样品,并向省级药品检验机构发出注册检验通知。药品检验机构应当在30个工作日内完成对抽取样品的检验,并将检验报告和有关意见报送通知其检验的省级药品监督管理部门,在收到药品检验机构的检验报告和有关意见后的10个工作日内,将审查意见及有关资料报送国务院药品监督管理部门,国务院药品监督管理部门对报送的有关资料在5个工作日内完成审查,符合要求的,予以受理,发给受理通知单。

(二)中药配方颗粒产品生产管理办法

为加强对中药配方颗粒的管理和促进中药配方颗粒的稳健发展,引导中医药产业健康发展并更好满足中医临床需求,2015年12月CFDA发布《中药配方颗粒管理办法(征求意见稿)》(以下简称《管理办法》),从生产、质量标准、使用等方面做了相关规定。

1. 生产　生产企业是中药配方颗粒生产和质量保证的责任主体。生产企业应具有中药饮片炮制、提取、浓缩、干燥、制粒等完整的生产能力,符合《药品生产质量管理规范》(GMP)要求;具备完善的药品质量保证体系,具备产品放行、召回等质量管理能力;具备对药品实施风险管理的能力。

生产企业应当严格执行GMP。质量管理部门应负责溯源管理及质量监控,应当制定严格的内控药品标准,明确生产全过程质量控制的措施、关键质控点及相关质量要求,建立完整的批生产记录。

生产企业应当对所用的中药材进行资源评估并实行完全溯源。应当固定中药材产地,落实具体生产地点、种植/养殖企业或农户、采集户、收购者、初加工者、仓储物流企业等。对药用动植物,应准确鉴定其物种,包括亚种、变种或品种,不同种的中药材不可相互混用。提倡使用道地药材,应根据中药材的质量及产量或数量,确定中药配方颗粒的产量。应参考传统采收经验等因素确定适宜的采收时间(包括采收期、采收年限)和方法。所用的中药材,凡是能人工种植/养殖的,提倡来源于生产企业按照《中药材生产质量管理规范》的要求建立的规范化种植/养殖基地。目前尚不能规模化种植/养殖的可外购的中药材,生产企业应当遴选合格的中药材供应商,加强供应商审计,对购进中药材的质量进行把关。

中药配方颗粒以中药饮片投料,生产企业应具备饮片炮制能力。提取、浓缩、干燥工艺的考察应与标准汤剂的相应指标相比较,通过研究,明确提取、滤过或离心等固液分离、浓缩、干燥等步骤的方法、参数及条件。通过研究确定合理的制剂组成,明确辅料的种类及用量范围,明确混合、干燥、成型等步骤的方法及条件。应当有防止污染和交叉污染的措施。应当明确出膏率范围(干膏或湿膏),保证中药配方颗粒批与批之间质量的稳定均一。

最后还应有妥善处理生产废渣的管理措施,废渣必须经过毁型、销毁等处理措施,严防经水提取后的中药饮片再次流入市场。

2. 质量标准　国家药典委员会组织中药配方颗粒统一药品标准(以下简称统一标准)的制定和修订。对于多企业生产的同一品种,其药品标准的制定和修订应在科学合理的基础上进行统一,坚持就高不就低的原则,成熟一批公布一批。

中药配方颗粒药品标准的制定,应与标准汤剂进行对比研究,充分考虑与中药饮片基本属性的一致性与性状缺失的特殊性,充分考虑在药材来源、饮片炮制、中药配方颗粒生产及使用等各个环节影响质量的因素,加强专属性鉴别和多成分、整体质量控制,充分反映现阶段药品质量控制的先进水平和质量源于设计的理念。

3. 使用管理　医院应当采购由获得许可的生产企业生产并经备案的中药配方颗粒,使用的中药配方颗粒应当由生产企业直接配送,并严格执行终端扫码政策,确保中药配方颗粒不流失到合法渠道外。医院与生产企业应当签订"质量保证协议书",并按照统一标准进行验收。生产企业也应向医院提供每批中药配方颗粒的自检报告。

应当加强医务人员合理使用中药配方颗粒的培训和考核,建立处方点评和医师约谈制度,规范医师处方行为,避免对中药配方颗粒的不合理使用,中药配方颗粒的临床处方和调剂应遵循相关管理规范。医院也应及时了解所使用的中药配方颗粒的备案信息及变更情况,对相关变更可能对医师处方产生的影响进行研究和评估。在中药配方颗粒的不良反应监测及安全风险控制方面采取有效措施,确保中药配方颗粒的临床用药安全。

总之,中药配方颗粒是时代发展的产物,具有广阔的开发与应用前景。其源于中药材,是中药资源开发与应用的典型案例。2021年1月,《中药配方颗粒质量控制与标准制定技术要求》发布实施,为未来中药配方颗粒的开发与应用提供相关指导性原则,为中药配方颗粒的规范化与现代化指明了方向,对中药配方颗粒的发展起到积极的推动作用。

中药配方颗粒的开发应首先明确研发思路和程序,从其源头入手,借助现代提取、固液分离、浓缩、干燥、制粒等科学技术,建立现代科学的生产工艺;结合现代分析技术,建立从原料到产品的中药配方颗粒质量控制体系,完善中药配方颗粒质量标准;从生产、流通到使用全程设立相应的监督管理系统,确保人民安全用药,推动中医药健康事业的大发展。

课后习题

一、名词解释

1. 中药新药

2. 有效成分新药

3. 中药配方颗粒

二、简答题

1. 简述中药新药开发的思路与程序。

2. 简述中药新药开发的研究内容。

3. 质量标准研究包括哪些内容?

4. 简述主要药效学研究规范。

5. 举例说明中药新药临床前研究过程及特点。

6. 简述中药新药的申报与审批程序。

7. 简述中药新药的知识产权保护现状。

8. 中药有效成分新药包括哪些类型? 各有何特点?

9. 中药配方颗粒产品的开发思路与质量标准要求如何?

第六章　以中药资源为原料的食品开发

06章　课件

　　传统药食同源的中药食品有广泛的群众基础及深厚的文化底蕴,市场潜力巨大。据统计,目前我国药食同源产品的消费市场已从以原药材为主发展为粉剂、茶剂、饮料及酒类等多种形式;消费对象从中老年群体拓展到青少年、亚健康人群;消费目标从传统以滋补、强身健体为主转变为以科学调理、预防疾病为主。根据中药资源开发的最终形式,以中药资源为原料的食品可分为含中药普通食品、含中药保健食品和含中药特殊膳食用食品等。本章主要介绍含中药普通食品和含中药保健食品的开发。

第一节　含中药食品的分类与开发思路

　　含中药食品的开发是在我国具有悠久的历史和文化基础,具有鲜明的特色和优势的一个重要领域。据报道,人类疾病中超过 3/4 是由于饮食不当引起的,开发新型、具有特定功效的含中药食品,可以在满足人们对食物追求的同时,提高人们的健康水平。因此兼具"天然、营养、保健和时尚"的含中药食品正在逐渐成为人们健康餐桌上的盘中餐和杯中酒,也成为保障人们生命健康不可或缺的消费产品,并将在未来的健康生活中发挥越来越大的作用。

一、含中药食品的概念与分类

　　含中药食品是指在中医药理论指导下,将中药原料与食品原料按照一定的加工工艺制成的食品。含中药食品不仅可以提供人体的营养需求,还具有调节和改善新陈代谢、预防或减少疾病的功能。

　　市场上销售的含中药食品主要可以分为以下 3 种形式:

　　1. 含中药普通食品　以卫生行政部门颁布的既是食品又是药品的名单内的中药为原料制成普通食品的,按普通食品管理。普通食品不限食用人群,可提供营养,但不可宣称保健功能,对食用量一般不作规定。

　　2. 含中药保健食品　以《既是食品又是药品的物品名单》和可用于保健食品的中药原料开发的食品,须按照保健食品申报,限于特定人群食用,可调节机体功能。

　　3. 含中药特殊膳食用食品(简称特膳食品)　指为满足某些特殊人群的生理需要或某些疾病患者的营养需要,按特殊配方而专门加工的食品,它能为特定(特殊)人群(如婴幼儿、糖尿病患者、严重缺乏某些营养素的人等)提供特殊的无法从日常普通饮食中获取的生理和营养成分。含中药特殊膳食用食品是以药食两用名单内的中药为原料制成提取物添加到特膳食品中,以起到辅助治疗或保健作用。

国际上对于保健食品并无统一命名,各国的提法略有差异,在欧美各国称为"健康食品(health food)",在日本称为"功能食品(functional food)"。1996年3月15日中华人民共和国卫生部正式定名为保健食品。

保健食品与一般食品、药品有本质上的区别。一般食品无特定的食用人群及食用量的规定,不强调特定功能(食品的第三功能)。在一般食品中通常也含有生理活性物质,由于含量较低,在人体内无法达到调节功能的浓度,不能实现功效作用,对人体不产生任何急性、亚急性、慢性或其他潜在的健康危害。一般食品的标签不得标示保健功能,且批准文号为"卫食准字"。

保健食品归属于食品范畴,但是具有特定的保健功能。作为食品的一个种类,保健食品除具有一般食品所含的营养物质外,还须含有一定量的调节生理功能的成分即生物活性物质,发挥一定的生理调节功能,如减肥、增强免疫、改善睡眠等。保健食品的适用范围与食品不同,一般情况下保健食品只能适用于一类人群,如改善睡眠的保健食品只用于失眠的人群,而食品可以广泛用于各种人群。保健食品与食品的形态也有较大的差异,保健食品可以使用片剂、胶囊剂等剂型,而食品只能制成饮料、粉剂及异形片等不能和药品相似的剂型。保健食品的标签和说明书可以标示保健功能,批准文号为"国食健字"。

保健食品与药品的主要区别是保健食品不以治疗为目的,可以声称保健功能,但不能对人体产生任何急性、亚急性或慢性危害,能够保证长期食用,这是保健食品区别于药品的主要原则之一;药品是可以用于治疗、预防和诊断疾病的物质,有明确的治疗目的,有确定的适应证和功能主治,一般都具有不同程度的毒副作用,有一定的使用期限。因此,保健食品在申报过程中必须进行急性、亚急性和慢性毒性试验,在获得安全性数据的情况下,中药原料可作为保健食品批准的材料之一。

特膳食品与保健食品、药品也有区别。特膳食品需同时具备2个条件,即特定(特殊)人群和特殊成分。相比保健食品来说,特膳食品更具"特殊"性,特膳食品从原料来源到加工工艺均执行国家最严格的标准,与保健食品和普通食品相比,特膳食品具有安全性最高、代谢负担最低、生物指标最严格等特点。

二、含中药食品的形成源流与发展现状

我国保健食品应用历史源远流长,在传统食物中加入中药而制成的药膳和保健食品已成为我国独特的文化遗产之一,产生众多营养保健、调理康复方面的经验。早在春秋战国时期,《黄帝内经》中就提出食养的概念;到唐宋时期食疗的概念有了进一步发展,《备急千金要方》中记载的药食同源品种达154种,宋代《养老奉亲书》、元代《饮膳正要》等专著中都有专门关于食疗的记载。著名医药学典籍《神农本草经》《本草纲目》中也记载了很多药食两用的药材,其中具有益气养血、滋阴补肾、调和脾胃、温补肾阳等功效的中药多具有食补功效。史书对于含中药的食品也进行了多方面的阐述,包括食用习惯、毒副作用等,并提出比较合理的食用原则,是含中药食品开发的重要

理论基础和处方来源。

进入 20 世纪后,随着我国改革开放的深入发展,人们的生活水平得到显著改善,对保健食品的需求也越来越多,因此保健食品在 20 世纪 80 年代末至 90 年代初得到蓬勃发展。由于保健食品审批简单、生产设备少、管理宽松,涌现出众多的保健食品重磅炸弹。1993—1995 年,我国的保健食品企业多达 6 000 余家,共注册 2.8 万个品种,年销售额达 300 多亿元。行业的高速发展和无序竞争孕育了新的危机,导致保健食品市场体量和价值锐减,跌入行业发展的低谷。

进入 21 世纪,经过市场秩序的重新构建和优胜劣汰市场法则的作用,一些名不符实的产品逐步退出市场,一些专注于某一功效的保健食品迎来新的发展时期,专注改善睡眠、调整女性更年期、补充钙质等的保健食品保持良好的生命力,也标志着保健食品进入市场细分阶段,保健食品的研发更加重视其功能体现和安全性要素,保健食品的审批程序也更加趋于规范有序。

目前,保健食品已成为人们的日常消费品,以中医药为原料研发的含中药保健食品成为保健食品家族的重要一员,开发造福于人类健康的保健食品已成为富于生命力的行业之一。研制开发含中药保健食品要坚持以中医药理论为指导、以服务特定人群为基本原则,结合文献记载和现代研究,挖掘可食用的药材原料,研制安全性、保健性和营养补充密切相结合的中药保健食品,将是今后主要的研究方向和发展趋势。

三、含中药食品的开发思路与发展方向

(一) 含中药食品的开发思路

含中药食品是在中医药理论指导下研制的具有特定保健功能的食品,因此含中药食品的开发既要符合中医药的传统理论,又要符合国家对食品的管理规范。在进行含中药食品开发前,首先要进行中医药文献调研和市场调研,确定保健功效和待开发的中药品种,建立明确的研究开发思路和程序。

1. 选题科学、符合市场需要 选题是指在研究项目范围内选择研究课题的过程,也是一个发现问题、提出问题并提出拟解决方案的过程。含中药食品的开发是以开发市场需求的食品为主要目的,首先要坚持选题的科学性、创新性和可行性,其次还要考虑到投产后市场的接受性及企业的经济效益。选题得当与否是含中药食品研制与开发能否成功的关键,直接影响产品开发的成败、企业的社会与经济效益。

含中药特殊膳食用食品的开发一般首先瞄准目标人群,如糖尿病患者、产后妇女、苯丙酮尿症人群等,不仅要考虑到特殊人群的特定需求,必要时还要根据实际情况结合中医药理论辨证。

含中药食品选题的科学性主要体现在选题是否有科学依据、组方是否合理有效、是否符合中医药理论、加工过程是否合理等。中药原料的选择首先要考虑是否有文献支撑、符合功效和安全性的要求。配方选择更加讲究,特别是同时具有多个功效成分时其保健功能是否会受影响,添加什么样的添加剂更合适、辅料是否符合食品规范等。在加工过程方面,要考虑采用何种工艺更合理更能最大限度地保持营养和功效成分,都需要通过一系列的科学实验来确定。

含中药食品开发的社会效益主要体现在为社会提供高效低毒、安全的新产品,促进人类健康。首先要保证含中药食品的口味,如果食品的口味不佳而不能被广大消费者接受,其市场销售也会

受到影响。

在含中药食品开发过程中,要优先选择功效明确、资源丰富的药材,同时也要准确了解市场需求,以保证产品后续生产的原料稳定和销售的可持续增长。如随着人口老龄化,开发具有延缓衰老、强身驻颜的含中药食品将具有更加广阔的市场前景。

2. 充分体现中医药传统文化特色 含中药食品是在中医药理论指导下研究开发的,具有中国传统文化特色。因此在开发含中药新食品时,要充分考虑到中医药传统文化的影响,优先选择具有浓厚中医药文化传统的药材开发。如人参为补气壮阳药,在我国民间传统应用历史悠久,如果开发含人参食品更加具有传统中医药文化特色,在市场推销和产品认可度方面容易得到消费者青睐。

3. 技术与法规相结合 在开发含中药食品时要充分利用现代加工技术,采用科学的加工方法,最大限度地保留含中药食品的活性成分;检测技术与指标可靠可行,可以真实反映产品质量;结合相关法规综合设计、制订研究方案,以保证项目能顺利通过国家审评。开发中药资源食品应采用安全性有保障的药食两用的中药作为原料,不片面追求猎奇,尤其要禁止使用濒危物种和违禁药物。

4. 社会效益与经济效益 社会效益与经济效益是企业开发新产品的动力。在进行含中药食品开发时,既要保证为人类健康服务的社会效益,也要充分考虑到企业后续生产的经济效益。因此在开发中药新产品之前,首先要进行市场调查,包括目标市场、市场的容量、竞争状况、产品价格等。在保证产品功效的前提下,选择市场需求量大、竞争产品少、价格适中的品种进行中药食品开发,将获得更大的经济利益。

5. 研究方案可行性 在进行含中药食品开发前,首先要设计一套科学、完整的研究方案,包括研究内容、研发人员、研究方案和技术路线的合理性等,并经有经验的科研人员进行论证,以保证项目的可行性。课题组要由多学科人员组成,既要有从事实验研究的人员,也要有熟悉市场、申报政策与技术要求的人员,以保证项目开发顺利实施。

6. 申报与审批 研究工作完成后,应及时整理报批资料,向有关审批部门提出申报要求,该部门将组织有关专家进行资料初审、产品检验与论证等。之后将报上一级审评,获准后将发给批准文号。

7. 投产与销售 企业单位取得食品生产批准文号后,即可正式投产。通常产品投产前要进一步优化生产工艺,同时还要进一步观察保健功能、安全性及质量稳定性。为了开拓产品的市场,要遵照有关法规要求开展广告宣传等正当的竞争手段。

(二)含中药食品的发展方向

1. 更加重视产品市场定位的准确 随着含中药食品产业的发展,以既是食品又是药品原料目录中的中药原料加工而制成的健康产品越来越多,开发含中药食品新原料成为未来发展的方向。在进行科学研究的过程中,对有效成分进行分析,发现一些结构新颖、功效特异的新中药保健食品活性因子,进而申报含中药食品新原料,挖掘准确定位功效成分,开发出适应国内外市场需求的新型含中药食品,正在成为含中药食品开发的新潮流。

2. 更加重视新方法与新技术的应用 中药提取与分离新技术的发展可为含中药食品的发

展提供强大的生命力,中药保健食品企业通过不断更新技术和提高技术含量,可以提高产品质量、增加产品附加值、避免低水平重复,以优质的服务体验满足消费者需求,才能在食品市场上立于不败之地。随着高新技术在含中药食品中的应用,尤其是现代生物工程、膜分离、超临界流体萃取、微波、微胶囊、超细微粉、低温冷冻干燥等高新技术的应用,极大地提高了含中药食品的感官与产品质量,也促进了产品附加值和销售额的提升,进而推动了中药保健食品行业的快速发展。

3. 更加重视建立完善有序的科学管理体系　在保健食品审批过程中,要尽快形成一套完善的验证系统,包括中医现代化系统,中药质量、毒理安全及临床功效评估验证系统,实验分析方法的标准化系统和配套系统,从而保证保健食品审批程序更为科学规范,进而与国际接轨。

我国丰富的中医药宝库和悠久的饮食养生保健文化孕育出食疗、药膳、药食同源的系统理论和宝贵经验,为研究含中药食品,特别是保健食品和特膳食品的产品开发奠定了基础并占据优势。采用多学科交叉的研究思路,运用现代高新技术,研制出具有保健价值、营养安全的健康食品是今后的健康研究方向。

第二节　含中药普通食品的研究与开发

食品是指可供人类食用或饮用的物质,包括加工食品、半成品和未加工食品,不包括烟草或只作药品用的物质(1994 年《食品工业基本术语》)。2015 年修订的《中华人民共和国食品安全法》将兼具食品特性的中药概念加入,进一步扩展并明确食品的定义:食品指各种供人食用或者饮用的成品和原料以及按照传统既是食品又是药品的物品,但是不包括以治疗为目的的物品。

追古溯今,"医食同源,食药同用"是中医药科学历经几千年历史传承的精华总结。在相当长的"药为食用"的中医实践中,很多中药兼具治病和饮食的功能,不但在加入食品中时可作为可食用原料,还可作为中药食品研发的重要原料。因此,为了保证既是中药又是食品的物质的界定和管理,国家卫生健康委员会制定并公布了《既是食品又是药品的物品名单》。

一、含中药普通食品的研究

含中药普通食品是指在供人们食用或饮用的普通食品中添加可食用或药食两用的中药。与现代医学对"药品"和"食品"严格的界定认知相比,中医传统理论认为"堪愈疾者,总名为药",即中医常在临床使用"药食互补"的治疗方案。因此,我国将既是食品又是药品的物质通称为"药食同源"。根据传统的养生保健理念,很多中药与食物之间并无绝对的分界线,例如大枣、赤小豆、山楂、核桃、杏仁、蜂蜜等原料不仅是众所周知的营养价值很高的食品,也是具有防病、治病作用的医家良药。

随着人们生活质量的提高和对健康养生的关注,中药及天然药物资源产品在世界范围内受到越来越多的重视,"药补不如食补"的思想也作为一种养生文化和保健意识植根于广大百姓心中。所以,将"药食同源"的中药资源充分开发利用有广阔的应用前景和发展潜力。

（一）中医药传统理论和实践的指导

"药食同源"理论源远流长，国人在几千年来的日常生活中，已经将食物和药物溶成一体，产生独具中国特色的"药食同源"养生文化。从《淮南子·修务训》"神农尝百草之滋味，水泉之甘苦，令民知所避就。当此之时，一日而遇七十毒"。可见早在神农时期就有中药与食物是同时起源的理念。唐朝《黄帝内经太素》一书中亦写道"空腹食之为食物，患者食之为药物"，也反映"药食同源"的思想。在此思想指导下，古代医家又将中药的"四性""五味"理论运用到食物之中，以中医"性味"理论来解释食物调节身体功能的作用。"四性"是指寒、热、温、凉四性，即温热性食物有温经散寒、活血通络、助阳的作用，寒凉性食物有清热解毒、滋阴降火的作用；"五味"是指辛、甘、酸、苦、咸(涩、淡)五味，酸(涩)味食物收敛、固涩，辛味食物发散、行气，苦味食物清热、燥湿，咸味食物软坚、散结，淡味食物渗湿、利尿。古人通过研究这些与中医"四气、五味"关系密切的食物的本质，结合人体和自然环境的相互作用，来探讨人类逐渐把握药物的自然属性，形成独特的"药膳"文化。以《本草食疗》《食疗经》《饮膳正要》等大量食疗专著为依据，逐渐建立"药食同功"的理论基础。这些前人在历史长河中创造的灿烂药膳精粹，以上千年的生活实践证明"药食同源"物质的安全性。如《证类本草》强调益智与盐同用有助于其暖肾作用的发挥："味辛，温，无毒。主遗精虚漏，小便余沥，益气安神，补不足，安三焦，调诸气。夜多小便者，取二十四枚碎，入盐同煎服，有奇验。"晋代稽含的《南方草木状》曰："益智出交趾合浦。建安八年，交州刺史张津尝以益智子粽饷魏武帝。"这些古典文献充分体现古人对药食同源的重视。

因此，基于中医药传统理论的指导，含中药普通食品开发的理论精髓就在于通过中医"四性""五味"的调理机制，将这些"药食同源"的中药资源进行合理调配，以达到改善身体功能的目的。

（二）现代科学技术在含中药普通食品研发中的应用

随着人类对自然资源的依赖程度不断提高，既是药物又是食物的天然资源已成为全球医药工业研究开发的热点。"药食两用"的中药资源若要推向世界市场，需要采用现代科学技术去证明其健康价值和安全性，以科学的方法阐述其作用机制，以提供其养生保健的理论依据。在对含中药普通食品疗效成分的研究过程中，尤以多糖类、黄酮类和多酚类功能物质的研究较为深入。

多糖是一类天然高分子化合物，广泛存在于高等植物、藻类、菌类及动物体内，是自然界中含量最丰富的生物聚合物。多糖具有多种生理功能，不但在细胞的识别、分泌以及在蛋白质的加工和转移等方面发挥不可忽视的作用，是参与生命过程的核心组件；还具有广泛的药理作用，如增强机体免疫力、降血糖、保护胃肠功能等活性，如灵芝多糖、黄精多糖等已有广泛的市场。尤其是植物多糖因具有可再生、投入少、成本低、污染小、利用率高等优点，已成为食品工业研究和开发的热点，被广泛应用于食品的加工生产中。多糖由于其独特的物理与化学性质及广泛的生物活性，在食品工业中已获得了广泛应用：①抗菌活性高，可用于食品保鲜；②成膜性及生物降解性良好，可作为食品包装材料；③乳化性和流动性优良，可作为食品乳化剂、增稠剂；④难降解性，可作为改善肠道微环境、排毒通便的膳食纤维食品。

黄酮类化合物是人体不能合成的必需营养素之一，广泛存在于植物界中，是许多"药食两用"

中药如大豆、蜂胶、黑豆、葡萄、橄榄等的有效成分。黄酮类化合物具有调节生理功能,提高生命质量的重要功能:①增强免疫系统中的巨噬细胞吞噬能力和自然杀伤细胞活性,提高人体的抗病与自愈能力;②抗氧化活性高,可促进组织再生,具有抗炎、抗衰老的作用;③改善血液循环系统功能,可降血压、降血脂、降血糖、降胆固醇及降低血液黏稠度;④发挥类雌激素功能,有效调节内分泌系统功能。作为全球范围内新兴的食品活性成分,国家卫生健康委员会已将黄酮类提取物批准为保健食品中的功效物质。随着提取分离技术的发展,黄酮类化合物食品的市场前景将会越来越广阔。

多酚类化合物是多羟基酚类化合物的总称,广泛存在于中药的根、茎、叶、花中,参与植物生长繁殖过程。植物多酚在抗氧化、抗肿瘤等方面展示了良好的生理功能,越来越引起人们的关注。现代研究证明,植物多酚具有较强的抗氧化能力,能有效清除体内过剩的自由基,抑制脂质过氧化,抑制血小板的聚集粘连,在冠心病、动脉粥样硬化和中风等常见的心脑血管疾病的预防和治疗中具有较好的作用。如从葡萄籽中提取的白藜芦醇在国际市场上作为保健食品原料,广泛用于冠心病和心脑血管病的防治中。

(三) 含中药普通食品研究现状

随着生活水平的提高,人们对健康的维护从疾病治疗转向以预防为主,"不得病,少得病,晚得病,不得大病",已经是当代医学研究的重点内容。中医药学在养生保健、治"未病"方面具有独特的优势,广泛受到群众的欢迎。20世纪90年代以来,在崇尚绿色、回归自然的世界潮流引领下,可作为食品的天然产物资源受到全球的关注和重视,世界各国对保健食品的开发都非常重视,其新功能、新造型和新的食用方法不断出现。中国是中药出口大国,中药在我国有着悠久的文化积淀和应用历史,是我国含中药食品研制的重要理论基础和有效的物质来源。含中药食品是基于中医药理论的产物,具有整体观、辨证论治、阴阳平衡、三因制宜等特点被大众所接受,在我国的发展潜力和空间巨大。中药大健康产业虽具有内在天然的优越性和外在环境的顺应性,但是发展过快,盲目跟从,后备技术匮乏使其发展受到制约,存在各种隐患。因此,运用现代药理学手段挖掘可食用中药的内在价值,加强新工艺、新技术的应用,是十分必要的。

1. 运用现代健康价值评价手段挖掘可食用中药的市场价值 通过现代生物活性等健康价值挖掘方法技术,对民间具有悠久食用历史的中药材或食品进行功能与安全性评价,使其以新资源食品的身份进入含中药普通食品开发的原料目录,不仅可以推进药食同源名单的更新与增补,也为含中药食品开发提供了新的资源。例如在岭南地区广泛作为饮用原料的夏枯草成为新资源食品后,助推了凉茶饮料产品的成功开发,成为含中药食品开发的典范。

2. 加强现代生产工艺在含中药普通食品开发中的应用 制备工艺是影响含中药普通食品中活性物质组成、含量和存在状态的重要因素,决定着食品在保健功能的作用方向、强度、速度和时间等方面的性能,也决定了所得产品能否真实体现原组方的效果。

随着现代科学技术的发展,食品生产行业引进了很多高新技术,如膜分离、超临界二氧化碳萃取、生物工程和基因工程、超低温粉碎、低温真空干燥、高压灭菌、保鲜技术等。这些新技术新方法在最大限度保留食品中的营养元素的同时,使得食品的外观性状、口感等方面也得到了极大的提升,生产工艺更加简单,生产成本更低,有力地促进食品行业的发展,也应该在含中药食品的开发中得到广泛使用。

二、含中药普通食品的原料与质量控制

普通食品的原料主要为植物性食品原料和动物性食品原料,植物性食品在各种食品中是最基本的和最重要的,如谷类、薯类富含糖类物质,是主要的热能来源;豆类及其他作物种子是蛋白质、脂质的主要来源;蔬菜、水果、海藻、食用菌类是无机质和维生素的主要来源。除了植物性食品外,还有动物性食品,主要包括肉类、蛋类、乳制品、鱼贝类等。在这些普通食品原料基础上添加一至数味药食两用中药制成的产品是含中药的普通食品,这类食品成分复杂,给质量控制和标准判定带来了一定的困难。

因此,建立完整可靠的含中药普通食品的质量控制标准是确保食品食用安全、有效的重要手段,对指导含中药普通食品的生产、销售和使用等方面具有非常重要的意义。

(一) 含中药普通食品原料的界定

1. 可用于普通食品的中药材 2002 年卫生部发布的《卫生部关于进一步规范保健食品原料管理的通知》中对普通食品的原料进行了严格界定,列出《既是食品又是药品的物品名单》,共 87 味药材,主要是中国传统上有食用习惯、民间广泛食用,但又在中药临床中使用的物品。此后,国务院卫生行政部门又历次发文补充了 23 味药材,均要求在限定的使用范围和剂量内作为药食两用。

上述名单中的中药可用作为生产普通食品的原料,同时也可以作为生产保健食品的原料。

2. 可用于保健食品的中药材 2002 年卫生部公布的《可用于保健食品的物品名单》中,列出仅限用于保健食品的中药共 114 种。这些品种经国家食品药品监督管理部门批准可以在保健食品中使用,一般不得作为普通食品原料生产经营,但已纳入《既是食品又是药品的物品名单》的品种除外。

3. 作为新食品原料管理的中药材品种 根据 2007 年卫生部发布的《新资源食品管理办法》,对新资源食品进行了明确的界定,明确规定凡属于新资源食品的如需开发用于普通食品的生产经营,应按照《新资源食品管理办法》的规定申报批准。2013 年由国家卫生和计划生育委员会颁布的《新食品原料安全性审查管理办法》将新资源食品进一步规范为新食品原料。自 2008 年以来批准的新资源食品涉及中药材的主要有蛹虫草、杜仲籽油、茶叶籽油、白子菜、金花茶、牡丹籽油、玛咖粉、人参(人工种植)、乌药叶、辣木叶、美藤果油、盐肤木果油、广东虫草子实体、茶树花、杜仲雄花、线叶金雀花、枇杷叶、木姜叶柯等。

以上法规明确地界定了哪些中药可以作为普通食品开发的原料,哪些中药可以作为保健食品开发的原料。在《既是食品又是药品的物品名单》中所涉及的中药可以作为普通食品开发。民间存在的药食两用的中药,但不在名单之内的中药需要按照新食品原料申报,待通过食品安全性试验后,才能作为新资源食品进行含中药普通食品开发。

(二) 含中药普通食品的质量控制

"国以民为本,民以食为天",完善的膳食结构与国家发展、居民健康息息相关,而食品作为日常膳食的第一必需品,其质量优劣直接影响消费者的身体健康。"食品安全无小事,食品质量大如天"

这句话更是形象地说明食品质量的重要性。目前,含中药食品产业呈现良好的发展态势,在我国食品行业中占有举足轻重的位置。《中华人民共和国食品安全法》第三十八条规定"生产经营的食品中不得添加药品,但是可以添加按照传统既是食品又是中药材的物质……"。因此,对于含中药的普通食品来说,必须是国家发布的药食两用品种目录中的品种,多以中药饮片或是提取物的方式加入其中,因此需对中药材原料和加工进行严格的质量控制。

1. 原料的质量控制 含中药普通食品添加的中药原料以中药材和中药提取物为主。因此,所用的提取原料应符合有关要求,提取工艺应科学合理,加工助剂应符合国家食品安全相关标准。在进行含中药食品研发时,要制定严格的监控程序,把好质量关。对于含中药食品所涉及的每批和每一品种原料都要做好抽样检验和验收记录,保证所有原料都符合食品质量的要求。对普通食品中添加的中药或药食两用食品必须是国家卫生健康委员会《既是食品又是药品的物品名单》中的中药,其他中药在未经安全性评价的前提下不得作为生产普通食品的原料添加。·

2. 加工过程的质量控制 针对含中药普通食品的制备工艺,除极少数产品采用原药材直接打粉加入产品中外,绝大多数产品采用中药提取物作为原料。中药提取物是介于中药原料和制剂之间的一种形式,是对中药材的深加工,不同的提取工艺所制造出的产品功效成分可能不尽相同。因此,为了控制中药提取物质量的稳定性,除要考虑终产品的质量稳定性、新技术适用性、工艺路线和参数可行性外,还应根据中药提取物中具有保健价值的物质(群)选择加工过程中的质控方法。指标选择在体现产品特点的同时,还应考虑以下 3 个方面:①能否符合国家现行标准;②实验方法的适用性;③指标性成分的选择是否合理。

此外,在含中药普通食品原料领用、配料、投料、搅拌、加工等过程中可能会有外来异物进入,所以在这些工序操作过程中应避免出现潜在的生物性、化学性、物理性伤害。在包装过程中,一定要注意生产包装设备和环境卫生,在该操作车间,操作人员要二次更衣,每 2 小时对操作台进行清理、清洁工作,休息期间打开紫外线灯进行空间灭菌消毒,每天对环境微生物进行检测,确保操作环境清洁,避免微生物污染产品。

3. 流通分配过程的质量控制 食品在流通分配过程中的保藏主要有常温保藏和冷藏保藏,所以运输工具或运输箱的类型必须符合食品本身的性质和规定运输方式的要求。为了不造成交叉污染,运输食品的运输工具和集装箱应保持良好的清洁工作状态。当使用同一运输工具和集装箱运输不同种类的食品或非食品时,必须将不同的食品或将食品与非食品分开,在整货前应对运输工具和运输箱进行清洁,必要时还应进行消毒。在某些情况下,尤其是大批量运输时,运输箱和运输工具应指定和标明"仅限食品使用",而且只能按指定的用途来使用。

三、含中药普通食品的申报与审批

含中药普通食品属食品范畴,因此其申报与审批应符合普通食品的要求。对于原料组成符合《既是食品又是药品的物品名单》的可以直接申请普通食品备案进行生产。对于原料组成含《既是食品又是药品的物品名单》外的药材的含中药普通食品,需按照《新资源食品管理办法》的规定进行申报与审批。

（一）含中药普通食品生产许可申请流程

食品生产企业直接向当地的食品监督管理部门申请食品生产许可证,提交相关材料,并对材料的真实性负责。申请食品生产许可证需要提交的材料为:

1. 食品生产许可申请书。

2. 营业执照原件及复印件、法定代表人身份证原件及复印件。

3. 食品生产加工场所及其周围环境平面图、各功能区间布局平面图、工艺设备布局图和食品生产工艺流程图(不同工艺应分别提交,图中应包含原辅材料、关键控制点及参数指标,加盖企业公章)。

4. 进货查验记录、生产过程控制、出厂检验记录、食品安全自查、从业人员健康管理、不安全食品召回、食品安全事故处置等保证食品安全的规章制度。

5. 申请延续或变更的,还需提供原食品生产许可证正本、副本和副页的原件及复印件,申请人陈述,治理结构图及申请人生产条件未发生变化的声明(申请免于现场核查时提交,加盖企业公章)。

6. 产品执行的食品安全标准;没有国家标准的,需提供企业自行备案标准的原件及复印件。

7. 申请人委托他人办理食品生产许可申请的,代理人应当提交授权委托书以及代理人的身份证明文件。

8. 企业生产场所照片。

9. 复配食品添加剂产品配方表(仅复配食品添加剂企业提供,并附食品添加剂原料的使用依据和不同配方的产品标签及说明书式样,加盖企业公章)。

10. 复配食品添加剂有害物质和致病性微生物信息表(仅复配食品添加剂企业提供,并附复配食品添加剂有害物质限量计算方法,加盖企业公章)。

11. 企业关于参与复配的各组分在生产过程中不发生化学反应的声明(仅复配食品添加剂企业提供,并附生产过程中各组分不发生化学反应的分析说明,加盖企业公章)。

12. 与所生产食品相适应的生产质量管理体系文件以及相应的产品注册和备案文件(仅婴幼儿配方食品企业提供,加盖企业公章)。

13. 其他证明材料。

（二）食品生产许可证的受理和审查

1. 省级质量技术监督部门按照国家市场监督管理总局的部署,统一组织实施受理食品生产许可证申请、审查申请取证企业的生产必备条件、审核审查结论等工作。

2. 省、市质量技术监督部门负责组织审查组,并对审查组的工作进行监督管理。

3. 省级、市(地)级质量技术监督部门接到企业的申请材料后,组织审查组完成书面材料的审核工作并通知企业。

4. 对于书面材料审查合格的企业,省质量技术监督部门组织审查组和检验机构对企业的生产必备条件、检验能力进行现场审查,对现场审查合格的企业,由审查组现场抽封样品。

5. 经审查符合发证条件的,由省级质量技术监督部门统一汇总,并上报国家市场监督管理总局。

6. 经审查不符合发证条件且企业没有提出异议的,质量技术监督部门书面通知企业,企业自接到"食品生产许可证审查不合格通知书"之日起,应当认真整改,2个月后方可再次提出取证申请。

7. 以集团公司和经济联合体统一申请食品生产许可证的,其所有生产厂点都应当进行审查,并且每个生产厂点全部要达到要求后,方可给予审查合格的结论。

8. 对于已获得出入境检验检疫机构颁发的出口食品厂卫生注册证的企业,或者已经通过危害分析及关键控制点(HACCP)体系评审的企业,审查组在进行现场审查时,可以简化或者免于生产必备条件审查。

9. 企业营业执照注册地和生产地非同省份的,由企业营业执照注册地的省级质量技术监督部门负责受理企业申请,并致函企业生产场所所在地的省级质量技术监督部门;生产场所所在地的省级质量技术监督部门负责在规定的时间内组织申证企业必备条件审查和发证检验,并将审查结论反馈给企业营业执照注册地的省级质量技术监督部门。

(三)食品生产许可证的颁发

1. 国家市场监督管理总局收到省级质量技术监督部门上报的符合发证条件的企业名单后,在10个工作日内核准批复。

2. 省级质量技术监督部门根据国家市场监督管理总局的批复,将食品生产许可证发给符合发证条件的生产企业。企业营业执照注册地和生产场所非同省份的,由营业执照注册地的省级质量技术监督部门将食品生产许可证发给符合发证条件的生产企业。

3. 食品生产许可证的有效期一般为3~5年。不同食品生产许可证的有效期限在相应类型的食品生产许可证实施细则中规定。

四、新食品原料的申报与审批

20世纪八九十年代是中国引进新食品的高峰期,自1990年起,我国根据实际情况,制定并颁布多部《新资源食品卫生管理办法》。基于安全考虑,国家卫生健康委员会强调,除已公布可用于普通食品的中药外,《可用于保健食品的物品名单》中的中药不得作为普通食品的原料生产经营。如需开发《可用于保健食品的物品名单》中的其他中药用于普通食品生产,应按照《新食品原料安全性审查管理办法》规定的程序申报批准。

(一)新资源食品的定义与特点

新资源食品和新食品原料的概念最初来源于西欧国家的新食品(novel food),包括所有未使用的、可以食用的纯天然的或人工合成的新型物质。为了确保新食品的安全性,各国在收录新食品时,对新食品的来源、特征、加工、营养、安全性和毒理性做了详细的描述和要求。

2007年7月卫生部依据《食品卫生法》制定公布《新资源食品管理办法》,并于同年12月1日起施行,此时的新食品原料称为"新资源食品"。2017年12月修改施行《新食品原料安全性审查管理办法》,规定新食品原料是指在我国无传统食用习惯的以下物品:①动物、植物和微生物;②从动物、植物和微生物中分离的成分;③原有结构发生改变的食品成分;④其他新研制的食品原料。

新食品原料应当具有食品原料的特性,符合应当有的营养要求,且无毒、无害,对人体健康不造成任何急性、亚急性、慢性或者其他潜在性危害。

(二) 新资源食品申请材料及编制要求

申请人应当提交申请材料原件 1 份,复印件 4 份。申请材料应当完整、清晰,前后内容表述一致。外文应当译为规范的中文,文献资料可提供中文摘要,并将译文附在相应的外文资料前。

新食品原料申请材料应当包括以下内容,并按照下列顺序排列成册,逐页标明页码,各项间应当有区分标志。主要包括:①申请表;②新食品原料研制报告;③安全性评估报告;④生产工艺;⑤执行的相关标准(包括安全性要求、质量规格、检验方法等);⑥标签及说明书;⑦国内外的研究利用情况和相关安全性评估资料;⑧申报委托书(委托代理申报时提供);⑨有助于评审的其他资料。另附未启封最小包装的样品 1 件或者原料 30g。

申请材料中除检验报告及官方证明文件外,原件应当逐页加盖申请单位公章或骑缝章;如为个人申请,申请材料应当逐页加盖申请人名章或签字,并提供申请人身份证复印件。

新食品原料安全性审查是由国务院卫生行政部门组织专家对安全性评估材料进行评审,必要时结合现场核查作出技术评审结论。国务院卫生行政部门根据技术评审结论作出是否批准的许可决定。国务院卫生行政部门所属的卫生监督检验机构承担对受理的新食品原料安全性评估材料组织开展专家评审和现场核查,以及技术评审结论的审核、报批等相关工作。

1. 新食品原料研制报告的主要内容及编制要求　新食品原料研制报告应当包括下列内容:

(1)新食品原料的研发背景、目的和依据。

(2)新食品原料名称:包括商品名、通用名、化学名(包括化学物统一编码)、英文名、拉丁名等。

(3)新食品原料来源

1)动物和植物类:产地、食用部位、形态描述、生物学特征、品种鉴定及鉴定方法和依据等。

2)微生物类:分类学地位、生物学特征、菌种鉴定及鉴定方法和依据等。

3)从动物、植物、微生物中分离的成分以及原有结构发生改变的食品成分:动物、植物、微生物的名称和来源等基本信息,新成分的理化特性和化学结构等资料。原有结构发生改变的食品成分还应提供该成分结构改变前后的理化特性和化学结构等资料。

4)其他新研制的食品原料:来源、主要成分的理化特性和化学结构、相同或相似的物质用于食品的情况等。

(4)新食品原料的主要营养成分及含量、可能含有的天然有害物质(如天然毒素或抗营养因子等)。

(5)新食品原料的食用历史:国内外人群食用的区域范围、食用人群、食用量、食用时间及不良反应资料。

(6)新食品原料的使用范围和使用量及相关确定依据。

(7)新食品原料的推荐摄入量和适宜人群及相关确定依据。

(8)新食品原料与食品或已批准的新食品原料具有实质等同性的,还应当提供上述内容的对比分析资料。

2. 安全性评估报告的主要内容及编制要求

(1)成分分析报告:包括主要成分和可能的有害成分检测结果与检测方法。

(2)卫生学检验报告:3批有代表性样品的污染物和微生物检测结果及方法。

(3)毒理学评价报告:国内外均无传统食用习惯的(不包括微生物类),原则上应当进行急性经口毒性试验、三项遗传毒性试验、90天经口毒性试验、致畸试验和生殖毒性试验、慢性毒性和致癌试验及代谢试验。

仅在国外个别国家或国内局部地区有食用习惯的(不包括微生物类),原则上进行急性经口毒性试验、三项遗传毒性试验、90天经口毒性试验、致畸试验和生殖毒性试验;若有关文献材料及成分分析未发现有毒性作用且人群长期食用历史而未发现有害作用的新食品原料,可以先评价急性经口毒性试验、三项遗传毒性试验、90天经口毒性试验和致畸试验。

已在多个国家批准广泛使用的(不包括微生物类),在提供安全性评价材料的基础上,原则上进行急性经口毒性试验、三项遗传毒性试验、28天经口毒性试验。

国内外均无食用习惯的微生物类,应当进行急性经口毒性试验/致病性试验、三项遗传毒性试验、90天经口毒性试验、致畸试验和生殖毒性试验;仅在国外个别国家或国内局部地区有食用习惯的微生物类,应当进行急性经口毒性试验/致病性试验、三项遗传毒性试验、90天经口毒性试验;已在多个国家批准食用的微生物类,可进行急性经口毒性试验/致病性试验、二项遗传毒性试验。

大型真菌的毒理学试验按照植物类新食品原料进行。

根据新食品原料可能的潜在危害,选择必要的其他敏感试验或敏感指标进行毒理学试验,或者根据专家评审委员会的评审意见验证或补充毒理学试验。

(4)微生物耐药性试验报告和产毒能力试验报告。

(5)安全性评估意见:按照危害因子识别、危害特征描述、暴露评估、危险性特征描述的原则和方法进行。

其中第(2)、(3)和(4)项报告应当由我国具有食品检验资质的检验机构(CMAF)出具,进口产品的第(3)和(4)项报告可由国外符合《药物非临床研究质量管理规范》(GLP)的实验室出具;第(5)项应当由有资质的风险评估技术机构出具。

3. 生产工艺报告的主要内容及编制要求

(1)动物和植物类:对于未经加工处理的或经过简单物理加工的,简述物理加工的生产工艺流程及关键步骤和条件、非食用部分的去除方法或可食部位的择取方法;野生、种植或养殖规模、生长情况和资源储备量,可能对生态环境的影响;采集点、采集时间、环境背景及可能的污染来源;农业投入品使用情况。

(2)微生物类:发酵培养基的组成、培养条件和各个环节的关键技术参数等;菌种的保藏、复壮方法及传代次数;对经过驯化或诱变的菌种,还应提供驯化或诱变的方法及驯化剂、诱变剂等研究性资料。

(3)从动物、植物和微生物中分离的和原有结构发生改变的食品成分:详细、规范的原料处理、提取、浓缩、干燥、消毒灭菌等工艺流程图和说明,各个环节的关键技术参数及加工条件,使用的原料、食品添加剂及加工助剂的名称、规格和质量要求,生产规模以及生产环境的区域划分。原有结构发生改变的食品成分还应提供结构改变的方法原理和工艺技术等。

(4)其他新研制的食品原料:详细的工艺流程图和说明、主要原料和配料及助剂、可能产生的杂质及有害物质等。

五、含中药普通食品研发实例

(一) 益智木瓜粉固体饮料

【原料配方】益智 220kg,番木瓜 450kg,麦芽糊精 360kg,植物脂末 180kg,白砂糖 250kg,微粉硅胶 2.7kg。各原料必须符合相应的标准要求。

【生产工艺】

(1)原料选择:益智选用颗粒饱满,无虫蛀、无腐烂的益智果实为原料。番木瓜选择 6~8 成熟的番木瓜果实,无虫蛀、无腐烂。

(2)益智提取物粉的制备:用清水漂洗,除净益智果实果面上的污物和杂质。然后加 10 倍量的纯化水提取 4 小时,收集挥发油,过滤;再加入 8 倍量的水提取 4 小时,过滤;再加入 8 倍量的水提取 4 小时,过滤,滤液合并。将滤液浓缩,再加入与益智等重的麦芽糊精,搅拌均匀。将配料好的浆液加热,温度控制在 70~75℃,煮好的浆料静止 10 分钟,而后在进风温度 170℃和出风温度 75℃、进料流量 500ml/h 的条件下喷雾干燥,过筛后得益智提取物粉。

(3)番木瓜粉的制备:选用番木瓜,用清水漂洗,除净果面上的污物和杂质,去籽,切成块状,加 10% 的纯化水打浆,过 2 遍胶体磨,然后过高压均质机,浆液过筛,得番木瓜浆液,加入适量的麦芽糊精,搅拌均匀。将配料好的浆液加热,温度控制在 70~75℃,煮好的浆料静止 10 分钟,而后在进风温度 170℃和出风温度 80℃、进料流量 500ml/h 的条件下喷雾干燥,过筛后得番木瓜粉。

(4)白砂糖粉碎过筛成糖粉后备用。按配方量称取益智提取物粉、番木瓜粉、植物脂末、白砂糖糖粉、微粉硅胶进行配料混合,注意要配料均匀,不得多配或少配,计量要准确。取样进行半成品检验,检验合格后进行计量包装。

(5)计量包装:将配料混合好的成品进行密封包装。

【质量要求】

(1)感官指标:粉状、无结块,具有该品种应有的淡黄色或棕色,具有益智特有的滋味和番木瓜香味,口味纯正,无异味。冲溶后易溶解,允许有极少量的团块。无正常视力可见的外来异物杂质。

(2)理化指标:总糖(以葡萄糖计,%) ≤ 75.0;水分(%) ≤ 5.0;灰分(%) ≤ 8.0;溶解度(%) ≥ 95.0。

(3)卫生学指标:总砷(以 As 计)≤ 0.3mg/kg;铅(以 Pb 计)≤ 1.0mg/kg。菌落总数≤ 1 000CFU/g;大肠菌群≤ 40MPN/100g;霉菌≤ 50CFU/g;酵母菌 30CFU/g。致病菌(沙门菌、志贺菌、金黄色葡萄球菌)不得检出。

【保质期】12 个月。

(二) 新食品原料玛咖粉与玛咖片

1. 玛咖粉

【原料来源】玛咖粉为人工种植的十字花科独行菜属植物玛咖 *Lepidium meyenii* 的干燥根茎经加工而成的粉体。

【生产工艺】以玛咖为原料,经切片、干燥、粉碎、灭菌等步骤制成。

【应用说明】婴幼儿、哺乳期妇女、孕妇不宜食用；食品的标签、说明书中应当标注不适宜人群和食用限量。

【食用剂量】≤ 25g/d。

【质量要求】性状为淡黄色粉末；蛋白质含量 ≥ 10%；膳食纤维含量 ≥ 10%；水分 ≤ 10%。

2. 玛咖片（压片糖果）

【原料配方】玛咖粉、山药粉、酸枣仁、麦芽糊精、乳糖、木糖醇、硬脂酸镁等。

【生产工艺】

(1)过筛、称量：玛咖粉、山药粉、酸枣仁、麦芽糊精、乳糖、木糖醇分别过80目筛，按配方量分别称量，然后混合30分钟，混合均匀。此为初混合粉。

(2)制粒：初混合粉用10%麦芽糊精溶液作黏合剂，搅拌15分钟，制成适宜的软材，然后制粒，制出的颗粒应大小均匀、松散适宜。

(3)干燥：将湿颗粒转入干燥器中，进风温度55℃干燥，干燥50~60分钟，至水分在3%~5%以下。

(4)整粒：将干燥后的颗粒进行整粒，对整粒后的合格颗粒进行称量。

(5)总混：从颗粒中筛取少量细粉，将麦芽糊精与细粉混合，使麦芽糊精均匀分散于细粉中。再称取硬脂酸镁，共同放入混合机中，混合25分钟，混合均匀为一批。

(6)压片：将检验合格后的颗粒加入压片机压片。

(7)内包装：对质量检验合格的片子进行内包装。

(8)外包装：将内包装好的产品进行外包装。

【质量要求】

(1)感官要求：片形均匀一致，表面光滑，完整光洁。浅黄色，具有特殊的清香味，味微甘甜，无异味。无肉眼可见的外来杂质。

(2)理化指标：蛋白质含量 ≥ 8.0%；膳食纤维含量 ≥ 8.0%；灰分 ≤ 8.0%；水分 ≤ 10.0%。

(3)卫生学指标：总砷（以 As 计）≤ 0.5mg/kg；铅（以 Pb 计）≤ 1.0mg/kg；铜（以 Cu 计）≤ 10mg/kg；二氧化硫 ≤ 0.1g/kg。菌落总数 ≤ 750CFU/g；大肠菌群 ≤ 30MPN/100g。致病菌（沙门菌、志贺菌、金黄色葡萄球菌）不得检出。

【食用剂量】≤ 25g/d。

【产品规格】1.0g × 60 片。

【贮存方式】置于阴凉干燥处避光保存。

【保质期】24 个月。

第三节　含中药保健食品的研究与开发

保健食品系指具有特定保健功能的食品，即适宜于特定人群食用，可调节机体功能，不以治疗疾病为目的的食品。我国的保健食品产业起步较晚，初期与药品、食品间并无明确的界定和区分，市场较为混乱。直至将保健食品进行立法监管，特别是 2005 年《保健食品注册管理办法(试行)》正式实施后,保健食品行业开始步入正轨,并得到快速发展,尤其是含中药保健食品。现在保健食品行业已成为我国大健康产业的重要组成部分。近年来,保健食品行业以平均年增长率10%~15%的速度增长,含中药保健食品的产值约3 000亿元。国产中药保健食品中,涉及增强免疫力的品种占总数的18%,辅助降脂功能的品种约占10%,抗疲劳功能的品种约占7%,辅助降血糖功能的品种约占4%,另外还有改善睡眠占3.4%、润肠通便占2.3%和抗氧化占1.6%。

一、含中药保健食品的研究

(一)含中药保健食品的组方原则

1. 以中医药理论为指导 中医药有几千年的药食两用历史,在长期的临床实践中积累了大量的养生保健方剂。因此,中药保健食品的组方设计,首先应该参照中医药典籍,以中医药理论为指导,重视"整体观""辨证"理论,"扶正""祛邪""治未病"思想,并结合现代中药的最新研究成果,以实现中医药理论与现代研究的完美结合。

2. 组方要注意饮食宜忌 不同的中药配伍可能产生不同的效果,饮食疗法中也同样有相应的宜忌原则。在进行中药保健食品开发时,应注意食物与食物、食物与中药、中药与中药之间的配伍禁忌。

3. 以市场需求和可接受性为导向 研制开发中药保健食品,在组方设计上要充分考虑到国际、国内市场的需要,选择市场发展空间大的方向开展研究工作。重点开发容易发挥中医药优势的、用于保健康复、具有特色功能的产品,尤其要重视现代生活带来的新问题,如睡眠不佳、胃肠道综合征、老年性疲劳综合征、视疲劳等。有些保健食品原料可能带有人们不易接受的异味或口感,需要在研制时进行适当的加工处理或调制。

4. 组方严格遵守保健食品相关法规 国家保健食品注册管理部门制定了规范的法律文件,在研发保健食品时要严格按照《保健食品注册与备案管理办法》及保健食品评审部门颁发的规定、指导原则等文件进行规范组方设计、制订方案,以保证中药保健食品申报的顺利进行,使新产品尽快投放市场。选用功能因子基础研究强大的原料,注重中药保健食品的安全性。在设计功能时,切忌太多,功能太多往往会给功能学评价造成麻烦。国家卫生健康委员会曾规定保健食品的功能不得超过2项。

5. 组方尽可能简单,提高研制生产效率 中药保健食品所采用的中药配方要尽量简单,所涉及的食品原料和配料也应该是容易采购的、不需要长距离运输的原料;所采用的制备加工工艺不能太复杂,设备尽可能简化,从配方设计、原料与配料采购、加工程序、生产线技术工艺和设备等各个环节着手提高工作效率,优先选用比较先进的技术工艺和设备。

中药保健食品的研制与开发是一个综合性的课题,不仅涉及中药保健食品本身,还要考虑到市场、销售和贮运。因此,在设计时须进行认真考察,查阅有关文献,考察资源和市场,有针对性地开发适销对路的产品。

(二)含中药保健食品的研究方法与设计

1. 可行性分析 中药保健食品开发首先要进行市场调查,包括预期市场、市场容量、现有品种情况、消费者可接受的价格等。尽可能选择市场需求量大、竞争产品少、价格适中的品种进行开发,同时还要进行经济效益预测,包括制造成本、保本点(能收回投资而实现有效销售的最小量)和投资收益率等。根据保本点可推算出新产品给企业带来的经济效益。生产能力和市场销量大于保本点就盈利,差值越大,盈利越多;反之则亏损。

2. 立题　立题是指经过科学论证后对拟开发的中药保健食品的研究课题进行确定。立题的过程应按照科研课题管理的有关规定,确定研究方案,制订实施计划,落实研究经费,组织研究人员。

3. 方案设计　在进行研究工作之前,先要查阅大量文献,根据有关学科的专业知识,结合产品的审批要求,设计出一套科学、完整的研究方案。如处方筛选、制备工艺、质量标准、功能性检测等。要明确研究目的和要求,选好研究内容和方法,并制订出一个详细的实施计划,以便研究工作有计划、规范化、高效率地进行。同时,还要注意引进现代新技术、新手段,在遵循中医传统理论的基础上,积极采用化学、药理学、生理学、生化学、分子生物学等现代科学技术和手段。

4. 组织实施　根据工作需要,各专业、各层次的研究人员合理组合,按计划开展各项研究工作。在研究过程中,各个方面的工作均应按事先制订的计划进行,各项工作要按总体要求同步进行。在具体实施时要严格规范操作,及时准确记录,严密处理分析,以保证实验结果客观、可靠。在研究工作期间,如果某个方面学术上的进展与本研究密切相关,或法规有所调整,则研究工作必须及时进行相应的修改或补充。

二、含中药保健食品的原料与质量控制

(一) 中药保健食品的原料

《中华人民共和国食品安全法》规定,保健食品原料目录和允许保健食品声称的保健功能目录,由国务院食品药品监督管理部门会同国务院卫生行政部门、国务院中医药主管部门制定、调整并公布。

2002 年卫生部公布的《可用于保健食品的物品名单》中,列出仅限用于保健食品的中药共114 种。

同时规定一个产品中使用的动植物物品不得超过 14 个。其中,《既是食品又是药品的物品名单》外的动植物物品不超过 4 个,2 个名单(87+114)外的动植物物品不得超过 1 个。部分具有潜在毒性或安全风险的中药材明确为保健食品禁用物品,共 59 个。

此外,生大黄、三黄(黄芩、黄连、黄柏)、石菖蒲、天花粉、蚓激酶、急性子、钩藤、半枝莲、白花蛇舌草、鹅不食草、王不留行、漏芦、路路通、脱氢表雄酮、水飞蓟宾、生长激素等一般也不能用于保健食品。

根据《中华人民共和国野生动物保护法》《中华人民共和国野生植物保护条例》等国家有关野生动植物保护的法律法规,由国务院及其农业(渔业)、林业行政主管部门发布的国家保护的野生动物、植物名录中收入的野生动物、植物品种禁止用于保健食品开发。国家卫生健康委员会还规定,禁止使用人工驯养繁殖或人工栽培的国家一级保护野生动植物及其产品作为原料生产保健食品。使用人工驯养繁殖或人工栽培的国家二级保护野生动植物及其产品作为原料生产保健食

品的,应提供省级以上农业(渔业)、林业行政主管部门的批准文件。

(二)保健食品功效或标志性成分的质量控制

由中国疾病预防控制中心营养与食品健康所起草的《保健食品功能学评价程序和检验方法》中规定了声称有保健功效的保健食品的27种功能,包括增强免疫力功能、辅助降血脂功能、辅助降血糖功能、抗氧化功能、辅助改善记忆功能、缓解视疲劳功能、促进排铅功能、清咽功能、辅助降血压功能、改善睡眠功能、促进泌乳功能、缓解体力疲劳功能、提高缺氧耐受力功能、对辐射危害有辅助保护功能、减肥功能、改善生长发育功能、增加骨密度功能、改善营养性贫血功能、对化学肝损伤有辅助保护功能、祛痤疮功能、祛黄褐斑功能、改善皮肤水分功能、改善皮肤油分功能、调节肠道菌群功能、促进消化功能、通便功能、对胃黏膜损伤有辅助保护功能。

保健食品的质量控制一般包括两部分,即常规检测指标和功效成分(标志性成分)检测指标。常规检测指标主要包括感官、毒理、营养、理化、微生物等指标;功效成分是保健食品中原材料中的生物活性物质,根据《保健食品管理办法》的要求,企业在申报保健食品时应该提供功效成分(标志性成分)的检测方法,包括定性、定量测定方法,并说明功效成分在保健食品中所处的地位。

保健食品中的功效成分主要有类异戊二烯(萜类、胡萝卜素类、维生素E、三萜酸、皂苷类)、酚类成分(类黄酮、多酚类、苯丙基类)、以蛋白质或氨基酸为基础的衍生物、碳水化合物及其衍生物、多不饱和脂肪酸等。

部分通用性功效成分的测定方法可以直接从中华人民共和国国家标准《保健食品中盐酸硫胺素、盐酸吡哆醇、烟酸、烟酰胺和咖啡因的测定》(GB/T 5009.197—2003)中检索,在进行保健食品开发时,可以直接采用国家标准进行检测。国家标准中已有的功效成分检测方法主要包括维生素A、维生素E、维生素B_1、维生素B_2、维生素C、烟酸、维生素B_6、还原型维生素C、维生素D、维生素F、胡萝卜素、叶酸、微量元素、脱氢表雄甾酮、免疫球蛋白、吡啶甲酸铬、肌醇、氨基酸、胆固醇、牛磺酸、褪黑素、不溶性膳食纤维、超氧化物歧化酶等。

功能或指标性成分常用的测定方法有重量法、分光光度法、薄层层析扫描(TLCS)法和高效液相色谱(HPLC)法等。为了更好地控制产品的内在质量,除以定量指标作为质量标准控制稳定产品质量外,根据需要还可以用其他重要成分作为内控指标来制定质量标准,以更好地保证产品质量的稳定性。

在中药保健食品开发时,多会涉及中药所特有的功效成分,这些功效成分在国家标准中未涉及的,需要根据实际情况建立功效成分的定性与定量检测方法,对功效成分进行评价。在对新建功效成分和标志性成分进行研究时,要坚持以下原则:

1. 所有以保健食品名义申报的产品,除作为一般食品的要求外,一律都要经过功能性或标志性成分功效检测。

2. 检测方法与结果须经得起现代科学的检验,证明是合理和可信的。

3. 保健功效的检测一定要通过整体试验(动物或人体),而不得以体外试验(*in vitro*)充数。

4. 人体试验观察要符合科学、道德和法制的要求,符合卫生部门的有关规定。

5. 用动物实验进行保健功效检测时,必须证明所用的动物符合我国各级科研部门关于实验动物质量与分级的规定;论证实验结果外延于人的可能性;论证剂量分组、动物数量、实验期间、实验条件、对照物与参照物等实验设计的合理性。

由于产品繁多、作用各异、技术复杂,目前功效成分的构效关系、量效关系及作用机制难以阐述清楚。此外,功效成分往往含量较低,在大量干扰物质存在的情况下增加功效成分检测方法的复杂性。

(三) 保健食品安全性毒理学评价

1. 保健食品安全性毒理学评价规程 安全是保健食品的核心评价指标之一,安全性毒理学评价是对保健食品进行功能学评价的前提。2003 年卫生部颁布的《食品安全性毒理学评价程序》(以下简称《程序》)规定了保健食品安全性毒理学评价的统一规程。

该《程序》适用于评价食品生产、加工、保藏、运输和销售过程中使用的化学和生物物质以及在这些过程中产生和污染的有害物质;适用于食物新资源及其成分和新资源食品的安全性评价,也适用于食品中其他有害物质的安全性评价。本《程序》对实验动物的种属、性别、数量、剂量分组、受试物处理、动物与人的等效剂量、实验方法、实验期、观察检测指标、结果判定等都有明确的方法规范。承担此项实验的机构必须是国家卫生健康委员会指定的技术权威单位,严格执行《程序》的规定,否则检测结果无效。

2. 保健食品安全性毒理学评价的程序与方法 保健食品毒理学质量控制主要是对该保健食品进行食品卫生质量控制和进行现代食品毒理学试验。检测要求和项目指标要依照中华人民共和国国家标准《食品安全性毒理学评价程序和方法》的规定进行。

毒理学评价分 4 个阶段:急性毒性试验,遗传毒性试验、30 天喂养试验、传统致畸试验,亚急性毒性试验和慢性毒性试验(包括致癌试验)。

当以国内外均无食用历史的原料或成分作为保健食品的原料时,应对该原料或成分进行 4 个阶段的毒性试验。

仅在国外少数国家或国内局部地区有食用历史的原料或成分,原则上应对该原料或成分进行第一、二、三阶段的毒性试验,必要时进行第四阶段的毒性试验。

若根据有关文献资料及成分分析,未发现有毒或毒性甚微不至于构成对健康损害的物质,以及较大数量人群有长期食用历史而未发现有害作用的动植物及微生物等,可以先对该物质进行第一、二阶段的毒性试验,经初步评价后,决定是否需要进行下一阶段的毒性试验。

凡以已知的化学物质为原料,国际组织已对其进行过系统的毒理学安全性评价,同时申请单位又有资料证明我国产品的质量规格与国外产品一致,则可对该化学物质先进行第一、二阶段的毒性试验。若试验结果与国外产品的结果一致,一般不要求进行进一步的毒性试验,否则应进行第三阶段的毒性试验。

在国外多个国家广泛食用的原料,在提供安全性评价资料的基础上,进行第一、二阶段的毒性试验,根据试验结果决定是否进行下一阶段的毒性试验。

以国家卫生健康委员会规定允许用于保健食品的动植物、动植物提取物或微生物(普通食品和国家卫生健康委员会规定的药食同源物质除外)为原料生产的保健食品,应进行急性毒性试验、三项致突变试验和 30 天喂养试验,必要时进行传统致畸试验和第三阶段的毒性试验。

3. 保健食品毒理学试验内容 以普通食品和国家卫生健康委员会规定的药食同源物质为原

料生产的保健食品,分以下情况确定试验内容:

(1)以传统工艺生产且食用方式与传统食用方式相同的保健食品,一般不要求进行毒性试验。

(2)用水提物配制生产的保健食品,如服用量为原料的常规用量,且有关资料未提示其具有不安全性,一般不要求进行毒性试验;如服用量大于常规用量时,需进行急性毒性试验、三项致突变试验和30天喂养试验,必要时进行传统致畸试验。

(3)用水提以外的其他常用工艺生产的保健食品,如服用量为原料的常规用量时,应进行急性毒性试验、三项致突变试验;如服用量大于原料的常规用量时,需增加30天喂养试验,必要时进行传统致畸试验和第三阶段的毒性试验。

(4)用已列入营养强化剂或营养素补充剂名单的营养素化合物为原料生产的保健食品,如其原料来源、生产工艺和产品质量均符合国家有关要求,一般不要求进行毒性试验。

针对不同食用人群和/或不同功能的保健食品,必要时应有针对性地增加敏感指标及敏感试验。

(四)保健食品的功能学评价

2003年卫生部提出保健食品的功能学评价。《保健食品功能学评价程序和检验方法》规定了声称有保健功效的保健食品的27种功能学评价指标的检测方法,还对保健作用的人体试食试验规程做了约定,是保健食品功能学研究的指南性文件。

在进行含中药保健食品开发时,应按照《保健食品功能学评价程序和检验方法》的要求进行相应的功能学评价。

1. 含中药保健食品功能学评价的样品要求 受试样品应该是定型后的产品,符合确定的生产配方、生产工艺和质量标准;应该是已经经过安全性毒理学评价,确认安全的食品。功能学评价的样品与毒理学评价、卫生学检验的样品须为同一批次,样品上应标示功效成分(标志性成分)的名称与含量。同时应该提交违禁药物检测报告。

2. 含中药保健食品功能学评价的动物要求 功能学评价的实验动物一般采用近交系大鼠或小鼠,性别、年龄根据实验需要选择,一般大鼠每8~12只为1组、小鼠每10~15只为1组,实验动物为清洁级以上。

3. 含中药保健食品功能学评价的剂量与给药时间要求 在进行保健食品功能学评价时,动物实验至少为3个剂量组,另设空白对照组、阳性对照组。在3个剂量中,其中1个剂量应相当于人体推荐摄入量(折算为每千克体重的剂量)的5倍(大鼠)或10倍(小鼠),且最高剂量原则上不得超过人体推荐摄入量的30倍,受试样品的实验剂量必须在毒理学评价确定的安全剂量范围之内。在进行功能学评价时,动物的给药方式首选灌胃,当无法灌胃时,可将受试样品加入饮水或饲料中给药。

受试样品的给药时间一般为7~30天,当受试样品的给药时间不足30天而实验结果为阴性时,应该延长至30天重新实验;给药时间超过30天而实验结果仍为阴性时,可终止实验。

4. 含中药保健食品功能学评价的样品处理方法 当受试样品的推荐剂量较大,超过动物的最大灌胃量时,可适当减少样品中非功效(标志性)成分的含量。含乙醇的样品可适当浓缩,将乙醇含量降至20%以下再进行功能学评价试验。对于冲泡式饮品,可采用其水提取物进行功能学评价试验。

5. 含中药保健食品功能学评价的对照组要求 在进行功能学评价试验时,当受试样品中的载体本身也可能具有相同功能时,应以载体为对照组。对于补充营养素或促进消化、吸收、利用以达到改善生长发育或增加骨密度等功效的保健食品进行功能学评价时,可以以我国人群营养素摄入水平及消化吸收的资料为参考,将动物饲料中的营养素做调整后设定对照组。

(五) 保健食品的人体试食试验

含中药保健食品在上市前,需要进行人体试食试验。该试验需符合《保健食品功能学评价程序和检验方法》的要求,选择有资质的单位进行。

人体试食试验对保健食品的要求:受试样品需对来源、组成、加工工艺和卫生条件有详细的说明,提供试食试验同批次的卫生学检测报告;受试样品应已完成动物实验验证,确定其具有特定的保健功效。

人体试食试验前要拟定计划方案,组织专家论证,并经伦理委员会批准。根据试验设计要求、受试样品的性质、期限的差异,选择合适数量的受试者,每组受试者的有效例数不少于 50 人,试验中的脱离率不得超过 20%。设计试验时,要充分考虑到受试者可能出现的反应,做好应对方案。

人体试食试验的要求:受试者必须为自愿参加,并充分了解试食试验的目的、内容、安排及有关事项;受试者有可靠的病史,并排除可能干扰的因素;受试者同意试验后,应该填写知情同意书,受试者和医学监护人在知情同意书上签字,并经试食试验负责单位的批准。试食试验原则上不少于 30 天,必要时可以延长。

在进行人体试食试验时,实施者须以人道主义对待受试者,首先要保障受试者的健康;进行试食试验的单位应该是国家卫生健康委员会认定的保健食品功能学检验机构,如需进行与医院共同实施的人体试食试验,必须是三级甲等医院;医学监护人指导受试者的日常活动,监督检查受试者遵守试验;从受试者身上采集的生物样品应详细记录采集的种类、数量、次数、方法和日期。

试食试验的观察指标要根据受试样品的性质和作用确定,一般应该包括以下几部分内容:受试者试验前和试验后的常规体检指标;受试期间的主观感受、进食情况、生理指标(血压、心率等)、常规血液指标(血红蛋白、红细胞计数、白细胞计数等)、生化指标(氨基转移酶、血清蛋白质、白蛋白/球蛋白比例、尿素、肌酐、血脂、血糖等)、功效性指标(与保健食品功效相关的指标,如减肥、辅助降血糖等)。在受试者因心理、生理等疾病原因,不能继续试验时,经医学监护人和试食试验负责人批准,可准予退出试验。

(六) 保健食品生产规范及企业质量标准

1. 我国保健食品生产企业必备的条件

(1)与一般食品企业一样,要持有工商管理部门发给的生产许可证和卫生行政部门发给的卫生许可证。

(2)企业的厂区、设备、工艺流程和从业人员的卫生条件要符合国家标准 GB 14881—2013《食品生产通用卫生规范》的要求。

(3)在保健食品生产企业中应制定并推行 GMP 与 HACCP 制度。

2. 保健食品企业产品生产中的质量控制过程

(1)原材料的采购:按照 GMP 要求,在订购前对供应商进行严格的审核及筛选,保证供应商的资质符合要求。在物料采购时进行含量、理化、微生物等检测,保证进厂的物料均合格。

(2)生产过程:由专业的质量管理人员对生产的各个工序进行24小时的监控,保证严格按照工艺要求和标准操作规程(SOP)规范进行。注意关键控制点和完整的生产记录,绝不让不合格的产品流入下个工序。

(3)成品检测:每批产品在出库前必须进行检测,检测指标包括有效成分与标示量、理化指标、重金属、微生物等。

(4)稳定性研究考察:每批产品均做留样考察,采用市售包装形式,按加速试验和长期试验的条件考察产品质量变化,为制定产品的有效期和改进产品工艺提供依据。

(5)生产环境:定期对车间环境进行检测,包括沉降菌及尘埃粒子检测,保证车间环境符合GMP的要求。

(6)品质保证(QA):有专业的QA队伍,以产品质量为对象,对与形成产品质量有关的生产制造过程进行监控,确保向客户提供符合规定的产品和满意的服务。

(7)质量控制(QC):有专业的QC队伍,能进行各种常规检测以及特殊检测。

3. 产品企业质量标准编写内容概要 我国生产企业在进行保健食品申报、生产时,必须有自己的企业质量标准,生产的保健食品必须严格按照企业标准进行生产、检验。其内容概要如下:

(1)产品质量标准(企业标准)编写格式符合GB/T 1.1—2020《标准化工作导则》有关标准的结构和编写规则的规定。进口保健食品的质量标准中文文本应按GB/T 1.1—2020《标准化工作导则》的要求编制。

(2)产品质量标准内容包括资料性概述要素(封面、目次、前言)、规范性一般要素(产品名称、范围、规范性引用文件)、规范性技术要素(技术要求、试验方法、检验规则、标志、包装、运输、储存、规范性附录)以及质量标准编写说明。

4. 检测方法规范 以上标准的内容主要根据《食品安全国家标准 保健食品》(GB 16740—2014)编写。

三、中药保健食品的申报与审批

我国保健食品的申报和审批依据其产品类型采取注册和备案分类管理。国家保健食品监督管理部门负责保健食品注册管理,以及首次进口的属于补充维生素、矿物质等营养物质的保健食品备案管理,并指导监督省、自治区、直辖市保健食品监督管理部门承担的保健食品注册与备案相关工作。省、自治区、直辖市保健食品监督管理部门负责本行政区域内的保健食品备案管理,并配合国家保健食品监督管理部门开展保健食品注册现场核查等工作。市、县级保健食品监督管理部门负责本行政区域内注册和备案保健食品的监督管理,承担上级监督管理部门委托的其他工作。

(一) 保健食品的注册

生产和进口下列产品应当申请保健食品注册:

(1)使用保健食品原料目录以外的原料(以下简称目录外原料)的保健食品。

(2)首次进口的保健食品(属于补充维生素、矿物质等营养物质的保健食品除外)。

申请保健食品注册应当提交下列材料：

(1)保健食品注册申请表，以及申请人对申请材料的真实性负责的法律责任承诺书。

(2)注册申请人主体登记证明文件复印件。

(3)产品研发报告，包括研发人、研发时间、研制过程、中试规模以上的验证数据，目录外原料及产品的安全性、保健功能、质量可控性的论证报告和相关科学依据，以及根据研发结果综合确定的产品技术要求等。

(4)产品配方材料，包括原料和辅料的名称及用量、生产工艺、质量标准，必要时还应当按照规定提供原料使用依据、使用部位的说明、检验合格证明、品种鉴定报告等。

(5)产品生产工艺材料，包括生产工艺流程简图及说明、关键工艺控制点及说明。

(6)安全性和保健功能评价材料，包括目录外原料及产品的安全性、保健功能试验评价材料、人群食用评价材料；功效成分或者标志性成分、卫生学、稳定性、菌种鉴定、菌种毒力等试验报告，以及涉及兴奋剂、违禁药物成分等检测报告。

(7)直接接触保健食品的包装材料种类、名称、相关标准等。

(8)产品标签、说明书样稿；产品名称中的通用名与注册的药品名称不重名的检索材料。

(9)3个最小销售包装样品。

(10)其他与产品注册审评相关的材料。

(二) 保健食品的备案

生产和进口下列保健食品应当依法备案：

(1)使用的原料已经列入保健食品原料目录的保健食品。

(2)首次进口的属于补充维生素、矿物质等营养物质的保健食品。

备案的产品配方、原辅料名称及用量、功效、生产工艺等应当符合法律、法规、规章、强制性标准以及保健食品原料目录技术要求的规定。

申请保健食品备案，除应当提交保健食品注册要求之第(4)、(5)、(6)、(7)和(8)项规定的材料外，还应当提交下列材料：

(1)保健食品备案登记表，以及备案人对提交材料的真实性负责的法律责任承诺书。

(2)备案人主体登记证明文件复印件。

(3)产品技术要求材料。

(4)具有合法资质的检验机构出具的符合产品技术要求的全项目检验报告。

(5)其他表明产品安全性和保健功能的材料。

四、中药保健食品研发实例

胃舒乐胶囊

【名称】胃舒乐胶囊

【处方】山楂、鸡内金、麦芽、砂仁、太子参。

【剂型选择依据】鸡内金研成粉末使用,可以避免其含的消化酶因长时间高温水煮而失去活性,从而降低疗效。鸡内金的气味较腥,味道也偏苦涩,直接口服比较难以下咽,制成胶囊剂后服用剂量容易掌握。

【制备工艺研究】将原材料粉碎提取浓缩成浸膏,在粉碎过筛后备用。将各种原材料细粉混合,将混合后的细粉装入胃溶性囊材中,抛光即得。

【质量标准研究】外观应整洁,不得有黏结、变形或破裂现象;无异臭;内容物应干燥、松散、混合均匀;装量差异小;水分含量、崩解时限应符合规定;微生物检查必须符合要求;功效成分及含量为总黄酮298mg/100g。

【稳定性研究】稳定性研究包括影响因素试验、加速试验与长期试验。原料药供试品至少应为10 000粒。加速试验与长期试验所用供试品的包装应与上市产品一致。采用专属性强、准确、精密、灵敏的药物分析方法与有关物质(含降解产物及其他变化所生成的产物)检查方法,并对方法进行验证。

【毒理学研究】此胶囊一般可以不进行毒性试验,也可以进行经口急性毒性(LD_{50})、联合急性毒性、一次最大耐受量试验。

【功能学研究】动物实验设3个剂量组(4.5g、9g和27g),另设空白对照、阳性对照组。动物的给药方式为将受试样品加入饲料中给药。

【人体试食研究】试食试验原则上不少于30天,必要时可以延长。

【储存条件】在低于25℃、相对湿度不超过45%的干燥阴凉处密闭贮藏。

课后习题

一、名词解释

1. 中药食品
2. 中药保健食品

二、简答题

1. 简述含中药食品的开发思路。
2. 简述含中药普通食品的质量控制。
3. 如何界定含中药普通食品的原料品种?
4. 试举例说明含中药普通食品的申报与审批程序。
5. 试举例说明含中药保健食品的研究与开发过程。

07章 课件

第七章　以中药资源为原料的日化产品开发

中药资源在口腔清洁、洗护、洗涤等多个日化工业领域,如牙膏、洗发水、沐浴露、香皂等日化产品制造中应用广泛,并作为竞争优势,凸显产品特色。中药日化行业的发展潜力非常巨大,也是国内外各行业中发展较为迅速的行业。在国家发展中医药大健康产业政策的引导和支持下,依托我国深厚的中医药养生康复理论知识,以中药资源为原料的日化产品愈来愈被国内外的消费者认可,且已成为消费者追求的新时尚。越来越多的企业,包括一些中药企业也利用自身优势,将中药养生调理功能和普通日化产品功能结合起来,以功能性产品角度进入日化产品等健康消费品领域,这日益成为中医药大健康产业的新增长点。

第一节　含中药日化产品的分类与发展现状

在含中药日化产品中,多数产品类型可归属于化妆品范畴。含中药化妆品在我国出现较早、发展速度较快,已成为中药在日化产业中应用较为成熟的领域。在化妆品中使用的中药原料已近3 000种,且原料形式多种多样,既有不同溶媒的提取液,也有以原汁、发酵液等形式的。活性成分既有多糖类、多肽类、蛋白质类等生物大分子物质,也有黄酮类、酚酸类、皂苷类等小分子活性成分。原料的功效也越来越细化,不仅包括传统的美白、保湿、抗皱,还有抗炎脱敏、去除红血丝、防晒等。含中药化妆品不仅在我国的化妆品行业中占有越来越重要的地位,并已走出国门,进入国外高端市场。本节以含中药化妆品为例介绍含中药日化产品的分类与发展现状。

一、含中药化妆品的概念与分类

我国《化妆品卫生规范》中定义化妆品是以涂抹、喷洒或其他类似方法施于人体任何部位(皮肤、毛发、指甲、趾甲、唇齿等),以达到清洁、消除不良气味、护肤、美容和修饰目的的日用化学工业产品。含中药化妆品是化妆品的类型之一,是以中药(单味药或中药复方的提取物或成分)为主要原料,按照化妆品制备规范而制成的符合国家相关标准的化妆品产品。含中药化妆品的开发应以传统中医药理论为指导,同时符合国家化妆品开发规范。

(一) 按使用部位分类

1. 含中药皮肤化妆品　指用于面部或身体皮肤的含中药化妆品,主要包括面霜、面膜、沐浴露等。

2. 含中药毛发化妆品　指用于毛发的含中药化妆品,包括含中药洗发水、含中药染发剂等。

3. 含中药芳香去味化妆品　指具有芳香气味的用于遮盖不良气味的含中药化妆品,包括含中药香水、含中药花露水等。

4. 含中药牙齿化妆品　指用于口腔清洁和保护的含中药化妆品,主要包括含中药牙膏、含中药漱口水、含中药口腔清洁剂等。

(二) 按功能分类

1. 含中药清洁类化妆品　指主要用来清洁皮肤、毛发、牙齿等器官的化妆品,如含中药清洁霜、含中药洗面奶、含中药洗发剂、含中药牙膏等产品。

2. 含中药基础护理化妆品　为化妆前对面部、毛发做基础处理的化妆品。此类化妆品一般都具有保湿的功效,可以保持皮肤角质层的含水量。如含中药面霜、含中药乳液、含中药化妆水等。

3. 含中药美容化妆品　指用来美化面部和身体皮肤、毛发的化妆品。此类化妆品多具有一定的颜色,如含中药胭脂可以改善面部颜色、含中药口红可以增加唇部色彩、含中药眼影可以改进眼周围的面貌、含中药染发剂可以改善毛发的外观。

4. 含中药其他用途化妆品　指除以上种类外的其他用途化妆品,如除臭、祛斑、防晒类含中药化妆品。该类化妆品在上市生产前一般都需要做人体试用实验。

(三) 按功效分类

1. 含中药美白祛斑类化妆品　美白祛斑是含中药化妆品的重要功效之一,包括美白洗面奶、美白爽肤水、美白乳液、美白面霜、美白面膜等多种含中药化妆品在市场上占有较大的份额,是含中药化妆品的重要类型之一。由于含中药美白祛斑化妆品在皮肤停留的时间短、化妆品的载药剂量低,一般需要长期使用方可见效。

2. 含中药抗衰老、抗皱类化妆品　抗衰老和抗皱也是含中药化妆品的重要功效之一,该类化妆品的产品类型涵盖洁面类、爽肤水、面霜、眼霜、精华素、面膜等多种形式,是含中药化妆品的优势产品之一。该类产品主要为面部护理产品,其中洁面类产品的作用时间短,主要作用为温和洗去一些老化的角质层,促进皮肤更新。面膜可以使角质层充分水合从而改善皮肤外观和弹性,促进有效成分在面部皮肤的吸收,实现减少皱纹的目的。乳液、面霜、眼霜、精华素等含中药化妆品在面部皮肤停留的时间长,这些产品中含有的活性成分也较多,其抗衰老的功效也较强。

由于衰老是一个长期的过程,在使用含中药抗衰老化妆品时,也应该保持一个积极的心态,不可急于求成,坚持长期使用方可达成满意的效果。在使用含多肽类抗衰老化妆品时,要采用局部先试用的方式,防止多肽过敏事件的发生。

3. 含中药抗粉刺类化妆品　含中药抗粉刺类化妆品是指对粉刺具有一定的防治效果的化妆品,主要包括爽肤水、保湿液及面膜等。该类产品多具有减少皮肤油脂分泌,降低粉刺发生率的作用。在含中药抗粉刺类化妆品的选择上,由于粉刺的形成存在干燥、毛孔粗大等问题,优先选用具有收敛作用的爽肤水,可以减少皮脂的过量分泌,使粗糙的皮肤更加紧致。也可使用具有抗炎、收敛的含中药面膜,有助于保持皮肤的含水量,促进粉刺的预防和治疗。

4. 含中药保湿类化妆品 含中药保湿类化妆品为具有保湿功效的化妆品,包括保湿化妆水、精华液、乳液、凝胶、面膜等含中药产品。该类产品使用后可以使皮肤角质层保存一定的含水量,保持肌肤的光泽和弹性。其中含中药化妆水、精华液和面膜的主要作用是补充水分,含中药乳液和乳霜主要补充油脂和水分。

5. 含中药防晒类化妆品 防晒类化妆品包括化学防晒产品、物理防晒产品和天然防晒产品,含中药防晒类化妆品属于天然防晒类化妆品范畴。

6. 含中药美体类化妆品 含中药美体类化妆品属于特殊用途化妆品,应该具有特殊用途的批号。该类含中药化妆品在使用前需要进行过敏性测试,在前臂内侧少量涂抹,连续使用3~5天,如果皮肤不出现潮红、红斑或瘙痒等现象方可使用。

7. 含中药美乳类化妆品 含中药美乳类化妆品多具有促进乳房血液循环的作用。在使用前需要进行过敏性测试,一般在前内壁少量涂抹,连续使用3~5天,检查皮肤有无过敏反应,当皮肤不出现潮红、红斑或瘙痒等现象时方可使用。

二、含中药化妆品的形成源流与发展现状

爱美之心人皆有之。自人类有记载以来,人类对美的追求就从未间断过,"山顶洞人"(距今1.1万年前)已用赤铁矿粉妆饰自己,三星堆(距今3 000~5 000年)出土的面具中有眉施黛色、眼影涂蓝、嘴唇与鼻孔涂朱者。中医药理论作为中华民族五千年的智慧结晶,对中药化妆品的记载也层见叠出,各种美容的中药频繁出现在不同的医学典籍中。中药化妆品的发展主要经历过以下时期:

在秦汉之前是中药化妆品的萌芽时期,在这一时期已出现将中药用于美容化妆的早期记载。如战国时期的《山海经》中记载荀草等12种中药有美容的作用;《韩非子集·显子》中记载"用脂泽粉黛则住其初,脂以染唇、泽以染发、粉以敷面、黛以画眉",记述了中药在化妆品方面的初步应用。秦汉魏晋时期是中药化妆品的充实阶段,这一时期中药化妆品得到一定的发展,出现较为系统介绍中药化妆品的著作。《神农本草经》就已对中药在皮肤护理美容方面的应用进行了较系统的总结。晋代《肘后备急方》中记载了147首美容药方,中药化妆品在这一阶段得到了长足发展。随着中医药的进一步发展,中药化妆品在隋唐时期已基本成型,隋代出现了我国第一部中药化妆品的专著《妆台方》。著名医学典籍《备急千金要方》中有"面药"和"妇人面药"等关于中药化妆品的专篇。《外台秘要》《太平圣惠方》《圣济总录》等均有中药美容的记载,标志着中药化妆品在中医药防治疾病中已成为不可或缺的一部分。明代是中医药发展的高峰期,也是中药化妆品的重要发展时期,在此阶段形成了以李时珍《本草纲目》为代表的医药典籍,其记载和收集了具有美容作用的中药500余种。

随着石油化工的兴起,矿物油、香料、色素行业得到迅猛发展,越来越多的化学合成品加入到化妆品中,在改善化妆品功能的同时,也造成化妆品伤害肌肤的事件频出。到了20世纪,人们的生活水平得到了进一步提高,对化妆品的需求越来越高,同时对化妆品的安全性要求也越来越高,含中药的化妆品重新得到行业的重视,产生了一系列的中药提取物化妆品原料,如灵芝、珍珠、人参、芦荟、三七、罗勒等。

随着我国经济的发展,人们对美的需求也越来越高,含中药化妆品的研发和产业也越来越庞大,含中药化妆品也出现了一些新的动向。

1. 含中药儿童化妆品　随着计划生育的普及,中国家庭对子女更加倍呵护,推动了婴幼儿含中药化妆品市场的发展。

2. 含中药运动型化妆品　伴随着人们对运动的重视,一些具有防臭、防汗、保湿、杀菌功效的含中药化妆品越来越受到消费者的欢迎。

3. 含中药男性化妆品　随着男性对美的重视,含中药男性化妆品的潜力已经引起生产企业的重视。

4. 新原料含中药化妆品　以中药活性提取物、天然植物添加剂为代表的新原料含中药化妆品已成为化妆品开发的主流。

三、含中药化妆品的主要生产工艺设计

含中药化妆品的生产工艺根据类型不同有较大的差异,在生产过程中应该针对不同的化妆品类型选择合适的化妆品生产工艺。常见的含中药化妆品生产工艺有含中药乳剂类化妆品的制备工艺、含中药水剂类化妆品的制备工艺、含中药凝胶类化妆品的制备工艺、含中药粉剂类化妆品的制备工艺、含中药面膜类化妆品的制备工艺等。

1. 含中药乳剂类化妆品的制备工艺　乳剂包括各类膏剂、霜剂和乳液,由于膏霜等脂溶性物质在水中的溶解性较低、黏度大,一般制成水包油型乳剂。制备工艺为:

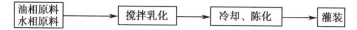

(1)油相原料的处理:将油、蜡、乳化剂等油性成分加入夹层锅中加热搅拌溶解。

(2)水相原料的处理:将去离子水加入夹套锅中,加入水溶性成分(丙二醇、甘油、山梨醇等乳化剂),加热搅拌溶剂。

(3)乳化:在进行乳化工艺选择时,要对加入次序(油相加入水相,或水相加入油相)、加入速度以及搅拌的条件、温度和时间进行考察,选择合适的最佳条件。配方中含有较多的香料、热敏性物质时,乳化温度要酌情降低,减少该类物质的挥发和变质。

(4)陈化:经过乳化后的含中药化妆品原料在贮存设备中陈化1天或几天,以达到香气均匀、质量稳定。

(5)灌装:灌装是工艺的最后一步,通常产品检验合格后再进行灌装。

2. 含中药水剂类化妆品的制备工艺　含中药水剂类化妆品包括花露水、化妆水等,该类化妆品通常要求保存清澈透明、香气纯洁、无沉淀及杂质。主要制备流程如下:

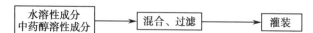

含中药花露水的制备工艺相对比较简单,配料也较少,将1种或几种中药花露水提取液加入乙醇中溶解,过滤,灌装,即得。

含中药化妆水一般都含有较多的保湿剂和水溶性成分,在生产工艺设计时,首先将甘油、聚乙

二醇等保湿剂用水溶解,然后将中药提取物、香精等脂溶性成分用乙醇溶解,混合后过滤不溶性杂质,再进行灌装。

3. 含中药凝胶类化妆品的制备工艺　凝胶是一种高分子物质,具有澄清透明、黏度大的特点。该类中药化妆品的制备流程如下:

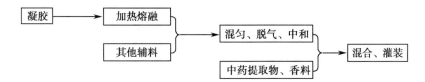

凝胶剂制备过程中,首先将凝胶加水溶胀、加热搅拌使其溶解,然后与其他辅料(保湿剂等)混合,形成凝胶化妆品基质,再加入中药提取物或香料等物质,混合、灌装即得。

4. 含中药粉剂类化妆品的制备工艺　含中药粉剂类化妆品是一种用于面部美容的产品,具有与肤色相匹配的质感,以极细的粉末涂覆于面部,起到遮盖皮肤瑕疵的效果。该类化妆品的常规制备流程如下:

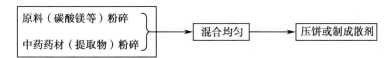

粉剂类化妆品制备时先将碳酸镁、滑石粉、氧化锌等基质原料粉碎过筛,同时将中药药材或提取物粉碎过筛、混合后,压饼或制成散剂。

5. 含中药面膜类化妆品的制备工艺　含中药面膜是常用的面部美容保湿类化妆品之一,根据面膜载体材料的不同,可以分为泥浆面膜、啫喱面膜、无纺布面膜、蚕丝面膜等。其常规制备方法如下:

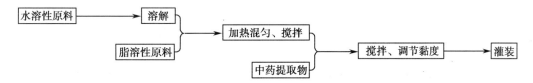

面膜的主要制备流程为先溶解水溶性原料,再与脂溶性原料混合,最后添加中药提取物、香料等原料,调节黏度后灌装。

四、含中药化妆品的管理

含中药化妆品属于化妆品行业,在我国按照化妆品管理体系进行运行。国家对化妆品的监管法律体系主要包括两个方面:卫生监管和质量监管。根据《化妆品卫生监督条例》规定,国家实行化妆品卫生监督制度。我国卫生监管部门以《化妆品卫生监督条例》为基础,制定了一系列部门规章制度对化妆品进行监管,包括《化妆品卫生监督条例实施细则》《化妆品生产企业卫生规范》《化妆品卫生规范》等。其他相关政府部门根据自身特点和要求,也分别制定了化妆品质量监管办法,如原国家质量监督检验检疫总局制定了《化妆品标识管理规定》国家出入境检验检疫局制定了《进出口化妆品监督检验管理办法》、原国家工商行政管理总局制定了《化妆品广告管理办法》等。

　　我国的化妆品监管部门与美国、日本等发达国家不同。美国、日本等发达国家对化妆品的监管主要由一个行政部门负责,采用备案制的管理方式。我国在 1989 年《化妆品卫生监督条例》通过后,化妆品的监督主要由国务院卫生行政部门负责,县级以上地方各级人民政府的卫生行政部门管理本辖区内的化妆品卫生监督工作。2008 年,《国务院机构改革方案》通过后,化妆品卫生监督管理职责划入国家食品药品监督管理局,国家质量监督检验检疫总局和国家工商行政管理总局负责相应职责范围内的化妆品生产监管。目前,化妆品注册管理、生产监管及上市后风险管理均划归国家药品监督管理局管理。

第二节　含中药化妆品的研究与开发

　　随着我国经济的发展和人民生活水平的逐步提升,人们对自身的美容需求也越来越强烈,中药化妆品作为天然绿色无污染的代表,在化妆品产业中的比例份额也逐步提升,越来越成为化妆品开发的主流和热潮。然而含中药化妆品同时也作为一个市场上的产品,必须面对市场竞争,符合市场经济的需求。

一、含中药化妆品开发的基本思路与研究内容

(一) 充分发挥中医药养生理论在含中药化妆品中的指导作用

　　1. 气血理论　气血是中医对饮食和氧气在脏腑协同作用下生成的对人体有濡养作用和温煦、激发、防御作用的功能物质及其功能表现的基本定义。气血既是人体生长发育的物质基础,也是保持健康美容的物质基础。气血化生以后,借助遍布全身的经络系统上荣皮毛。气血上荣是中医美容的基础,并且气血微循环与祛斑美白、抗衰老存在一定的关系。因此,在植物原料开发时应当重视行气活血类中药在化妆品中的应用,目前已有不少补气活血类中药如黄芪、当归、红花等用于化妆品中,并宣称具有改善皮肤血液微循环的功能。但须注意的是法规明确规定,化妆品中禁止使用“活血”等与血相关的医用术语。这并不是说限制相关方面的科学研究和功效评价,也并不与产品宣称的功效相冲突。

　　2. 阴阳理论　天地之理,以阴阳两仪化生万物;肌肤之道,以阴阳二气平衡本元。阴阳失衡就会引致诸多肌肤健康问题,所以只有阴阳平衡、注重调理,才能巩固肌肤之本。结合气血理论,可同时将两者运用于化妆品的植物原料中。日属阳,以活化气血的中药作为化妆品的植物添加剂可提高皮肤的血液微循环和新陈代谢能力,以使肌肤焕发活力;夜属阴,以滋养气血的中药作为化妆品的植物添加剂可调理皮肤气血,为肌肤注入养分,修复肌肤日间所造成的损伤。“日防夜养”的朴素认知,深刻阐述了阴阳学说所蕴含的丰富的哲学意蕴和平衡理念。

　　3. 五行理论　五行学说是中国古代的一种朴素的唯物主义哲学思想。五行学说用木、火、土、金、水 5 种物质来说明万物的起源和多样性的统一。自然界中的一切事物和现象都可按照木、火、土、金、水的性质和特点来归纳。自然界中各种事物和现象的发展变化都是这 5 种物质不断运动

和相互作用的结果。天地万物的运动秩序都要受五行生克制化法则的统一支配。

五行理论作为一种哲学思想,通过它的相生相克,与自然界及人体存在一定的关系。其中五行与自然界的关系见表7-2-1。

表7-2-1　五行与自然界的关系

五行	五音	五味	五色	五化	五气	五方	五季
木	角	酸	青	生	风	东	春
火	徵	苦	赤	长	暑	南	夏
土	宫	甘	黄	化	湿	中	长夏
金	商	辛	白	收	燥	西	秋
水	羽	咸	黑	藏	寒	北	冬

以五行理论为基础尚可开发一系列的创新型化妆品,可将五行与五季、五色相结合起来。春属木,一年护肤之际在于春,五色中对应"青",可选择绿茶提取物作为化妆品添加剂,其主要功效成分表没食子儿茶素没食子酸酯(EGCG)能赋予化妆品延缓光老化、美白、祛痘、收敛、保湿等多重功效。夏属火,五色中对应"赤",可选择具有美白防晒功效的红景天提取物作为化妆品添加剂。长夏属土,此时天气炎热而多湿,体内湿热会造成皮肤油腻而产生痤疮,五色中对应"黄",结合五行与五季、五色可选择具有控油祛痘功效的黄芩提取物作为化妆品添加剂。秋属金,此时天气干燥,五色中对应"白",选择"润"药,结合五行与五季、五色可选择具有补水保湿功效的银耳提取物作为化妆品添加剂。冬属水,天气寒冷,代谢水平低,选择滋阴系列的药材,再者五色中对应"黑",结合五行与五季、五色可选择具有滋阴功效的女贞子提取物作为化妆品添加剂。

4. 方剂理论　对于化妆品中的外用美容中药方剂而言,结合皮肤特性有下列"君臣佐使"的科学配伍思想。

君药即对处方的主证或主病起主要治疗作用的药物。它体现处方的主攻方向,其力居方中之首,是方剂组成中不可缺少的药物。化妆品中的君药是指起到美白、抗衰老和保湿等功效,即起到主要作用的中药。如桑白皮、当归、乌梅、桂皮、蔓荆子、山茱萸、夏枯草和白头翁等中草药可抑制酪氨酸酶活性,美白肌肤。甘草可抗自由基而起到美白作用。益母草叶具有活血作用,可增加面部的血液循环,具有祛斑美白的功效。

臣药指辅助君药治疗主证或主要治疗兼证的药物。化妆品中的臣药是指辅助君药达到相应的效果,即促进透皮吸收的药物,使药达病所。如果没有透皮吸收,再好的物质也达不到预期的效果。透皮吸收的中药有很多,归纳为辛凉解表类如薄荷,芳香类如豆蔻,温里类如肉桂、丁香,活血化瘀类如当归、川芎。此外,还有依据皮脂膜的特性选择脂溶性的中药成分如桉叶油等。

佐药指配合君、臣药治疗兼证,或抑制君、臣药的毒性,或起反佐作用的药物。针对不同的问题肌肤,抗敏、止痒、刺激和脱屑等兼证需要佐以相应的中药。如牡丹皮、金盏花和龙葵具有天然抗过敏和抗菌等作用,外用可抗过敏和止痛;仙人掌可以舒缓受到刺激的皮肤细胞;黄芩对全身性过敏、被动性皮肤过敏亦显示很强的抑制活性,其抗被动性皮肤过敏的机制是具有强烈的抗组胺和抗乙酰胆碱作用;杏仁可抗过敏、抗刺激;金缕梅具有消炎、舒缓作用;枳实可抗过敏并具有祛斑美白、防晒和抗菌杀菌作用。依据不同的诉求应选择具有不同功效的佐药配伍。

使药指引导诸药直达病变部位,或调和诸药使其合力祛邪。化妆品中的使药指具有营养与代谢的基本作用的中药。中药黄芪、灵芝和沙棘等对人体具有多种营养功能,对皮肤具有增加营养、恢复皮肤弹性和促进皮肤代谢的作用。具有这些特性的中药可根据组方的诉求,作为使药广泛应用于化妆品中。

中医方剂中君臣佐使的配伍关系是在辨识患者的证候特征和体质状态的前提下,基于各药味之药性特点谱药组方,形成一个有组织结构、量效关系的科学配伍。因此,科学运用中医方剂配伍思想,依据各药味的作用特点进行有序组合产生的组方,方可发挥其健康护理和调节代谢平衡的护肤保健功效。

(二) 含中药化妆品开发的一般程序

随着人民生活水平的逐步提升,人们对自身的美容需求也越来越强烈,中药化妆品在化妆品产业中的比例份额也逐步提升。然而,含中药化妆品面对市场竞争,必须符合消费市场的需求。在进行含中药化妆品的研究和开发时,一般要经过以下程序:

1. 可行性分析　在开发含中药化妆品之前,首先要对市场进行调研,包括目标人群、市场容量、同类竞争产品、产品定价等,在保证产品功效的前提下,选择市场需求大、竞争产品少且利润空间大的品种进行开发。在进行技术论证时,优先选择具有较好功效的产品,以增加产品的竞争力和生命周期。

2. 产品立项　在对含中药化妆品详细论证后,下一步要进行立题,按照化妆品研究规范和政策组织科研团队,确定研究内容和实施方案,落实研究经费和实验设备等条件。

3. 完成立项申请书和实验方案　根据含中药化妆品研究项目的支持单位不同,撰写相关的项目申请书和实验方案。具体研究内容要先参考前人的文献,结合自己的专业知识,根据化妆品的审评要求,确定处方筛选、制备工艺、质量标准、稳定性研究方案,并制订详细的实验方法和实验完成时间,确定时间节点的考核指标,以便使研究工作高效有序地进行。

4. 项目实施　完成实验方案后,含中药化妆品的研究就进入实际实施阶段。该阶段需要重点关注以下方面的内容:研究阶段衔接紧密,不同研究人员的研究结果要及时总结、分析,保证研究工作紧密有序地进行;实验操作规范,实验记录准确可追溯、实验结果真实可靠,符合化妆品申报的技术要求。同时在研究期间,要紧密跟踪国家最新的化妆品注册规定,如有技术改进或法规修改时,要及时修改研究内容。

(三) 含中药化妆品的实验研究内容

含中药化妆品是一类较为特殊的化妆品,多数都具有一定的使用功效。在进行含中药化妆品开发过程中,除要符合普通化妆品的研究内容外,还需要考虑中药的特殊性,开展符合中药特色的研究,包括处方选择、含中药化妆品的配方体系选择、含中药化妆品的剂型选择等。

1. 处方选择　处方选择是含中药化妆品技术研究的关键环节。含中药化妆品一般都具有一定的功效,如美白、保湿、祛痘等,也是含中药化妆品区别于一般化妆品的独特之处。含中药化妆品的处方选择主要有以下来源:

(1)经典医籍的记载:我国的中医药历史源远流长,历代医家积累了浩瀚的临床有效方剂,其中包括许多疗效确切的美容方剂,一般包含在医学著作的"面门""面体门""生发黑发"等条目下,如《外台秘要》中记载美容方430首、《本草纲目》收集了几百味美容中药。这些文献是进行含中药化妆品开发的宝库,为开发美容养颜的含中药化妆品提供理论依据。

(2)文献报道:国内外期刊是含中药化妆品处方选择的另一个重要依据,中医药期刊有大量的美容和化妆品研究论著,对中药单方或复方美容功效的实验研究为开发含中药化妆品提供技术支撑。

(3)名老中医或医院制剂的经验方:名老中医在长期的临床实践中,形成对某些皮肤美容方面的独到认识,逐步形成一系列疗效确切的临床经验方。这些处方的临床效果明确、开发成功率高,是含中药化妆品开发的优质处方来源。

(4)祖传秘方、民间验方:祖传秘方和民间验方是具有多年使用效果的有效方剂,具有广泛的群众基础和临床使用历史,这些处方也是含中药化妆品开发的重要宝库。

2. 含中药化妆品的配方体系选择　含中药化妆品的配方体系一般包括乳化体系、功效体系、增稠体系、抗氧化体系、防腐体系和感官修饰体系6个基本模块构成。其中功效体系是含中药化妆品的特色,通过在化妆品中添加一定的中药药材、提取物或活性成分而实现,从而使化妆品的功效性更加突出。其他5个模块体系与普通化妆品基本一致。

3. 含中药化妆品剂型选择　含中药化妆品的剂型种类较多,包括水剂、油剂、乳剂、膏剂、粉剂、凝胶剂等。剂型选择主要包括以下方面:

(1)根据含中药化妆品的使用目的选择:不同含中药化妆品的用途不同,要根据不同的使用需求选择剂型。如含中药护肤化妆品适合制成乳剂、膏剂,芳香类含中药化妆品适合制成水剂等。

(2)根据中药性质选择:在开发含中药化妆品时,由于添加的中药性质不同,其溶解性等性质也不同。如中药提取物为水溶性时,选择水溶性基质的化妆品剂型。

(3)根据效果选择:根据含中药化妆品的效果不同,选择能发挥最大效果的化妆品剂型。如具有美白功效的含中药化妆品选择乳剂或面霜等剂型更佳。

(4)适合生产条件、使用方面的原则:在进行含中药化妆品产品开发时,需要结合现有企业的生产设备来考虑,符合与现有生产条件相吻合的原则。同时考虑在使用时更加方便的原则。

4. 含中药化妆品的功效研究　由于含中药化妆品多具有一定的生物学功效,因此含中药化妆品在上市前需要进行相应的生物学评价。常用的评价方法有体外生物化学方法、细胞学方法、动物实验方法和人体试验方法。

(1)体外生物化学方法:通过生化反应测定化妆品对美容、保湿、抗氧化等关键酶的作用,如以酪氨酸酶抑制作用评价产品的美白功效。该方法快速、便捷,可以用于化妆品组分的快速筛选,但未能反映机体不同组织间的相互作用,容易出现假阳性结果。

(2)细胞学方法:通过化妆品组分与细胞的变化观察细胞生物学指标的变化,评价不同组分的功效。如在进行美白产品的功效评价时,可以通过细胞中黑色素的变化观察化妆品的美白效果。此方法筛选速度快、效率高,但实验较复杂、对环境要求高。

(3)动物实验方法:采用实验动物评价化妆品功效的方法。如评价美白效果,可以用棕色豚鼠紫外线照射形成色素沉着,加以外涂化妆品后,观察化妆品对色素的去除效果,反映化妆品的美白功效。该方法可以全面反映化妆品的整体功效,缺点是造模有难度、成本较高。

(4)人体试验方法:通过人体试用的方法观察化妆品的功效。该方法以志愿者为研究对象,通过与实际使用方式一致的方法观察化妆品的有效性。该方法最直接、最全面地反映化妆品的功效,也是化妆品功效评价的最终指标。

5. 含中药化妆品的质量标准和稳定性研究

(1)含中药化妆品的质量标准:主要包括卫生学指标、感官指标、理化指标和含量指标。

1)卫生学指标:包括微生物指标,主要有细菌总数、霉菌和酵母菌总数、大肠埃希菌数、金黄色葡萄球菌数、铜绿假单胞菌数等;有毒物质限量指标,包括铅、镉、汞等的含量。

2)感官指标:包括外观、色泽、香气、膏体形态等。

3)理化指标:包括温度、pH、密度、功效物质等指标。

4)含量指标:对关键活性成分进行定量分析的指标,主要用 GC 法或 HPLC 法进行测定。

(2)含中药化妆品的稳定性:主要采用耐热试验、耐寒试验、离心试验和色泽稳定性试验对含中药化妆品的稳定性进行评价。

1)耐热试验:取 2 份样品,其中一份置于 40℃ ±1℃ 的恒温箱中放置 24 小时后,取出,恢复室温后与另一份室温放置样品比较,观察是否有变稀、变色、分层、硬化的现象。

2)耐寒试验:取 2 份样品,其中一份置于 −15~−5℃ 的恒温箱中放置 24 小时后,取出,恢复室温后与另一份室温放置样品比较,观察是否有变稀、变色、分层、硬化的现象。

3)离心试验:将样品置于离心机中,以 2 000~4 000r/min 离心 30 分钟,观察产品的分离、分层情况。

4)色泽稳定性研究:不同化妆品的色泽稳定性试验检验方法不同,可以参照我国颁发的化妆品标准中稳定性检测的方法和指标。

6. 含中药化妆品的安全性评价　化妆品的安全性是其质量的首要指标。我国的化妆品管理法规规定,化妆品在完成实验室研究后,需要在人体上进行一定的安全性实验,才能证明其安全可靠。常用方法有人体斑贴试验和人体试用试验,安全性评价试验均需要在有资质的单位内完成。

二、含中药化妆品的原料与产品质量控制

含中药化妆品的原料种类繁多,功能各异。根据化妆品的原料性能和用途,可以将化妆品分为基质原料和辅助原料。其中基质原料是化妆品制备的主要原料,在化妆品配方中的含量较高,是起主要功能作用的原料;辅助原料是对化妆品成型、稳定起重要作用的原料,具有赋予化妆品色、香及特殊功能的作用,在化妆品中具有重要地位。

(一) 含中药化妆品的原料来源

我国的自然地理条件复杂,为生物及其生态系统类型的形成与发展提供优越的自然条件,形成丰富的野生动植物区系,生物物种十分丰富。然而并不是所有生物资源都能作为化妆品的原料,应根据其资源禀赋并借鉴国内外相关领域的研究开发先例进行资源价值评价和开发利用实践。

《已使用化妆品原料名称目录》是中国的各个化妆品生产企业在生产经营化妆品时选择化妆

品原料的重要参考依据。《中国已使用化妆品原料清单(2003 版)》中共有 3 265 种原料,其中包括一般化妆品原料 2 156 种,特殊化妆品原料(一般限用物质、防腐剂、防晒剂、色素)546 种,天然化妆品原料(含中药)563 种。2013 年 2 月 7 日,国家食品药品监督管理总局发布的《已批准使用的化妆品原料名称目录(第一批)》中包含原料 1 674 种,并且目录中录入原料的中英文名称和 INCI名;《已批准使用的化妆品原料名称目录(第二批)》于同年 5 月 10 日发布,包含原料 411 种;《已使用化妆品原料名称目录(第三批)》(征求意见稿)中包含原料 1 356 种。

2014 年 6 月 30 日,国家食品药品监督管理总局印发《关于发布已使用化妆品原料名称目录的通告(第 11 号)》,列出可使用原料 8 783 种,并规定中国化妆品只能使用此目录中的原料,否则应按新原料进行申报和审批。为进一步完善化妆品原料的管理,对已使用化妆品原料名录的制定和及时更新是有必要的。国家食品药品监督管理总局根据化妆品标准专家委员会意见于 2015 年6 月 16 日发布通知,拟对《已使用化妆品原料名称目录》(2014 年版)进行调整更新,并于 2015 年12 月 23 日发布了《已使用化妆品原料名称目录》(2015 版)。《化妆品安全技术规范》(2015 年版)规定了准用组分要求,包括 51 项准用防腐剂、27 项准用防晒剂、157 项准用着色剂和 75 项准用染发剂的要求。现在科学技术飞速发展,化妆品原料多种多样,规范化妆品中能使用的原料对保障消费者健康起重要作用,《已使用化妆品原料名称目录》的制定和及时更新是有必要的。

中医历代医家经过长期的临床实践总结出的美容养颜有效方剂是继承和发扬含中药化妆品制剂的重要途径。古代各时期涉及含中药化妆品制剂内容的著作、医案医话不乏许多美容名方,如龚居中的《红炉点雪》、高濂的《遵生八笺》等。此外,历代的宫廷及民间更是积累了大量的中草药美容验方。纵观历代本草及现代文献报道,可用于化妆品的中药原料有百余种,按其功能作用主要分为以下几类。

1. 改善皮肤外观特征

(1)美白祛斑功能:早期用于美白化妆品中的美白活性成分有汞类化合物、类激素和氢醌等,尽管其作用迅速、美白效果明显,但这些化合物存在易在体内沉积、毒性大、刺激性等安全风险。现在广泛使用的美白剂如曲酸、维生素 C 及其衍生物等也有安全隐患,而且有稳定性不佳或功效显现缓慢等缺点。而以中药活性成分作为美白产品添加剂,具有安全、温和、持久、高效等优点,备受人们的青睐,已成为化妆品行业的重要发展方向。

中药来源的天然美白剂可结合多成分、多靶点与多功效的优势,通过促进血液循环而改善肤色、减少黑色素含量直接增白、抗氧化保护肤色以及抑制黑色素细胞增殖等途径达到美白祛斑的效果。目前大多数美白化妆品以酪氨酸酶为作用靶点,多种黄酮类、多酚类、鞣花酸等中药有效成分均具有抑制酪氨酸酶活性的作用,为中药美白产品的开发奠定了物质基础。具体见表 7-2-2。

表 7-2-2　美白化妆品中常用的中药和天然产物

来源	美白机制	应用
芦荟(芦荟苦素)	抑制酪氨酸酶活性	芦荟美白乳液、洁面乳
人参(熊果苷)	抑制黑色素的还原性能	美白霜
盐角草(水提物)	抑制酪氨酸酶活性和抗氧化	保湿乳
红花提取物	竞争性地抑制酪氨酸酶活性	美白祛斑霜、面膜

来源	美白机制	应用
槐花(总黄酮)	竞争性地抑制酪氨酸酶活性	美白精油、面膜
丁香(丁香酚)	抑制酪氨酸酶活性	
金银花总酚酸	抗氧化和抑制酪氨酸酶活性	
番红花总色素	抑制酪氨酸酶活性	
旋覆花总黄酮	抗氧化和抑制酪氨酸酶活性	
玉米须	抑制酪氨酸酶活性	
辛夷	抑制黑色素细胞增殖	
荷花	抑制酪氨酸酶活性	
当归	抑制酪氨酸酶活性	祛斑霜、增白蜜
川芎	抑制黑色素细胞增殖和酪氨酸酶活性	
人参皂苷	清除多余的超氧自由基,减少黑色素形成	祛斑霜
甘草(甘草酸)	抑制酪氨酸酶活性	护肤霜
薰衣草	治疗痤疮和抑制酪氨酸酶活性	
柑橘属植物精油	抑制酪氨酸酶活性	
白蔹	抑制黑色素细胞	
虎杖(虎杖苷)	减少黑色素含量	
锁阳	抑制酪氨酸酶活性	
桑(桑叶、桑椹、桑白皮和桑枝)	抑制酪氨酸酶活性	
沙棘	治疗黄褐斑有效	
银杏(银杏叶提取物)	抑制黑色素细胞增殖	洁面霜
茶(茶多酚)	抑制酪氨酸酶和过氧化氢酶活性	
牡丹花	阻止酪氨酸羟化以及多巴氧化,减少黑色素生成	
益母草	抑制酪氨酸酶活性和B-16黑色素瘤细胞增殖	
青果	使深色氧化型色素还原成浅色还原型色素,抑制黑色素,抑制色素沉着	
月见草(种子提取物)	—	中草药祛斑霜
黄芩(黄芩苷)	抑制酪氨酸酶活性	
地榆	抑制酪氨酸酶活性	
石榴(石榴多酚和花青素)	抑制酪氨酸酶活性	护肤霜等
灵芝	美白、抗皱	灵芝霜

(2)防晒、抗紫外线功能:紫外线能够引发人体皮肤的黑色素沉积,引起皮炎、皮肤老化,导致各种皮肤病,甚至引起皮肤癌。防晒类化妆品能够有效保护人体免受紫外线的伤害,其市场前景广阔,受到人们的广泛关注。目前市面上的防晒产品多为物理紫外屏蔽剂、化学紫外吸收剂。物理防晒剂会在皮肤表面沉积成厚的白色层,影响皮脂腺和汗腺的分泌。有些化学合成防晒剂光稳定性差、易氧化变质,可引起皮肤过敏等现象。

来源于中药和天然产物资源的防晒或抗紫外线化学物质因性能温和、副作用小、安全可靠、具有广谱防晒效果等特点受到人们的青睐。研究发现,芦荟、槐米、丁香、苦丁茶等许多植物都含有防晒成分,包括醌类、苯丙素类、黄酮类、萜类等物质。我国目前已将黄芩、芦荟、金银花、槐米等应用到防晒产品中(表7-2-3),用这些中草药提取物开发出温和且有效的防晒剂,可以吸收紫外线达到防晒效果,防止氧自由基形成的同时防止皮肤免疫系统和角质细胞衰退,修复皮肤,刺激性小,可延缓衰老。金银花和菊花的乙醇及水提液在紫外光谱区均有较好的防晒性能。黄连、黄芪、芦荟、黄芩、肉苁蓉、虎杖等中药,不仅具有较高的防晒效果,还能起到抗氧化及清除自由基的作用。

表 7-2-3 防晒类化妆品中常用的中药和天然产物

来源	功能成分	应用现状
芦荟	芦荟苷	芦荟防晒保湿护肤膏、芦荟凝胶
黄芩	黄芩苷	黄芩苷美白霜、黄芩苷抗粉刺啫喱霜、黄芩苷防晒乳
肉苁蓉	苯乙醇总苷	肉苁蓉美白防晒霜
黄蜀葵花	提取物	黄蜀葵祛痘美白溶液
金银花	提取物	天然防晒霜
槐米	芦丁	芦丁防晒乳液
薏苡仁	薏苡仁油	草本防晒霜
核桃	提取物	核桃油护肤霜
番红花	提取物	番红花乳液
桃花	桃花提取物	治疗 UV-B 诱导的红斑形成
茶	茶多酚	防晒剂
茴香	酯类	茴香面霜
三七	三七皂苷	洁面霜

2. 调理皮肤健康状态

(1)抗皮肤衰老功能:随着年龄增长和环境污染的加剧,皮肤会发生功能性和器质性退行性改变,表现为皱纹增多,松弛、变黄,光泽、光润和光滑度降低,纹理变粗,色素沉着斑增多或出现脱色素斑等。产生这些现象的主要原因是代谢过程中产生的自由基增多、基质金属蛋白酶(matrix metalloproteinase,MMP)分泌增加,或组织金属蛋白酶抑制物(tissue inhibitor of metalloproteinase,TIMP)分泌减少均可使细胞内的胶原蛋白降解增加,造成皮肤中的胶原蛋白流失,皮肤松弛、弹性下降、细纹增多且不断加深,使皮肤呈现出衰老的迹象。外源性环境因素(紫外线辐射、吸烟、风吹、日晒及接触有害化学物质)也会引起皮肤真皮成分的变化。其中,日光中紫外线辐射是导致皮肤老化的主要因素。

根据衰老学说,抗衰老中药的抗衰老功能主要有以下几点:①通过添加抗氧化剂,减少皮肤的自由基损伤来调节皮肤免疫和提高自我保护作用;②抑制 MMP 表达或促进 TIMP 表达来维持真皮层的结构;③防晒剂可有效防止紫外线对皮肤的物质伤害。具有几种机制协同作用的抗衰老物质是比较受市场欢迎的,而以中草药为原料的抗衰老化妆品相比化学抗衰老成分而言,具有安全、温和、高效、持久等优点,成为研发的热点。近年来,越来越多的学者将目光投向药用真菌及花类中药的抗皮肤衰老研究。抗衰老中药原料的主要成分及抗衰老作用机制见表 7-2-4。

表 7-2-4　抗皮肤衰老化妆品中常用的中药和天然产物

来源	功能成分	作用机制
番红花	番红花素、番红花醛	清除自由基,可使 MDA 生成减少
红花	红花黄色素、红花色素等	清除自由基
槐花	芦丁以及槲皮素等类黄酮	清除自由基
人参花	人参皂苷	清除自由基
	人参皂苷 Rb$_1$、人参皂苷 Rd	抑制 MMP1 和 MMP3 表达
月季花	提取物	清除自由基
	黄色素	清除自由基
野菊花	提取物	清除自由基
玉米须	黄酮类	清除自由基
	玉米黄素	抑制 MMP-1 表达
梅花	提取物	清除自由基
密蒙花	总黄酮	清除自由基
凌霄花	提取物	清除自由基
扶桑花	提取物	清除自由基
合欢花	总黄酮	清除自由基
款冬花	提取物	抑制 MMP-1 表达
金银花	水提物	清除自由基
姜黄	提取物	清除自由基
牡丹花	水提液	清除自由基
青果	酚类(包括 4- 异丙儿茶酚和 4- 羟基苯甲醚)和黄酮提取物、超氧化物歧化酶	清除自由基
丹参	丹参酮	

注:DPPH 为 1,1- 二苯基 -2- 三硝基苯肼;MDA 为丙二醛。

(2)皮肤保湿:保湿是皮肤护理的关键,皮肤的保湿功能下降会导致皮肤的生理结构发生变化,使皮肤干燥、粗糙、弹性降低、失去光泽、皱纹增多或加深、色素沉积,甚至会诱发皮炎、湿疹、痤疮等皮肤病的发生。天然植物来源的保湿类化妆品既可满足消费者绿色无毒的需求,同时还可提供美容保湿营养的功效。其防止水分流失方面的机制主要有:①植物提取物含有的羟基与水以氢键形式结合,形成锁水膜,防止皮肤水分流失,这一类植物有白及、竹茹等;②植物提取物中的神经酰胺成分渗透进入皮肤和角质层中与水结合,修复因脂质缺乏所致的皮肤天然屏障,从而提高皮肤的保水能力,如合欢花等;③天然植物的有效成分可促进水通道蛋白 AQP3 表达,增强水分子的跨膜通透性,如筋骨草等;④提取物抑制透明质酸酶活性,减少皮肤保湿剂——透明质酸的降解,提高皮肤保湿效果,如紫苏、紫草等中药的提取物含有良好的透明质酸酶抑制剂。常用具保湿作用的中药和天然产物及其在化妆品中的应用见表 7-2-5。

表 7-2-5 皮肤保湿功能化妆品中常用的中药和天然产物

来源	功能成分	应用现状
白及	白及多糖	防冻润肤霜
竹茹	竹子精华素 EZR2005	润肤霜
筋骨草	提取物	润肤霜
百合	提取物	洁肤乳、保湿面膜、百合高保湿修护霜、保湿水
紫苏	紫苏黄酮	紫苏叶控油细肤水
千屈菜	单宁酸	—
竹子	竹叶黄酮	护肤霜
芦荟	多糖、氨基酸、有机酸	肥皂、护肤霜
甘草	提取物	面膜
莴苣	提取物	保湿剂

3. 调理养护毛发 发用化妆品中添加源于中药和天然产物资源的功能物质可起到调理、柔软、营养头发,防止头发脱落和促进头发生长等功效。具有生发乌发作用的中药多为解表药,其次为清热药、补益药和活血药,以及少量收涩药。前 2 类药通过祛邪、补益、活血以促进毛发的正常生长并由灰、黄、白转黑。收涩药多富含鞣质和有机酸,与美发方剂中含的铁、铜等元素合用,主要起染发的作用。何首乌、五味子、黑芝麻、侧柏叶、人参、墨旱莲等具有较好的养发、护发、防脱发功效。具体见表 7-2-6。

表 7-2-6 调理养护毛发用化妆品中常用的中药和天然产物

来源	功能成分	营养头发类型
何首乌	大黄酚、大黄素、大黄酸、大黄素甲醚、脂肪油、淀粉、糖类、苷类和卵磷脂等	黑发和润发
人参	提取物	润发、营养、防脱发、去屑
旱莲草	皂苷、鞣质、维生素 A、萜类	促进毛发生长、须发变黑

来源	功能成分	营养头发类型
皂角	皂角苷、酚类和氨基酸	防脱发、乌发
南五味子	挥发油、有机酸、蛋白质、萜类等	使白发变黑
女贞子	有机酸如齐墩果酸等、苷类、黄酮类、多糖类、脂肪油以及多种人体所需的微量元素	防脱发、乌发和护发
芦荟	蒽醌苷	去头屑
白鼓	提取物	防性激素旺盛而导致的防脱发,促进头发生长
生姜	乙醚提取物	去头屑
薄荷	提取物	治疗头屑、头癣、头痒和油脂过多
鼠尾草	提取物	适宜于脂溢性脱发、油腻头发
菊花	菊花提取物	养发护发
辣椒	辣椒红色素	染发剂
枸杞子	提取物	防治脱发、乌发亮发、营养
月见草	γ-亚油酸与烟酸衍生物	营养发根毛囊刺激生发
沙棘	沙棘油	皮肤和头皮营养和保护作用
花粉	破壁花粉的提取成分	营养、增强弹性和光泽
甘草	三氯甲烷等萃取物	育发生发
当归	维生素 A、维生素 B_{12}、棕榈酸、油酸等	柔软、滑爽、防脱发

4. 其他功能

(1)乳化护理功能:具有乳化作用的物质称为乳化剂,为表面活性剂的一种,具有降低表面张力的能力和降低分散相聚结的作用。其用途广泛,在化妆品中的作用表现为去污、乳化、分散、湿润、发泡、稳泡、消泡、柔软、增溶、抗静电等特性,故又称为洗涤剂、湿润剂、增溶剂、调理剂等。往往同一种表面活性剂兼具 2 种或 2 种以上的作用。具乳化作用的中药多含皂苷类、树胶类、蛋白质类、胆固醇类、卵磷脂类、明胶等物质,如皂荚、七叶一枝花等。

(2)透皮吸收促进功能:皮肤表面的化妆品营养成分过剩是造成"皮肤氧化"的重要原因之一。同时,如果化妆品的营养成分不能被皮肤完全吸收,那么它就会成为细菌寄生繁殖的温床,而大量细菌还会导致皮肤感染。由此可见透皮吸收在化妆品中的重要性。目前常用的透皮吸收促进剂主要有化学合成透皮吸收促进剂和天然透皮吸收促进剂两大类。化学合成透皮吸收促进剂有氮酮、月桂氮䓬酮等,其毒性大,长时间应用对皮肤的伤害大,而选择相对安全的中药促进剂是目前的研究热点。薄荷油、桉油、丁香油、蛇床子油、当归挥发油、川芎挥发油等中药提取物是常用的透皮吸收促进剂,因具有促渗作用强、不良反应小、起效快等特点,有望用于化妆品中。

(3)芳香、定香、增香功能:天然香料是指以自然界中存在的动植物的芳香部位为原料,采用粉碎、冷磨、压榨、发酵、蒸馏、萃取以及吸附等物理和生物化学方法进行提取加工而成的原态香材天然香料。天然香料分为两大类,包括动物性天然香料和植物性天然香料,具有使化妆品清新自然、气味芬芳和抑菌杀菌等多种功能,在膏霜类、乳化体类、油蜡类、粉类、香水类和液体洗涤剂类等系列化妆品中被广泛应用。动物性香料常用的有麝香、龙涎香、灵猫香、海狸香和麝香鼠香等,价格高,一般作定香剂使用;植物性香料是由植物的花、果、叶、茎、根、籽、皮或者树木的木质茎、叶、树根和树皮中提取的易挥发性芳香组分的混合物。常见的应用于化妆品中的植物性香料见表7-2-7。

表 7-2-7　具有芳香、定香、增香功能化妆品中常用的中药和天然产物

类型	香料来源	应用产品形式
花类	玫瑰、薰衣草、茉莉、紫罗兰精油	洗发香波、润肤露、沐浴皂
草类	挥发油	香精、熏香剂和香水
叶类	苦橙叶、香叶、芳樟叶、薄荷、迷迭香	睡眠眼膜、喷雾、面霜、乳液、爽肤水、香水、香粉、膏霜和香皂香精
果实类	甜橙、红桔、柑、苦橙、葡萄柚、柠檬以及香柠檬	柠檬草精油、柠檬水、柠檬精油手工皂、柠檬美白洁面膏

(4)抗菌防腐功能:化妆品在生产、储存和使用过程中,多种因素都对其质量产生影响,微生物就是其中的一个重要因素。化妆品中的有些致病微生物甚至会给消费者的健康带来威胁,引起皮肤过敏、发炎、感染等症状。在化妆品中添加防腐剂,可使化妆品免受微生物污染,延长化妆品的寿命,确保其安全性。常用的防腐剂有尼泊金酯类、咪唑烷基脲、异噻唑啉酮、金刚烷氯化物、苯甲酸及其衍生物、醇类及其衍生物类等。这些合成防腐剂存在一定的安全性隐忧,从中药中寻找安全高效的天然防腐剂已成为化妆品研究的热点。常见的可应用于化妆品中的中药抗菌防腐剂见表7-2-8。

表 7-2-8　化妆品中常用的具有抗菌防腐功能的中药和天然产物

来源	功能物质	性能
益母草	生物碱	杀灭和抑制各种细菌、真菌
黄芩	黄芩苷元、黄芩苷、汉黄芩素、汉黄芩苷、黄芩新素	具抗炎、抗变态反应作用,缓解瘙痒症状;对金黄色葡萄球菌、多种皮肤真菌有抑制作用
芍药	芍药苷、苯甲酸	抗菌、消炎
芦荟	黏性多糖类	慢性过敏、消除粉刺
白花蛇舌草	黄酮类、蒽醌类、有机酸类和萜苷类	抗菌剂
人参	人参皂苷类	抑菌、抗炎作用
甘草	甘草酸、甘草次酸及多种氨基酸	对金黄色葡萄球菌等有抑制作用,抗炎、抗过敏
金缕梅	金缕梅单宁、咖啡酸和黄酮类衍生物	调理油性和过敏皮肤,防止粉刺、黑头的产生
花椒	挥发油类、生物碱类、黄酮类、香豆素类等	抑制腐败菌及致病菌、防腐剂
月见草	月见草油	抑制结核分枝杆菌
月见草脱脂种子	penta-O-galloyl-β-D-glucose	抑制人体中性粒细胞中的白三烯 B$_4$、白细胞介素、弹性蛋白酶、过氧化物酶释放
枳实	—	抗过敏、抗菌杀菌

来源	功能物质	性能
石榴(石榴皮)	多酚类	有广谱抑菌效果
积雪草	提取物	减轻炎症反应、增加皮肤的水合度,多应用于舒缓类化妆品中
洋甘菊	提取物	消炎、抗氧化,改善冷热刺激的敏感度,滋润、修复受损细胞
马齿苋	提取物	舒缓皮肤和抑制因干燥引起的皮肤瘙痒的作用
薰衣草	精油	促进细胞再生、治灼伤,可抑制细菌、减少瘢痕
假马齿苋	提取物	缓解不同类型的炎症反应
金银花	酚酸类、黄酮类	清热去火和消炎止痛、抗过敏

(二) 含中药化妆品原料的质量控制

含中药化妆品原料和产品的质量控制在化妆品生产中是至关重要的。通常除原料和产品自身的功效性和安全性外,还需对理化指标,有效成分含量的稳定性,不同批次间的色泽、气味稳定性,防腐体系等进行控制。

1. 理化指标　水剂类产品的常规理化指标有 pH、电导率、可溶性固形物等;油剂类产品的常规理化指标有折射率、相对密度、酸值、过氧化值等。

2. 功能物质的含量控制　不同的中药或中药组方所含的有效成分种类和含量不同,一般可用于控制的活性物指标有总糖/多糖、黄酮、多酚、皂苷等。常用的检测方法有紫外-可见分光光度法、高效液相色谱法、凝胶色谱法等。

3. 色泽、气味稳定性　部分中药材具有特殊的气味和颜色,在贮存或加工过程中常会发生变化。中药提取物在制备和储存过程中存在活性物质变色,受环境因素分解、聚合等不稳定问题,造成功效降低或丧失。

4. 色泽保持与控制　研发过程中在保证产品功效的同时,可运用脱色、护色工艺处理,以保证产品批次间色泽的稳定性。

目前脱色体系有①物理吸附:通过物理吸附,降低产品颜色,利用活性炭特有的大孔效应吸附有色金属离子、不稳定的杂质等;②化学脱色:如过氧化氢氧化还原脱色,通过物质之间的化学反应使其达到脱色的目的;③树脂交换:如大孔树脂洗脱,进行物质内的离子、分子等交换,脱除易变色的物质成分,保证产品体系的色泽稳定性。

5. 气味保持与控制　在产品开发过程中,对制备工艺过程中的温度、组方间物质并存与否、吸附剂等加以关键控制点,避免受其影响而改变气味。

6. 防腐体系　为防止中药化妆品原料和产品中微生物滋生,需根据原料与产品体系建立相应的防腐体系。

三、含中药化妆品的申报与审批

研究工作完成后,要及时整理研究资料,根据项目类别向化妆品审批单位提出申报请求。其中,特殊用途含中药化妆品须向国家化妆品管理部门申报;普通含中药化妆品只进行备案管理,不进行技术审评。与申报有关的管理机构主要有①审批办公室:省级化妆品管理部门注册处负责化妆品生产卫生条件审核,并出具生产卫生条件审核意见;②评审委员会:国家化妆品管理部门评审委员会对申报的化妆品进行技术审评;③国家化妆品管理部门(国家药品监督管理局):药品化妆品注册管理司化妆品处对审核通过的产品进行上报和批准,对批准的特定化妆品发放批准文号。

我国目前对化妆品审批实行分类管理方式,国产普通化妆品实行省级化妆品管理部门备案制,国产特殊用途化妆品、化妆品新原料实行国家化妆品管理部门审批制,这2类化妆品在注册申报时所需提供的材料也不尽相同。

1. 申请国产特殊用途化妆品行政许可时应提交的资料

(1)国产特殊用途化妆品行政许可申请表。

(2)产品名称命名依据。

(3)产品质量安全控制要求。

(4)产品设计包装(含产品标签、产品说明书)。

(5)经化妆品注册和备案检验机构出具的检验报告及相关资料。

(6)产品中可能存在安全风险物质的有关安全性评估资料。

(7)申请育发、健美、美乳类产品的,应提交功效成分及其使用依据的科学文献资料。

(8)可能有助于行政许可的其他资料。

2. 申请国产非特殊用途化妆品备案时应提交的资料

(1)国产非特殊用途化妆品备案申请表。

(2)产品名称命名依据。

(3)产品配方(不包括含量,限用物质除外)。

(4)产品生产工艺简述和简图。

(5)产品生产设备清单。

(6)产品质量安全控制要求。

(7)产品设计包装(含产品标签、产品说明书)。

(8)经化妆品注册和备案检验机构出具的检验报告及相关资料。

(9)产品中可能存在安全风险物质的有关安全性评估资料。

(10)生产企业卫生许可证复印件。

(11)其他受托方的卫生许可证复印件(如有委托生产的)。

(12)委托生产协议复印件(如有委托生产的)。

(13)可能有助于备案的其他资料。

四、含中药化妆品研发实例

化妆品研发是一个复杂而有趣的过程,它的成功不仅取决于掌握相关科学技术的程度,更涉及对化妆品本身的感悟、对相关市场的了解和对消费受众需求的关注,需要灵感的迸发和逻辑的推理与归纳。如欲研发出一款或系列被市场认可的产品,不仅仅是设计处方配方,更是需要从产品创意、产品研发到市场导入对各个环节进行细致的规划与设计,才有可能得到人们的认可和消费市场的接纳。

(一)化妆品开发流程

1. 产品开发与目标　在开发一个产品之前首先要明确开发方向、开发目标。在目前的化妆品企业,开发目标一般是由企业市场部经过广泛的市场调查,了解目前国内的化妆品消费需求后向产品研发部门提出建议。同时产品研发部门也要对国内外化妆品领域的前沿进展进行调研。最后由市场部、产品研发部共同对初步锁定的开发方向进行无边界的头脑风暴与创想,从而明确开发目标,共同确立企业近期要开发的新产品,并进一步制定出企业的中、长期研发计划,即生产一代、研发一代、储备一代。

2. 产品设计与研发　产品研发的全过程必须时刻围绕产品开发要求来展开,具体应考虑开发目标、国家法律法规、国家标准、行业标准等。

产品研发过程可分为配方研发、稳定性测试、安全性测试、功效性测试、感官评价几大步骤。对于配方研发可参照化妆品配方体系设计。除此之外,化妆品配方设计还要考虑配方在实际生产过程中的可行性,尽量使生产操作便捷。也要控制配方的成本,目前常以产品的成分价格与性能之比值大小作为评估化妆品产品配方水平的指标,当成分与性能之比值越小时,即该产品的成本越低,而产品的性能越优时,表明该产品的配方设计水平越高。因此,在设计化妆品配方时,必须根据配方中各组分的价格对该配方的成分进行核算,通过对配方的进一步修正改进,以求得用低价位的成本配制出高性能的产品。

当配方样品做好后,需通过一系列的评价,来检验设计的产品是否达到要求,须进行稳定性测试、安全性测试、功效性测试、感官评价,评价要求一般要严于国家相关标准,评价内容如表7-2-9所示。

表7-2-9　化妆品样品评价表

序号	评价类别	评价内容
1	感官评价	外观、香气、色泽、涂展性
2	理化指标评价	耐寒、耐热、pH、黏度、离心试验、微观结构照片
3	稳定性评价	冷热循环7周次试验、外观稳定性(外观、色泽、香气)、理化指标稳定性(pH、离心试验、黏度)、活性成分稳定性、微观结构稳定性
4	卫生学指标评价	防腐挑战试验;汞、砷、铅含量测试
5	安全性评价	毒理学评价、人体斑贴试验
6	功效评价	根据前期功效特点设计进行相应的生化水平、细胞水平、人体功效评价

3. 产品定位与市场　产品研发完成后还需要对其做一系列的包装使其导入市场,导入市场后还要持续跟踪消费者对该款产品的评价,是否存在不良反应、是否符合消费者需求、如何更好地升级改造等问题,使产品在其生命周期内能够稳定运转。

(二) 祛痘调理类化妆品研发实例

【产品配方】甘油、水解小核菌胶、透明质酸钠、1,3-丙二醇、薏苡仁提取物、甘草酸二钾、罗勒提取物、吐温20、海藻糖、1,2-戊二醇、甘油辛酸酯。

该配方中所用的化妆品原料应在《已使用化妆品原料名称目录》(2015年版)中收录,无须申报化妆品新原料。

【产品功效】包含罗勒提取物,质地温和且易吸收,为肌肤注入充盈的水分和营养,并持久保温滋润,能够缓解干燥粗糙的肌肤、细致毛孔、控油祛痘、平滑肌肤,使肌肤变得水嫩饱满,恢复肌肤的健康活力。

【生产工艺】

(1)原料

1)A相原料:海藻糖2%、1,3-丙二醇3%、透明质酸钠0.1%、水解小核菌胶0.2%、甘油4%、去离子水81.08%。

2)B相原料:薏苡仁提取物4%、甘草酸二钾0.4%。

3)C相原料:罗勒提取物0.02%、吐温20 0.1%、1,2-戊二醇5%、甘油辛酸酯0.1%。

(2)制备工艺

1)将A相组分加入搅拌锅内搅拌(25~35r/min)升温至80℃±2℃,料体均匀后保温20分钟。

2)搅拌降温至45℃±2℃后加入B相原料搅拌(25~35r/min)均匀。

3)将C相原料预先混合均匀后加入搅拌锅内搅拌(25~35r/min)均匀。

4)继续搅拌降温至40℃±2℃,检验合格后过滤出料。

【产品检验】有害物质限值要求汞<1ppm,铅<10ppm,砷<2ppm,镉<5ppm。

化妆品中的微生物指标应符合表7-2-10中规定的限值。

表7-2-10　化妆品中的微生物指标

微生物指标	限值	备注
菌落总数/(CFU/g 或 CFU/ml)	≤ 500	眼部化妆品、口唇化妆品和儿童化妆品
	≤ 1 000	其他化妆品
霉菌和酵母菌总数/(CFU/g 或 CFU/ml)	≤ 100	
耐热大肠菌群/g 或 ml	不得检出	
金黄色葡萄球菌/g 或 ml	不得检出	
铜绿假单胞菌/g 或 ml	不得检出	

毒理学试验项目:化妆品按表7-2-11做毒理学试验。

表 7-2-11　化妆品的毒理学试验要求

试验项目	发用类		护肤类		彩妆类			指（趾）甲类	芳香类
	易触及眼睛的发用产品	一般护肤产品	易触及眼睛的护肤产品	一般彩妆品	眼部彩妆品	护唇及唇部彩妆品			
急性皮肤刺激性试验	○							○	○
急性眼刺激性试验	○		○		○				
多次皮肤刺激性试验		○	○	○	○	○			

【使用方法】早、晚洁面爽肤后,取适量本品均匀涂抹于脸部,轻轻按摩至吸收即可。配合本系列祛痘产品使用效果更佳。

课后习题

一、名词解释

中药化妆品

二、简答题

1. 简述含中药化妆品的分类。

2. 试举例说明含中药化妆品的主要生产工艺设计。

3. 试举例说明含中药化妆品的研究与开发过程。

4. 试举例说明含中药化妆品的申报与审批程序。

08章 课件

第八章 以中药资源为原料的中兽药及可饲用等 产品的研究与开发

依据中药资源化学原理和利用策略,开展中药资源利用价值的再认识及其新用途的发现研究,为进一步提高资源产品的价值和产业化效益,延伸和拓展中药资源经济产业链,探索出一条多元宽广的高质量发展之路。人们已经认识到药用植物的不同组织器官及其所含的资源性化学成分又往往具有不同的临床功效、生物活性以及多宜性价值等特点。特别是近年来,随着国家中医药大健康产业的快速推进,中药农业、中药工业和中药服务业三产联动,中药资源除供药用、食用、化妆品等保健产品的开发利用外,还用于中兽药、饲料及其饲料添加剂、生物农药等产品的开发,产生了巨大的社会经济和生态效益。

第一节 中兽药产品的研究与开发

中兽药是指在中医理论体系指导下,使中药资源在动物疾病治疗、常规保健及动物生产性能提高方面的应用范围延伸的药物总称。广义的中兽药是指以中医理论为指导,所有用于动物饲养和动物生产的中药资源性产品;狭义的中兽药是指为保证动物健康、防治动物疾病所使用的中药资源性产品,主要强调其药学功能。中药资源在人类相关产品应用上的种种优势,在动物生产过程中仍可以得到体现。随着社会的发展和文明程度的提升,食品安全、动物福利及经济动物生产性能等问题受到人们的强烈关注,中兽药相对于化学合成药物具有毒性低、副作用小、残留量低等特点,在宠物养殖和经济动物养殖领域中已经获得广泛认同。科学合理地开发和应用中兽药具有不可估量的经济效益和社会意义。

一、中兽药概述

中兽医药与畜牧业几乎同时诞生,西汉《淮南万毕术》中记载"取麻子三升,捣千余杵,煮为羹,以盐一升,著中,和以糠三斛,饲豚,则肥也"。东汉《神农本草经》中记载"桐花饲猪,肥大三倍"。这些古典名籍表明早在汉代已有利用中兽药提升动物生产性能的先例。《齐民要术》中记载"取麦蘖末三升,和谷饲马,亦良",用以治疗马消化不良症状。《本草纲目》中记载"钩藤,入数寸于小麦中,蒸熟,喂马易肥","乌药,治猫、犬百病,并可磨服"。《养耕集》中记载"乌豆炒熟,磨末,入盐,每日拌食",用以治疗牛身体瘦弱。《三农纪》中记载"麻子和谷炒熟饲鸡,日日生蛋不伏"。

《串雅全书》中记载"鸡瘦,土硫磺研细,拌食则肥"。

根据《中国兽药典》(2015年版)所颁布的情况统计,其收载中药材及饮片、提取物、成方和单味制剂共1 148种(包含饮片397种),同时,与其配套的《兽药使用指南》(中药卷)收载成方制剂191个。在我国兽药市场上,中兽药作为兽药产业的一个重要组成部分,具有很大的发展空间,如黄芪、博落回、狼毒、虎尾草、鹿蹄草和老鹳草等中药资源在兽药开发方面取得了可喜的进展。

目前,中兽药已不限于在猪、鸡、牛等经济动物中使用,范围还扩充至各类宠物、水产及其他特种经济动物中。中兽药的功能细分为特异性疾病治疗、动物不同生长阶段保健、提高饲料报酬、提高动物繁殖性能、提升饲料品质与风味等方面。同时,高效液相色谱、超微粉碎、微囊制剂等技术的应用使中兽药的质量控制和研究得到极大的提升。中兽药已经步入规模化、产业化、现代化道路,随着与畜牧学、中药学及经济学等多门学科的不断融合,其发展会达到更高的水准。

二、中兽药的分类

随着畜牧养殖业的发展,中兽药的种类不断增多,但截至目前,仍无统一的分类方法。按照已有的研究和使用经验可将中兽药按照如下几种方法分类。

(一) 根据药材来源分类

中药根据来源分类可大体分为植物类、动物类和矿物类3类,因此中兽药可参考中药的来源分类方式分为植物类中兽药、动物类中兽药和矿物类中兽药3种。其中植物类中兽药在中兽药中所占的比例最大,其次为矿物类中兽药,而动物类中兽药因涉及生物安全、动物伦理及经济成本等多个方面的因素的影响,占比最少。

1. 植物类中兽药　植物类中兽药所占的比例最大。目前应用和试验中发现较多的植物类中兽药为博落回、麦芽、神曲、山楂、苍术、松针、陈皮、贯众、何首乌、甘草、黄芪、当归、党参、五加皮、大蒜、苦参、胡蔓藤、泡桐叶、益母草、艾叶、马齿苋、秦皮、杨树花、蜂花粉、百部、鸡冠花、白术、山药、枳实或枳壳、桑白皮、肉桂、黄柏、蒲公英、酸枣仁、柏子仁、槟榔、青蒿、使君子、穿山龙、金银花、野菊、昆布、柴胡、五味子等200余种。

2. 动物类中兽药　动物类中兽药所占的比例较小。见于报道的如土鳖虫、蚯蚓、蛤蚧、僵蚕、蚕蛹、乌贼骨、贝壳、蚕蜕、虾毛、蜂蜜等。

3. 矿物类中兽药　矿物类中兽药所占的比例仅次于植物类中兽药。报道的有芒硝或玄明粉、麦饭石、雄黄、明矾、滑石、食盐、石灰石、石膏、沸石、膨润土、白垩、泥炭、褐煤、风化煤、硫黄、胆矾、海泡石、白陶土、绿矾、炉甘石、阳起石、石英、硬玉、蛭石、黑云母等。

(二) 根据原料类型分类

根据中兽药的原料来源可将其分为原产物中兽药、加工提取物中兽药和副产物中兽药3类。顾名思义,原产物中兽药为药材资源天然产物经过采收、加工、传统制法简单加工而成的中兽药;加工提取物中兽药是利用先进的生产工艺,将药材原材料经过精细化提取、分离、干燥而制成的一类中兽药,如紫苏子提取物;副产物中兽药是指中药经过加工生产后剩余的副产物或非药用部位未进行利用而用于中兽药生产的物质。

（三）根据中兽药的功能分类

根据中兽药的功能可分为五大类：

1. 抗病原微生物类　指能杀灭病原微生物，抑制微生物生长繁殖，提高机体抵抗力的中兽药。以干姜、苍术、黄柏、白头翁等组成的中兽药对鸡因沙门杆菌引起的鸡白痢有明显的防治作用。

2. 清热解毒类　此类中兽药的临床应用最为广泛，特别是在集约化养殖中对畜禽传染病的防治具有独特的优势。常用中药有黄连、黄柏、黄芩、穿心莲、白头翁等。

3. 增强机体免疫力类　中药免疫增强剂是指利用传统中药经过加工提取获得的具有增强机体免疫功能的提取物研制的现代中药制剂。传统补益类方剂有"四君子汤""补中益气汤""香砂六君子汤"等。

4. 健胃类　部分中兽药具有消食除积、健脾开胃的作用。

5. 抗寄生虫类　寄生虫可发生在动物养殖过程的各个环节。以大黄、槟榔、苦楝皮、皂角为主药的中兽药直接作用于虫体来抑制和杀灭寄生虫，通过强烈的泻下攻积作用使虫排出体外，从而达到清除寄生虫的目的。

（四）根据中兽药注册法规分类

1. 未在国内上市销售的原药及其制剂

(1)从中药、天然药物中提取的有效成分及其制剂。

(2)来源于植物、动物、矿物等药用物质及其制剂。

(3)中药材代用品。

2. 未在国内上市销售的部位及其制剂

(1)中药材新的药用部位制成的制剂。

(2)从中药、天然药物中提取的有效部位制成的制剂。

3. 未在国内上市销售的制剂

(1)传统中兽药复方制剂。

(2)现代中兽药复方制剂，包括以中药为主的中西兽药复方制剂。

(3)兽用天然药物复方制剂。

(4)由中药、天然药物制成的注射剂。

4. 改变国内已上市销售产品的制剂

(1)改变剂型的制剂。

(2)改变工艺的制剂。

三、中兽药开发的思路与程序

（一）中兽药开发思路

首先需对拟开发的中兽药产品进行可行性分析，包括对药材资源、市场需求、生产成本、产品使用投资回报率及环保等问题进行探讨分析,同时开发过程中涉及产品报批的任何步骤均需要严格按照相关法律法规要求执行。一般中兽药开发可归纳为如下步骤:

1. 筛选拟开发的中兽药产品

(1)可行性分析报告:通过调研生成可行性分析报告,论证拟开发中兽药的科学性、创新性、需求性、环保性、效益性,最终拟定最佳的开发方向。

(2)组方筛选:根据开发方向筛选确定组方中的主要药物,根据"以法统方"和"君、臣、佐、使"等原则形成多种组方,综合考虑药材资源、生产工艺、毒理安全等因素,通过小规模预试验筛选效果最佳的处方。

(3)剂型与用量选择:剂型与用量需要同时进行考虑,以便于实际生产与应用,且以具有一定的投资回报率为原则,筛选出药效最大、理化性质最为稳定的剂型与用量为最佳。以黄芪为例,黄芪多糖注射液的使用较为普遍,但黄芪类的散剂产品同样具有一定的市场,在产品开发过程中必须考虑自身研发条件和产品销售综合因素的影响。

2. 拟开发中兽药的药学研究

(1)生产工艺研究:旨在根据确定的组方剂型设计生产工艺,通过试验模拟产品制备而制订各项工艺参数。

(2)质量控制研究:根据组方、剂型、科研文献及《中国兽药典》明确主要成分,并确定对应的检测方法,设计产品质量控制标准与方法(包括成分鉴定、含量限度、检验手段)。

(3)稳定性研究:结合产品质量标准观察并记录拟开发中兽药产品的主要成分在不同光照强度、温度、湿度等环境因素下随时间变化的规律,从而制定拟开发中兽药的包装设计、贮存环境和有效保质期。具体研究方法可参考《兽药稳定性研究的指导原则》。

3. 拟开发中兽药的药理毒理学研究

(1)主要药效学研究:根据拟开发中兽药的主要功能设计相应的试验,优化组方的实际用量,根据试验说明其药理作用。

(2)安全药理学研究:设计试验观察拟开发中兽药对动物系统或器官的影响。

(3)毒性试验:对拟开发的中兽药开展急性毒性、长期毒性试验。特殊情况下需开展特殊毒性试验,包括 Ames 试验、染色体畸变试验、微核试验、精子致畸试验、传统致畸试验、繁殖毒性试验、致癌试验。

4. 拟开发中兽药的临床研究

(1)靶动物安全性试验:旨在验证拟开发的中兽药产品对适用动物的安全性,并确定其安全用量范围。

(2)实验性临床试验:验证拟开发中兽药的有效性与安全性。

(3)扩大临床试验:通过一定数量的临床试验验证拟开发中兽药的有效性与安全性。

5. 合法性研究　上述 4 步已包含中兽药开发研究主体,完成上述工作后不代表研究成果及相关材料可完全支撑拟开发的中兽药进行下一步的注册申报工作,仍需对所有研究依据农业农村部的相关法律法规进行查漏补缺,对相关细节还应进行完善,即对研究材料进行合法性研究。合法性研究的规范性参考文件如下:

(1)《兽药管理条例》(国务院令 2004 年第 404 号公布,国务院令 2014 年第 653 号部分修订,国务院令 2016 年第 666 号部分修订)。

(2)《病原微生物实验室生物安全管理条例》(国务院令 2004 年第 424 号公布)。

(3)《新兽药研制管理办法》(农业部令 2005 年第 55 号公布)。

(4)《兽药注册办法》(农业部令 2004 年第 44 号公布)。

(5)农业部公告第 442、449、2223、2326、2335、2336、2337、2368 和 2464 号。

(二)中兽药报批程序

中兽药报批是指将研究成果进行转化而形成商品,使中兽药产品获得国家认可并受到相关法律保护。中兽药研究与开发的最终目的也是形成商品获得经济效益,通过经济活动推动中兽药行业发展。新中兽药报批应严格按照农业农村部《兽药注册办法》《新兽药研制管理办法》项目规定完成产品申报、注册直至获得批准,报批流程有时效性,应以农业农村部官网或最新官方文件为准,注册过程中应密切关注相关文件。现行兽药报批的基本流程及部分注意事项如下:

1. 新兽药报批申请条件

(1)新兽药注册申请人应当在完成临床试验后,向农业农村部提出申请,并按《兽药注册分类及注册资料要求》提交相关资料。

(2)联合研制的新兽药,可以由其中的一个单位申请注册或联合申请注册,但不得重复申请注册;联合申请注册的,应当共同署名作为该新兽药的申请人。

(3)申请新兽药注册所报送的资料应当完整、规范,数据必须真实、可靠。

(4)申请新兽药注册时,申请人应当提交保证书,承诺对他人的知识产权不构成侵权并对可能的侵权后果负责,保证自行取得的试验数据的真实性。

(5)申报资料含有境外兽药试验研究资料的,应当附具境外研究机构提供的资料项目、页码情况说明和该机构经公证的合法登记证明文件。

2. 禁止性要求

(1)农业农村部已公告在监测期内,申请人不能证明数据为自己取得的中兽药不予受理。

(2)经基因工程技术获得,未通过生物安全性评价的灭活疫苗、诊断制品之外的中兽药不予受理。

3. 所需提供的材料

(1)"兽药注册申请表"一式两份(原件)。

(2)申请人合法登记证明文件,包括营业执照、法人证书等(复印件)。

(3)中间试制生产单位的兽药 GMP 证书(复印件)。

(4)属于转基因生物技术产品的(灭活疫苗和诊断制品除外),需提供农业转基因生物安全证书(复印件)。

(5)连续 3 批样品及其批生产检验记录、检验报告单。

(6)属于生物制品的,还应当提供菌(毒、虫)种、细胞等有关材料。

(7)根据新兽药的不同类别,按照《兽药注册分类及注册资料要求》等有关规定提交其他相关材料。

(8)注册资料一式两份,A4 纸双面复印装订成册,加盖所有注册申请单位公章(与"兽药注册申请表"中的申报单位一致)。申报资料内容齐全,应有目录、连续页码,所有委托试验提供试验报告原件,并附试验结果原始图谱和照片等。

4. 新兽药报批的基本流程

(1)农业农村部政务服务大厅兽医(药)窗口审查申请人递交的"兽药注册申请表"及相关材料,申请材料齐全的予以接收,并根据农业农村部兽药评审中心形式审查意见办理材料受理。

(2)农业农村部兽药评审中心组织专家对受理的申请材料进行技术评审。

(3)申请人按照评审意见提交复核检验用样品送指定的兽药检验机构进行复核检验。

(4)必要时,农业农村部组织专家进行现场核查。

(5)农业农村部兽医局根据评审结论提出审批方案,按程序报签后办理批件。

(6)农业农村部兽医局印发公告、制作新兽药注册证书。

四、中兽药开发应用实例

已有生产上市的中兽药产品门类丰富,且涵盖常见剂型,本节仅取具有代表性的中兽药产品进行举例说明。

(一)单方中兽药产品

1. 散剂

【品名】山大黄末

【制法】取山大黄,粉碎,过筛,即得。

【功能】健胃消食,清热解毒,破瘀消肿。

【主治】食欲缺乏,胃肠炽热,湿热黄疸,热毒痈肿,跌打损伤,瘀血肿痛,烧伤。

【用法用量】内服,马、牛 30~100g,驼 50~150g,羊、猪 10~20g;外用适量,调敷患处。

2. 注射剂

【品名】黄芪多糖注射液

【制法】蒙古黄芪或膜荚黄芪饮片,经水提取后,灭菌,稀释。

【功能】避瘟消炎,固本升阳,强心急救(孕畜可用)。

【主治】用于防治家畜高热症、重症感冒、猪瘟、口蹄疫、圆环病毒、胸膜性肺炎、萎缩性鼻炎、肺疫、气喘、丹毒、产褥热、术后感染及其他不明原因引起的恶行炎毒病症;防治畜体温偏低、卧地不起、肢体抽搐、腹胀腹痛、吐泻、高热惊风、中暑发痧、痰涎壅盛及其他不明原因引起的急性病症;对心肺衰竭有强心增氧功能,速起急救效果;抑制病毒,诱导抗体生成。

【用量】马、牛 30~100g,驼 50~150g,羊、猪 10~20g。

3. 口服液

【品名】黄芪多糖口服液

【制法】黄芪饮片,水提取,分离,溶解,稀释。

【功能】抗病毒,扶正固本,调节机体免疫。

【主治】防治鸡传染性法氏囊病,治疗畜禽免疫力低下。

【用法用量】动物接种疫苗前后 3 天内拌水混饮,200ml 黄芪多糖口服液混合兑水 250kg;雏鸡连续保健拌水混饮 3~5 天,200ml 黄芪多糖口服液混合兑水 250kg;种禽保健每月定期混饮 5~7 天,200ml 黄芪多糖口服液混合兑水 250kg;防治传染性法氏囊病、新城疫等连续拌水混饮 3~5 天,200ml 黄芪多糖口服液与抗生素混合,再兑水 250kg。

(二)复方中兽药产品

1. 散剂

【品名】清肺散

【制法】板蓝根 90g、葶苈子 50g、浙贝母 50g、桔梗 30g、甘草 25g,粉碎,过筛,混匀,即得。

【功能】清肺平喘,化痰止咳。

【主治】肺热咳喘,咽喉肿痛。

【用法用量】马、牛 200~300g,羊、猪 30~50g。

2. 颗粒剂

【品名】清肺颗粒

【制法】板蓝根 900g、葶苈子 500g、浙贝母 300g、桔梗 300g、甘草 250g,粉碎,过筛,制粒,即得。

【功能】清肺平喘,化痰止咳。

【主治】肺热咳喘,咽喉肿痛。

【用法用量】一次量猪 20~40g,一天 2 次,连用 3~5 天。

3. 丸剂

【品名】穿白痢康丸

【制法】穿心莲 200g、白头翁 100g、黄芩 50g、功劳木 50g、秦皮 50g、广藿香 50g、陈皮 50g,粉碎,过筛,混匀,用水泛丸,低温干燥,包衣,打光,干燥,即得。

【功能】清热解毒,祛湿止痢。

【主治】湿热泻痢,雏鸡白痢。

【用法用量】一次量雏鸡 4 丸,一天 2 次,每 4 丸重 0.12g。

4. 片剂

【品名】清瘟败毒片

【制法】石膏 120g、地黄 30g、水牛角 60g、黄连 20g、栀子 30g、牡丹皮 20g、黄芩 25g、赤芍 25g、玄参 25g、知母 30g、连翘 30g、桔梗 25g、甘草 15g、淡竹叶 25g,粉碎,过筛,混匀,制粒,干燥,压制成 1 600 片(包衣),即得。

【功能】泻火解毒,凉血。

【主治】热毒发斑,高热神昏。

【用法用量】每 1kg 体重鸡 2~3 片,犬、猫 2 片。每 1 片相当于原生药 0.3g。

5. 口服液

【品名】白头翁口服液

【制法】白头翁、黄连、黄柏、秦皮,粉碎,混匀,经水提取,稀释即得。

【功能】清热解毒,凉血止痢。

【主治】湿热泄泻,下痢脓血。

【用法用量】混饮,250ml 白头翁口服液兑水 500kg 连用 3~7 天。

6. 注射剂

【品名】金根注射液

【制法】金银花 1 500g,板蓝根 750g,分别煎煮 2 次,合并煎煮液,浓缩约至 200ml。分别加 4 和 5 倍量的 95% 乙醇沉淀 2 次,每次静置 48 小时,滤过,滤液浓缩至 300ml,加注射用水至 800ml,调节 pH,加入苯甲醇 20ml、吐温 80 10ml,混匀,并加注射用水至 1 000ml,滤过,灌封,灭菌,即得。

【功能】清热解毒,化湿止痢。

【主治】湿热泻痢,治疗仔猪黄、白痢。

【用法用量】肌内注射,一次量哺乳仔猪 2~4ml、断奶仔猪 5~10ml,一天 2 次,连用 3 天。

第二节 以中药资源为原料的饲料和饲料添加剂的研究与开发

中药资源不仅为人类健康作出重要贡献,也是畜禽疾病防治的重要物质基础。随着我国畜禽饲用产品禁用抗生素政策的颁布实施,开发可有效替代抗生素(替抗)的饲用产品已成为目前畜牧行业的研究热点。中药资源以其疗效确切、来源天然等特性用于禽畜疾病的防治已有悠久的历史,现已在中兽药、饲料添加剂等饲用产品中广泛应用,成为支撑当前我国畜禽产业健康发展的重要组成部分。

一、以中药资源为原料开发的饲料

中药添加到畜禽饲料中用于疾病防治具有悠久的历史。2012 年我国饲料行业监管部门发布农业部公告第 1773 号制定新的《饲料原料目录》,其第三部分中第"7. 其他植物、藻类及其加工产品"中的"7.6 其他可饲用天然植物"中收载了八角茴香、白扁豆、百合、杜仲等 117 种中药,目录中植物或植物的特定部位经干燥或干燥、粉碎获得的产品可作为饲料原料直接应用于饲料中。2013 年我国饲料行业监管部门发布农业部公告第 2038 号,修订"其他可饲用天然植物"的定义为所称植物或植物的特定部位经干燥或粗提或干燥、粉碎获得的产品。2018 年我国饲料行业监管部门发布农业农村部第 22 号公告,增加绿茶和迷迭香 2 种植物到"其他可饲用天然植物"目录中。

二、以中药资源为原料开发的饲料添加剂

(一)概述

饲料添加剂是指在天然饲料的加工、调制、贮存和喂饲过程中加入的各种微量物质的总称。

其主要功能有促进家畜生长发育,完善饲料营养的全价性,改善饲料的适口性,提高饲料的利用率,保健防病,防止饲料贮存期品质劣化和改进畜产品的品质等。在现代养殖业中,人们为追求最大经济效益,普遍采取在饲料中添加低于治疗剂量的抗生素和对患病动物使用抗生素进行治疗的生产方式。虽然抗生素具有杀菌、促生长和防治疾病等优点,但是长期使用抗生素容易造成药物残留、环境污染、细菌耐药,甚至产生超级细菌等问题,严重威胁公共卫生安全。

随着人们消费水平的提高和消费理念的变更,健康绿色有机的畜禽产品越来越受到消费者青睐。因此,开发出安全有效的饲料添加剂来替代饲用抗生素是未来生产无污染、安全、优质、营养价值高的畜禽产品的重要支撑。中药是我国特有的中医药理论与实践的产物,其资源丰富、历史悠久,具有与食物同源、同体、同用的特点,兼有营养与药物的双重作用,且有不易产生耐药性、无(低)残留、毒副作用小、功能全面等优势,因此利用中药资源开发的饲料添加剂同样具备这些优点,对于解决长期困扰养殖生产的抗生素问题、提高畜禽产品品质、减少环境污染具有重大意义。

(二) 以中药资源为原料开发的饲料添加剂的功效

中药中普遍含有抑制有害菌生长、促进有益菌繁殖的成分,如生物碱、多糖、苷类、挥发油、鞣质、有机酸等生物活性物质。除此之外,一些中药还含有一定数量的氨基酸、矿物质、维生素、未知生长调节因子和色素,能通过抗菌和免疫活性物质的作用提高机体的抗病能力。

中药中含有多种生物活性物质,有些活性物质具有营养和药物的双重特性。从现代药理学、营养学和传统中兽医学理论分析,以中药资源为原料开发的饲料添加剂的作用机制主要有 3 个方面:一是中药本身含有一定数量的氨基酸、矿物质、维生素等营养成分,可以起到补充和增强饲料营养价值的作用,而且某些中药中含有的生长调节因子可激活机体的生化反应,增强生物合成作用,促进动物生长性能提高;二是中药含生物碱、多糖、苷类、挥发油、鞣质、有机酸等多种生物活性成分可以改善动物肠道健康,调节肠道菌群,抑制有害菌生长,促进有益菌增殖;三是中药中的某些活性成分通过调节和激发机体内的免疫机制增强机体的抗病能力。

以中药资源为原料开发的饲料添加剂具有以下多种功效:①营养代谢作用;②增强动物免疫力;③抗菌、抗病毒作用;④激素样作用;⑤维生素样作用;⑥双向调节作用;⑦抗应激和"适应原"样作用;⑧提高畜产品品质作用;⑨促进畜禽生长作用;⑩驱除病原寄生虫作用等。

(三) 以中药资源为原料开发的饲料添加剂的特点

我国中药历史悠久、种类繁多且资源丰富,许多中药材价格便宜,这些优点为以中药资源为原料开发饲料添加剂创造优越条件。总体来说,以中药资源为原料开发的饲料添加剂具有以下优点:①纯天然性。饲料添加剂中的中药所含的成分均为生物有机物,经过长期实践的筛选,保留对人和动物体有益无害的天然物之精华。②安全可靠性。中药在合理使用时的毒副作用较小,尚未发现产生明显的耐药性问题,也未发现在肉、蛋、奶等畜产品中产生残留。③功能多样性。中草药多为复杂的有机体,具有多种营养成分和生物活性物质,兼有营养和药物的双重作用,既起到营养保健,增强畜禽免疫力、预防疾病之功效,又具备饲料调味、促进生长、改善畜禽肉质和饲料防腐、抗氧化等作用。④经济环保性。中药资源丰富,种类繁多,来源广泛,简便易得,应用方便。

以中药资源为原料开发的饲料添加剂可以提高动物生产性能和增强动物免疫力,但是也存在一些问题,如产品添加量大、有效成分不明、作用机制不清、作用效果不稳定、剂型单一、缺乏毒理安全方面的研究、原料和产品的质量控制标准不完备等。

(四) 以中药资源为原料开发的饲料添加剂产品

截至目前,以中药资源为原料开发的饲料添加剂有天然叶黄素(源自万寿菊)、姜黄素、茶多酚、迷迭香提取物、食用香料、牛至香酚、糖萜素、藤茶黄酮、杜仲提取物、淫羊藿提取物、博落回散、山花黄芩提取物散等(表8-2-1)。

表 8-2-1　已获批准的以中药资源为原料开发的饲料添加剂

作用	饲料添加剂
天然色素	天然叶黄素(源自万寿菊)、姜黄素
抗氧化剂	茶多酚、迷迭香提取物
调味和诱食剂	牛至香酚、食用香料
保健促生长剂	糖萜素、藤茶黄酮、杜仲叶提取物、淫羊藿提取物
药物饲料添加剂	博落回散、山花黄芩提取物散

1. 天然色素　天然色素即来源于天然植物的根、茎、叶、花、果实和动物、微生物等的具有颜色的化合物,其中植物性来源占多数。天然色素不仅具有给食品或饲料着色的作用,而且相当部分天然色素具有生理活性,如花青素类、类胡萝卜素类和黄酮类化合物。绝大多数植物天然色素无副作用、安全性高,是重要的食品和饲料添加剂来源。

(1)叶黄素类:叶黄素(lutein)是一种广泛存在于中药及天然药物资源植物中的天然色素类物质,其化学结构属于类胡萝卜素类复烯醇类。天然叶黄素主要来源于万寿菊、菊花、红花、栝楼瓤等花瓣和果实中,不仅是良好的着色剂,也是一种优良的抗氧化剂。

市场上所售的叶黄素主要来源于万寿菊鲜花的深加工,加工工艺为万寿菊鲜花采收—酶解—脱水—烘干—造粒—低温浸出—叶黄素浸膏—包装。万寿菊叶黄素的低温萃取加工工艺是丁烷亚临界生物技术低温萃取。丁烷低温萃取方法所得的叶黄素油膏中的有效成分指标反式叶黄素的得率相对较高,可以有效减少资源浪费。目前叶黄素普遍作为着色剂或抗氧化剂在食品和饲料生产中被广泛使用。在饲料中添加叶黄素可以增加动物产品肉、蛋的着色,改善畜禽水产品的外观和品质。

(2)姜黄素类:姜黄素(curcumin)主要是从姜科植物根茎中提取的一类色素类化学物质,其中姜黄含量为3%~6%。姜黄素目前是国际常用的天然食用黄色素之一,是世界卫生组织和美国食品药品管理局以及多国准许使用的食品添加剂。随着对姜黄素研究的日益深入,已发现其具有抗炎、抗氧化、降脂、抗病毒、抗感染、抗肿瘤、抗凝、抗肝纤维化、抗动脉粥样硬化等广泛的药理活性,且毒性低、不良反应小。目前姜黄素在饲料中的应用主要是作为着色剂。

2. 抗氧化剂　抗氧化剂是指为防止饲料中的某些活性成分氧化变质而掺入的添加剂,可以提高饲料的稳定性和延长贮存期。

(1)茶多酚:茶多酚(tea polyphenol)是茶叶中多酚类物质的总称,包括黄烷醇类、花色苷类、黄酮类、黄酮醇类和酚酸类等。主要为黄烷醇(儿茶素)类,儿茶素占 60%~80%。类物质茶多酚又称茶鞣或茶单宁,是形成茶叶色、香、味的主要成分之一,也是茶叶中有保健功能的主要成分之一。茶多酚具有很强的抗氧化作用,其抗氧化能力为人工合成抗氧化剂丁基羟基茴香醚(BHA)、二丁基羟基甲苯(BHT)的 4~6 倍,维生素 E 的 6~7 倍,维生素 C 的 5~10 倍,且用量少,0.01%~0.03%即可起作用,并且没有合成物抗氧化剂的潜在毒副作用。茶多酚中的儿茶素对食品和饲料中的色素和维生素类有保护作用,使食品和饲料在较长时间内保持原有的色泽与营养水平,能有效防止食品和饲料的腐败。

(2)迷迭香提取物:迷迭香 *Rosmarinus officinalis* 为唇形科灌木,产于欧洲地区和非洲北部地中海沿岸,远在曹魏时期就曾引种至中国。迷迭香中能提取具有优良抗氧化性的抗氧化剂和迷迭香精油。迷迭香抗氧化剂广泛用于医药、油炸食品、富油食品等中,而迷迭香香精则用于香料、空气清新剂、驱蚊剂以及杀菌剂、杀虫剂等日用化工业中。迷迭香抗氧化剂的主要成分是具有抗氧化功能的酚酸类、黄酮类等资源性物质。迷迭香抗氧化剂具有安全、高效、耐热、抗氧化效果好、广谱等特点。

3. 调味和诱食剂 调味剂是指改善饲料的感官性质,使饲料更加美味可口,并能促进消化液分泌和增进食欲的添加剂。调味剂主要包括咸味剂(主要是食盐)、甜味剂(主要是糖、糖精等)、鲜味剂、酸味剂及辛香剂(香精香料)等。

诱食剂是指用于改善饲料适口性,增进动物食欲的添加剂。饲用诱食剂是由刺激嗅觉和味觉的成分及辅助制剂组成的,可通过刺激动物的嗅觉和味觉来促进动物采食。

(1)牛至香酚:牛至香酚又名牛至油、香芹酚、止痢草,系从唇形科牛至属植物牛至的全草中提取得到的。牛至油主要是由香芹酚、百里香酚组成的,其中香芹酚约占 60%,百里香酚约占 8%,对伞花烃占 5% 左右,α- 丁香烯、L- 龙脑、里哪醇、麝香草酚、辣薄荷醇、萜品烯等 30 多种有机化合物的含量为 23% 左右。早在 2001 年牛至油就被农业部批准为饲料药物添加剂,具有安全、高效、绿色、无配伍禁忌、纯天然活性成分含量比较高的优势。2013 年牛至香酚进入饲料添加剂目录,归类于调味和诱食物质。2017 年牛至油被从《药物饲料添加剂品种目录及使用规范(征求意见稿)》中移除。牛至香酚具有促进动物生长的作用,能够促进营养物质的消化吸收,提高饲料利用率。牛至香酚具有很强的表面活性作用,能够迅速穿透病原微生物的细胞膜,促使大量水分在细胞内积聚造成菌体细胞膨胀,致使细胞膜破裂、菌体死亡;进入细胞后还可渗入细胞器(如内质网、线粒体、核糖体等)内,阻止线粒体吸取氧气而使细胞窒息而死。牛至香酚与饲料中的多种成分如酶制剂、有机酸、氨基酸螯合物、常见抗生素等之间存在协同效应。牛至香酚能显著改善肉质香味,且具有毒性低、使用安全、无抗药性、无残留、无停药期等优势。牛至香酚对畜禽体的多种细菌、真菌、病毒有一定的杀灭作用。

(2)食用香料:食用香料是食品用香料的简称,是指能够用于调配食用香精,并增强食品香味的物质。根据《饲料添加剂品种目录》,在《食品安全国家标准食品添加剂使用标准》(GB 2760—2014)中的食用香料可以添加在饲料中作为调味或诱食剂。其中大部分食用香料属于药食同源的中药(丁香叶油、大蒜油、天然薄荷油、肉桂油、姜油、柠檬油、辣椒酊等)或相关活性物质(香芹酚、百里香酚、肉桂醛、柠檬酸、薄荷酮)。

4. 保健促生长剂 保健促长剂即对养殖动物具有保健和促生长效果的饲料添加剂。中药中富含的某些生理活性物质(绿原酸等酚酸类物质、黄酮类、多糖类等)具有调控动物生理代谢、改善机体免疫力、提高动物生长性能的作用。

(1)糖苷类:糖苷类是源自中药及天然药物资源中的一大类生物活性物质,其结构特征是由单糖或不同聚合度的糖类成分与各式各样的苷元结合而成的苷类化学物质。从山茶属植物种子饼粕中提取的三萜皂苷类与糖类的结合物是一种棕黄色的无灰微细状结晶。该类物质可明显提高动物机体的神经内分泌免疫功能及抗病和抗应激作用,不但能有效提高正常动物机体和发病鸡的免疫功能,而且抗病毒功能显著。糖萜素可明显提高淋巴细胞转化率、白细胞介素-2活性、免疫球蛋白G含量,具有抗应激、抗诱变和抗病原微生物作用,此外,尚具有明显清除自由基和抗氧化的功能,其中对自由基的清除效率随浓度增加而提高。

在实际生产中,一些糖苷类成分能够显著提高肉鸡、蛋鸡、仔猪、生长育肥猪、鲤鱼等的生长性能,改善饲料效率,降低死淘率。研究表明,在肉仔鸡日粮中添加饲喂适量的糖苷类添加剂,肉鸡成活率提高10%,日增重提高13%,料肉比降低8%;商品蛋鸡饲喂试验证明,产蛋率提高10%,料肉比降低7.5%;在仔猪饲料中取代喹乙醇、杆菌肽锌等常规药物饲料添加剂,日增重比喹乙醇组和杆菌肽锌组均有提高,料肉比下降,表明其可替代仔猪饲料中的抗菌促生长药物。

(2)杜仲叶提取物:杜仲 *Eucommia ulmoides* 为杜仲科杜仲属乔木,其叶含有较高的绿原酸。杜仲叶提取物的主要成分为绿原酸(>5%)、杜仲多糖(>20%)、杜仲黄酮(>8%)。杜仲叶提取物具有广谱抑菌、抗氧化、清除自由基和增强免疫力等作用,同时可以促进畜禽快速生长、防病治病、替代抗生素、降低饲料成本,是"高效、环保、安全、无毒副作用"的饲料添加剂。

生产实验表明,动物日粮中添加杜仲叶提取物可以提高生产性能,改善饲料转化率7%~10%;增强机体的抗病能力,可提高成活率,降低乳仔猪腹泻率8%~10%;改善消化能力,提高采食量,刺激胆汁和胰液分泌,提高消化酶活性;提高肌肉强度,降低肌纤维粗度,降低体脂肪含量,改善肉质的系水力和风味。

(3)淫羊藿提取物:淫羊藿是我国常用中药,具有很高的药用价值。淫羊藿的主要成分是淫羊藿苷、淫羊藿苷A、淫羊藿素等,其能够有效改善心脏血管系统、调整并提高内分泌。

5. 中兽药药物饲料添加剂　中兽药药物饲料添加剂即以某些中草药(非117种可饲用植物)为原料制成的饲料添加剂,按国家审批和管理归入药物类饲料添加,批准文号为兽药添字。目前我国仅批准2个中兽药药物饲料添加剂,即博落回散和山花黄芩提取物散。

2019年7月,农业农村部公告第194号规定,2020年7月1日前,完成相应兽药产品"兽药添字"转为"兽药字"批准文号变更工作。目前药物饲料添加剂品类已被取消,博落回散和山花黄芩提取物散的"兽药添字"批准文号改为"兽药字"批准文号,可在商品饲料和养殖过程中使用。

(1)博落回散:博落回散(Sangrovit®)的商品名为"美佑壮®",是由从天然植物博落回中提取的苯并菲啶类总生物碱提取物制成的散剂。博落回散是我国首个二类中兽药制剂,并被批准为第一个中兽药类药物饲料添加剂,并于2017年10月进入新修订的《药物饲料添加剂品种目录及使用规范(征求意见稿)》中。博落回散是我国首个中兽药药物饲料添加剂,100%纯植物提取,无休药期,可长期添加使用。

博落回散的主要成分是具有抗炎活性的血根碱。血根碱可以抑制炎症通路中的NF-κB激活,进而抑制炎症因子表达,达到抗炎效果;血根碱也可以通过减少肠道炎症,改善肠道的生物学结构,增强肠道的屏障功能和完整性,提高日粮养分的消化利用率,进而减少大肠微生物增殖,优化肠道微生态。由于炎症会导致生产动物10%~30%的能量无效消耗,添加血根碱后肠道炎症解除,这部分用于抵抗炎症的能量消耗将转移到动物生长中;其次肠道结构更完善,肠道微生态更优化,更健康的肠道会提高养分利用率,促进更好的生长性能。通过利用宏基因组测序技术对饲喂博落回散后的鸡肠道微生物进行分析,发现博落回散可改善鸡的生长性能并调节肠道微生物菌群,其作用包括促进有益菌乳杆菌属的增加,以及增强氨基酸、维生素和次级胆汁酸的生物合成途径。乳杆菌属的增加还能通过竞争性地抑制病原菌的作用等,导致宿主炎症和免疫应答反应的减轻。

博落回散在断奶仔猪上的试验表明,饲料中添加博落回散可以显著降低仔猪腹泻率,提高采食量和增重,降低料肉比;在母猪怀孕后期和哺乳期饲料中添加博落回散,可以显著降低母猪分娩的应激作用和产后炎症,提高母猪哺乳期的采食量和奶水,提高仔猪断奶重和存活率,母猪断奶后的健康度改善、发情率高;肉鸡日粮中添加博落回散能够显著提高全期采食量和增重,降低料肉比,减少发病率和死亡率;蛋鸡日粮中添加博落回散能够全面改善产蛋性能,提高产蛋率,延长产蛋高峰期维持时间和蛋鸡使用年限,提高鸡蛋品质,减少破损蛋率。

(2)山花黄芩提取物散:山花黄芩提取物散是以山银花提取物和黄芩提取物为原料制成的散剂。于2016年10月批准为国家三类新兽药,2017年批准为药物饲料添加剂,并于2017年10月进入新修订的《药物饲料添加剂品种目录及使用规范(征求意见稿)》中。山花黄芩提取物散属于中兽药类药物饲料添加剂,具有抗炎、抑菌,促生长作用,主要用于促进肉鸡生长。

三、以中药资源为原料开发饲料添加剂的思路与程序

以中药资源为原料开发饲料添加剂的基本原则是"安全、有效、可控、低成本"。安全性是指既要对靶动物使用安全,更重要的是保证动物源食品药源性残留安全;有效性是指对大部分生命周期在半年以内甚至几十天的养殖动物病患有较为显著的治疗效果,或在预防疾病与改善生产性能上有较显著的帮助;可控是指作为商品其在生产过程和最终产品质量是可以控制的;低成本是指产品作为养殖经济服务的商品,其成本是考量市场价值的主要经济指标。

目前现行以中药资源为原料开发的饲料添加剂的相关管理法律法规有《饲料和饲料添加剂管理条例》以及《兽药管理条例》。开发饲料添加剂的法律依据为《饲料和饲料添加剂管理条例》,即可在《饲料原料目录》收录的117种可饲用植物的基础上开发新的饲料添加剂,同时可以以目前《饲料添加剂品种目录》收录的或新批准的植物提取物饲料添加剂(如糖萜素、茶多酚、杜仲叶提取物、淫羊藿提取物、迷迭香提取物、紫苏籽提取物、藤茶黄酮等)为参考开发新的饲料添加剂。开发中兽药药物饲料添加剂的法律依据为《兽药管理条例》,必须按照《兽药注册办法》进行新药注册申报,获得兽药产品批准文号后,再申请药物饲料添加剂的批准文号。以中药资源为原料开发新饲料添加剂,大体可归纳为4个阶段(图8-2-1)。

1. 选题　研发试验前首先要通过调查研究进行选题,确定拟研制的新饲料添加剂的功能、剂型、原料资源、组方原则、创新性等。

2. 药学研究　药学研究主要包括生产工艺研究、质量控制研究和稳定性研究。生产工艺研究是根据处方和剂型设计工艺路线,通过制备试验确定各个步骤的工艺参数。质量控制研究是根

据处方、剂型和《中国兽药典》要求选定检测项目,建立检验方法,确定控制标准(鉴别、检查和含量限度等)。稳定性研究是考察新饲料添加剂在温度、湿度、光线等影响下随时间变化的规律,为确定新添加剂的有效期和生产、包装、储存条件提供依据,分为加速试验和长期试验。

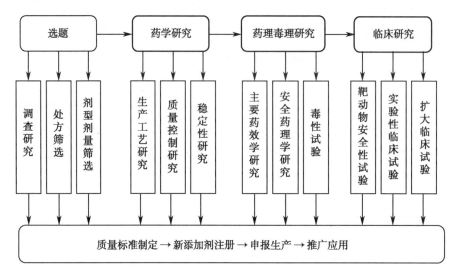

● 图 8-2-1　以中药资源为原料开发新饲料添加剂的技术路线图

3. 药理毒理学研究　药理毒理学研究包括主要药效学研究、安全药理学研究和毒性试验。主要药效学研究是根据新饲料添加剂的功能设计相关试验,研究其药理作用,并筛选出最佳剂量。安全药理学研究主要观察新添加剂对中药生命系统(中枢神经系统、心血管系统、呼吸系统)的影响。毒性试验包括一般毒性试验和特殊毒性试验,主要考察新添加剂的急性毒性、长期毒性,必要时考察三致毒性以及与局部和全身相关的特殊安全性。

4. 临床研究　临床研究包括靶动物安全性试验、实验性临床试验、扩大临床试验。靶动物安全性试验考察新添加剂对动物的安全性及安全剂量范围。实验性临床试验考察新添加剂对主治病症的有效性及安全性。扩大临床试验即临床验证新添加剂对主治病症的有效性及安全性。

四、以中药资源为原料开发饲料添加剂的应用实例

以中药资源为原料开发饲料添加剂的研究和应用的广泛开展始于 20 世纪 70 年代。近年来,由于消费者对饲用抗生素滥用的担忧以及对食品安全的重视,中药等天然来源的饲料添加剂的研究和应用迅速发展。2012 年农业部公告第 1773 号将 115 种中药列入《饲料原料目录》中,修订和制定了数十项兽药研究的相关法规,使以中药资源为原料开发饲料添加剂的研究走向了规范化的道路。在应用方面,大大扩展防治对象,除用于鸡、猪、牛、马、羊、犬、猫、兔等家养畜禽外,还扩大应用到水产动物及特种经济动物等;应用目的由防病保健逐步发展为补充营养成分、提高饲料利用率、增加动物产品产量、改善动物产品质量、改善饲料品质以及某些特殊需求等方面。目前《饲料添加剂品种目录》收录了天然叶黄素(源自万寿菊)、姜黄素、茶多酚、迷迭香提取物、糖萜素(源自山茶籽饼)、杜仲叶提取物、淫羊藿提取物、紫苏籽提取物等饲料添加剂,《药物饲料添加剂品种目录及使用规范(征求意见稿)》收录了博落回散、山花黄芩提取物散 2 个中兽药药物饲料添加剂。

(一) 糖苷类

研究表明,采用动态逆流提取和色谱分离技术从山茶科植物中提取油茶皂苷类等天然活性物质,并研制成功动物养殖技术型饲料添加剂。

1. 选题及市场调查　抗生素滥用严重阻碍畜牧业的可持续发展,直接威胁动物源性食品质量安全和人类健康,研究和创制安全、有效、经济的饲用抗生素替代品是畜牧业健康发展和优质动物源食品生产的重要研究领域,有巨大的市场潜力。山茶籽饼粕是山茶籽榨油后的副产物,富含丰富的油茶皂苷和多糖,具有提高动物免疫力、抗氧化、抗应激功效,是开发天然饲料添加剂的优良原料。

2. 药学研究　研究表明,以山茶籽榨油后的饼粕为原料,经提取分离和精制,可获得高品质的山茶三萜皂苷类物质。主要生产工艺是优化提取、浓缩、分离、干燥、制剂等生产工艺参数,制定生产工艺标准,实现批量生产。制定产品质量标准,三萜皂苷 ≥ 30%,总糖 ≥ 30%。

3. 药理毒理学研究　研究结果表明,山茶皂苷可明显提高动物机体的神经内分泌免疫功能及抗病和抗应激作用,能有效提高正常动物机体和发病鸡的免疫功能,对调节神经免疫、抗病毒有显著效果;明显提高($P<0.05$)淋巴细胞转化率、白细胞介素 -2 活性、免疫球蛋白 G 含量,具有抗应激、抗诱变和抗病原微生物作用,具有明显的清除自由基和抗氧化功能,对自由基的清除效率随浓度增加而提高;明显降低饲料酸值和过氧化值,对饲料中的 VA 和粗脂肪具有明显的抗氧化作用。

尚具有明显调节 cAMP/cGMP 系统的功能,促进蛋白质合成和消化酶活性。在正常条件下显著提高肉鸡血液中的 cAMP 和 cGMP 含量,cAMP/cGMP 值(λ)为 15.46；法氏囊病病毒感染后 cAMP 含量降低 278.43%,λ 为 0.437。明显提高血清总蛋白含量和小肠内消化酶(蛋白水解酶、脂肪酶、淀粉酶)活性。

4. 临床研究　肉仔鸡日粮中添加山茶糖苷,肉鸡成活率提高 10%,日增重提高 13%,料肉比降低 8%。商品蛋鸡饲喂添加糖萜素的日粮,产蛋率提高 10%,料肉比降低 7.5%；绍兴麻鸭的产蛋率提高达 15%,料蛋比降低达 8.6%。

生长肥育猪日粮中添加 200~300mg/kg 山茶糖苷类物质,具有较好的促生长、提高饲料利用率和降低饲料成本的效果。

在仔猪日粮中可取代喹乙醇、杆菌肽锌等常规药物饲料添加剂。试验结果表明,山茶糖苷组的仔猪日增重和饲料转换率比喹乙醇组和杆菌肽锌组显著改善。

5. 注册申报　将前期研究和收集的资料汇总,按照新饲料添加剂申报要求,于 1997 年 8 月通过国家科委组织的专家鉴定,批准为新的饲料添加剂,2003 年进入《饲料添加剂品种目录》,2010 年制定山茶糖苷(糖萜素)饲料添加剂国家标准(GB/T 25247—2010)。

(二) 博落回散

1. 选题及市场调查　欧盟市场饲用抗生素即将被禁止,消费者期待更安全的添加剂产品,饲料和养殖企业期待更安全有效的替代产品。天然来源的产品具有广阔的市场空间。博落回植物中富含的高活性生物碱如血根碱、白屈菜红碱等具有抗炎、抑菌的体外活性,具有替抗、促生长的潜力。

2. 药学研究　对博落回药材资源及生物碱富集部位进行调查研究,确定博落回果荚为原料药材,制定博落回果荚药材标准和博落回果荚采收加工标准。开展博落回野生变家种及育种工作,增加药材资源,提高利用率。开发并优化生物碱提取工艺,制定博落回提取物质量标准。

3. 药理毒理学研究　对博落回提取物进行药效学、安全药理学、一般毒理学、特殊毒理学研究,设计并开展大鼠经口急性毒性试验、鼠伤寒沙门菌回复突变(Ames)试验、小鼠骨髓细胞微核试验、致畸试验、小鼠精子畸形试验、大鼠 90 天喂养试验、大鼠慢性毒性试验(180 天)7 项试验。大鼠经口急性毒性试验结果显示,博落回提取物(BE60)对大鼠经口 LD_{50} 为 1 564.55mg/kg,LD_{50} 的 95% 可信限为 1 386.97~1 764.95mg/kg。小鼠经口急性毒性试验结果显示,博落回提取物(BE60)对小鼠经口 LD_{50} 为 1 024.33mg/kg,LD_{50} 的 95% 可信限为 964.27~1 087.3mg/kg。根据急性毒性分类,属于低毒级。

4. 临床研究　对博落回散进行靶动物(猪和肉鸡)有效性研究和安全性研究。猪试验结果表明:①饲料中添加 30~600ppm 剂量的博落回提取物散饲喂 2 个月(60 天),试验猪的精神食欲、行为表现均正常,未见任何不良反应,未出现发病及死亡现象;② 30ppm 博落回提取物散可显著提高试验猪的日增重和饲料转化率,150、300 和 600ppm 博落回提取物散对试验猪的日增重和饲料转化率无明显影响;③ 30~600ppm 剂量的博落回提取物散对试验猪的血液生理、生化指标无显著影响,对试验猪的各种脏器组织也不产生任何病理性损害。肉鸡试验结果表明:①饲料中添加20~300ppm 博落回提取物散,肉鸡的精神、食欲正常,无异常表现,未发生试验鸡发病和死亡现象。②添加 20ppm 博落回提取物散,对肉鸡具有增进食欲、提高日采食量、促进生长、提高日增重和饲料转化率的作用;添加量达到 100 和 200ppm 时,促长作用反而不明显;添加量达 300ppm 时,可影响肉鸡的食欲,降低日增重和饲料转化率。③添加 20ppm 博落回提取物散,对肉鸡的血液生理、生化指标不产生明显影响;添加 100ppm 时,肉鸡的淋巴细胞百分比明显提高;添加更高剂量(200 或 300ppm)时,可影响肉鸡浆细胞的产生,使浆细胞百分比显著下降;连续 49 天添加 300ppm 博落回提取物散,可造成肉鸡肝细胞损伤,使血清总胆红素显著升高。④添加 20~300ppm 博落回提取物散,对肉鸡的心脏、肺脏影响较小,而对肉鸡的肝脏、脾脏影响较大;添加剂量达 200ppm 及 200ppm以上时,肉鸡的肝脏、脾脏重量明显增加,脏器系数明显增大。⑤添加 20 和 100ppm 博落回提取物散,对肉鸡的各种脏器组织不会造成任何眼观损伤;添加 200 和 300ppm 剂量时,可损伤肉鸡的肝功能,引起肝脏轻度肿胀、色泽变黄;添加 200 和 300ppm 博落回提取物散可造成肉鸡的肝细胞肿大、脂肪变性,脾脏红髓轻度淤血。说明肉鸡按推荐剂量(20ppm)连续 49 天拌料饲喂博落回提取物散较安全。

5. 注册申报　将前期研究和收集的资料汇总,按照《兽药管理条例》进行兽药注册,博落回提取物和博落回散于 2011 年 6 月获得国家二类新兽药证书;按照《饲料和饲料添加剂管理条例》管理要求进行药物饲料添加剂批文申请,博落回散于 2012 年 12 月获批药物饲料添加剂。

第三节　以中药资源为原料的植物源农药的研究与开发

植物源农药是指利用植物有机体的全部或部分有机物质及其次生代谢物质加工而成的制剂,

是用于防治作物的病、虫及鼠害的药物,包括从植物中提取的活性成分、植物本身和按活性结构合成的化合物及衍生物,因此植物源农药也可以简要定义为有效成分来源于植物体的农药。以中药资源为原料开发的农药可归属于植物源农药范畴。近 20 年来,在植物源农药产业化开发方面,我国取得了巨大的进步,在国家相关政策的扶持下,目前植物源农药的研究、开发、生产与应用均已进入关键时期,市场份额不断扩大,呈现出强劲的发展势头。尤其是在将植物源农药独立于其他类农药进行登记以来,极大地促进了该类农药新产品的创制与开发。植物源农药以其资源丰富、低毒、不易产生抗药性、选择性高等特点,在有机农业领域具有广泛的应用前景。因此,科学合理地开发和应用植物源农药具有不可估量的经济效益和生态意义。

一、以中药资源为原料的植物源农药概述

植物源农药不仅具有杀虫、杀菌、抗病毒和除草活性,还具有诱导免疫等功能,其生物活性与作用方式多样,并且具有特殊的作用靶标以及复杂的作用机制;植物源农药对害虫的作用方式一般包括胃毒作用、忌避作用、拒食作用、抑制生长发育,少数为触杀作用,对高等动物及害虫的天敌相对安全;植物源农药的活性成分属于天然物质,在长期的进化过程中已形成独特的代谢降解途径,因此它的环境相容性好;植物源农药的活性物质是植物在自身防御机制下与有害生物共同进化所产生的,所以靶标生物对其不易产生抗药性;但是植物源农药由于原料来源、储存加工、制剂工艺等方面的一些特殊要求,生产成本相对传统化学农药较高。

人类使用植物源农药的历史悠久。早在公元前 1 000 年—公元前 800 年的古希腊《荷马史诗》中就记载了使用硫黄熏蒸的方法进行防病的案例,同时在中国的古籍《周礼》《山海经》《神农本草经》《齐民要术》中等均有使用植物源农药防治有害生物的记载。自 20 世纪 40 年代起,有机合成农药开始主导市场,植物源农药逐渐淡出人们的视线。直到 20 世纪 60 年代后期,有机合成农药的诸多弊端逐渐显现,使得植物源农药重新又得到重视。相比于发达国家,我国在植物源农药的开发水平达到了国际先进水准,某些领域已走在世界前列,特别是近年来我国在生物技术的开发和创新方面不断取得突破性进展,为植物源农药的发展创造条件。我国拥有丰富的植物资源,具有发展植物源农药的得天独厚的条件。因为环境保护、食品安全和有害生物生态控制的需要,因此植物源农药由于其自身的优势在有机农业领域具有广阔的发展前景。

人们在生产与生活实践中发现一种病害或虫害只会危害某一种或某一类植物,但对其他一些植物却不构成危害。这是由于植物在长期进化过程中,病菌和害虫诱导某些植物自身产生了一些特殊生物活性的次生代谢物,能抵御病虫害的侵袭。植物是生物活性化合物的天然宝库,其次生代谢产物超过 40 万种。相对于有机合成农药,植物源农药具有资源丰富、低毒、不易产生抗药性、选择性高等特点,因此它在有机农业领域得到了广泛应用。在植物源农药研发与应用过程中,其中杀虫、抑菌、除草等活性开发是新农药品种创制的重点和主导。但从近些年的相关研究和实践中发现,植物源农药在使用后出现明显的肥效、增产作用,并且在提高植物免疫、调节作物生长、抗逆以及产品保鲜方面也有明显功效。这极大地凸显出植物源农药具有作用多样性以及其巨大的开发价值。

目前关于以中药资源为原料的植物源农药的研究主要涉及楝科、豆科、卫矛科、菊科等科属

药物植物类群,其中以鱼藤酮、印楝素、苦参碱、烟碱和茴蒿素等作为活性成分的植物源农药已经登记,生产厂家达 50 余家。截至 2014 年 12 月,已登记的植物源农药产品共有 373 种,有效成分 31 种。根据农业农村部农药检定所(ICAMA)的统计数据表明,2012 年已经登记的生物源农药品种有 112 个,实际生产的有 64 个,其中正常生产的植物源农药有 14 个,产量最高的为苦参碱,其次为印楝素,最少的为大黄素甲醚。

目前从有机合成化合物的角度筛选高效安全的农药活性物质的难度越来越大,所以从植物中筛选结构新颖、作用机制独特的农药活性物质,并且将其直接应用或以其为先导化合物进行修饰合成的方法已成为当前农药开发的一条重要途径。尽管植物源农药有诸多优点,但也有其自身的缺点。例如活性成分含量和活性强度不稳定,起效缓慢;持效期短;成分复杂,难以准确确定有效杀虫成分;部分地方和农民的环保意识淡薄,缺乏对生物农药及植物源农药的必要了解,过分依赖化学农药的使用等,导致植物源农药的商品化进程缓慢。随着人们对食品安全的日益重视和环保意识的提高,国家对发展绿色农药非常重视,明确提出绿色农药将由 10% 提高到 30%,并且生物农药的产业政策也陆续出台,因此,以中药资源为原料的植物源农药的开发是绿色产业发展的迫切需要,是中药资源高值化利用的重要途径。

二、以中药资源为原料的植物源农药的分类

以中药资源为原料的植物源农药种类繁多,植物体中的各种活性物质也十分丰富,并且具有不同的作用方式和用途。按活性成分的化学结构可分为生物碱类、萜类、黄酮类、糖苷类、羧酸酯类、香豆素类、精油类、有毒蛋白质类等。按作用方式可分为毒素类、植物内源激素类、植物昆虫激素类、拒食类、引诱和驱避类、绝育类、增效类、植物防卫素类、异株克生类等。按防治对象可分为植物源杀虫剂、植物源杀菌剂、植物源抗病毒剂、植物源灭鼠剂、植物源除草剂、土壤改良剂、植物生长调节剂等。下面以防治对象为例具体描述植物源农药的分类。

(一) 植物源杀虫剂

植物源杀虫剂除具有与合成杀虫剂相同的作用方式(触杀、胃毒、熏蒸)外,有的还表现出一些特异性的作用方式(拒食、忌避、杀卵和作为不育剂等)。许多植物源杀虫剂的显著特点之一是可干扰害虫的正常发育,如可使害虫的幼虫期延长,使得其容易受到自然环境的影响。

有学者以舞毒蛾幼虫为对象,采用点滴触杀法测定植物源杀虫剂鱼藤酮对舞毒蛾幼虫的杀虫活性、过氧化氢酶(CAT)活性及幼虫生长的影响。结果表明鱼藤酮对舞毒蛾幼虫具有低毒高效的毒杀作用,可抑制舞毒蛾幼虫生长。还有学者选用 4 种植物源杀虫剂对毛竹林下套种的多花黄精上的豆芫菁成虫进行室内毒力测定、野外防治试验,结果表明 5% 桉油精可溶液剂、4% 鱼藤酮乳油、1.2% 烟碱苦参碱乳油、1% 苦参碱可溶液剂 4 种植物源杀虫剂对豆芫菁成虫均有毒性,其中以 1% 苦参碱可溶液剂对豆芫菁成虫的毒性最强。这 4 种药剂均可以作为防治豆芫菁成虫的无公害药剂。

(二) 植物源杀菌剂

以中药资源为原料研究和开发植物源杀菌剂是利用某些植物中含有的某些抗菌物质杀死或有效抑制某些病原菌的生长发育。已发现的植物中的具有杀菌和抑菌作用的活性成分涉及生物碱类、萜类、黄酮类、苷类、醌类、酚类、胺类、酯类、香豆素类、醛类、醇类、木脂素类及精油类等,此外丹宁、有机酸、蛋白质等也具有抑菌作用。

有研究对艾草、大叶桃花心木、姜黄、苦参、石菖蒲、小叶桉、丁香和花椒 8 种植物的乙醇提取物对芒果炭疽病菌(*Colletotrichum gloeosporioides*)抗药性菌株、敏感菌株和引起香蕉枯萎病的尖孢镰刀菌古巴专化型菌株(*Fusarium oxysporum f.sp.cubense*)的抑制作用,同时对丁香 *Syzygium aromaticum* 的不同溶剂提取物对芒果炭疽病菌抗药性菌株、香蕉枯萎病菌的抑制作用及丁香乙醇提取物对芒果炭疽病菌抗药性菌株、香蕉枯萎病菌的有效中浓度 EC$_{50}$ 进行研究。结果表明,丁香、石菖蒲、花椒提取物对芒果炭疽病菌及香蕉枯萎病菌具有不同程度的抑制作用,芒果炭疽病抗药性菌株对供试植物提取物未见明显的抗药性。

(三) 植物源抗病毒剂

从高等植物组织中分离到的抗病毒有效成分主要集中在商陆科、藜科、石竹科以及莲子草属等药用植物类群中。丁香酚是一种新型植物源抗病毒剂,其天然存在于丁香油、丁香罗勒油以及肉桂油等精油中,可用于防治番茄黄化曲叶病毒病。有学者从 30 种植物源提取物中筛选出的银杏、栀子、商陆、赤芍提取物对烟草花叶病毒(tobacco mosaic virus,TMV)的体外钝化作用强,可以抑制 TMV 初侵染和病毒增殖,对该病的治疗效果比较明显。

(四) 植物源灭鼠剂

药用植物在鼠害防治中起重要作用,主要表现在对害鼠的驱赶、毒杀以及对害鼠产生不育作用。试验发现皂荚无论是直接拌料还是经过乙醇提取后再拌料都具有良好的杀鼠活性与适口性,并且皂荚对小鼠具有较强的毒杀活性。对小鼠进行蓖麻油灌胃并对小鼠的动情周期和雌二醇(E$_2$)、黄体酮(P)等性激素水平,以及蓖麻油引起的未怀孕体质健壮小鼠的卵巢、输卵管和子宫结构的变化进行研究,探讨蓖麻油对雌性小鼠的生殖毒性作用机制。结果表明,高于 40mg/(kg·d)浓度处理组的小鼠动情周期缩短、动情间期延长且不规则。蓖麻油使小鼠血清中的黄体酮水平有一定的升高,但对雌二醇水平无明显影响。

(五) 植物源除草剂

以中药资源为原料研究和开发植物源除草剂的科学依据是基于植物之间的异株克生作用,植物的次生代谢产物是产生异株克生作用的原因,那么从异株克生化合物中筛选出高活性的先导化合物,再人工合成新型高效的植物源除草剂,则是植物源除草剂研究领域的重要方向。据统计,目前已发现 30 多个科属植物具有除草活性成分近百种,主要有天然酚酸类、三酮类、萜烯类、生物碱类、香豆素类、噻吩类、二苯醚类等。

(六)植物生长调节剂

植物生长调节剂是指用于调节植物生长发育的农药。油菜素内酯又称为芸苔素内酯,是一种天然植物激素,早在20世纪70年代由Mitchell首次从油菜花粉中分离得到,现广泛存在于植物的花粉、种子、茎和叶等器官中。油菜素内酯可以促进大豆种子萌发和幼苗生长,对小麦植株具有扩增旗叶面积、促进叶片光合作用、增加叶绿素含量、延缓叶片衰老等功效,可以提高草莓的抗热性,还能延缓百合切花衰老。玉米素是一种植物体内天然存在的细胞分裂素,可促进细胞分裂和分化、延缓植物组织衰老、促进新器官形成和花芽分化等。它是从甜玉米灌浆期的籽粒中提取并结晶出的第1个天然细胞分裂素,工业生产中已采用人工合成的方式生产。玉米素能有效加快番茄果实的膨大速度,具有增产作用,还能提高维生素C含量。除此之外,玉米素能提高全球红葡萄果实的糖分积累。

三、以中药资源为原料的植物源农药的功效物质

据统计,具有控制有害生物活性的植物约有2 400种。美国、菲律宾、印度等国家的有关专家都曾对具农药活性的植物进行较为系统的调查和筛选。我国对具农药活性植物的筛选一般是参考《本草纲目》等古籍和《中国土农药志》《中国有毒植物》等专著及在生产中人们使用的"土农药"。植物源农药的活性成分可分为生物碱类、萜烯类、酮类和内酯类,此外还有木脂类如乙醚酰透骨草素、甾体类如牛膝甾酮、羟酸酯类如除虫菊酯等。目前常见的植物源农药的活性成分有以下几种:

1. 氧化苦参碱 单剂为0.1%水剂;混配制剂有0.5%、0.6%氧化苦参碱·补骨内酯水剂;可分别用于防治花卉蚜虫和十字花科蔬菜菜青虫、蚜虫。

2. 鱼藤酮 单剂有2.5%、4%、7.5%乳油;混配制剂有5%除虫菊素·鱼藤酮乳油;可分别用于防治蔬菜菜青虫、蚜虫、小菜蛾、斜纹夜蛾,柑橘树矢尖蚧,棉花棉铃虫。

3. 百部碱 制剂为1.1%百部碱·楝素·烟碱乳油;可用于防治菜豆斑潜蝇、茶树小绿叶蝉和十字花科蔬菜蚜虫、菜青虫、小菜蛾。

4. 香芹酚 制剂为5%丙酸·香芹酚水剂;可用于防治黄瓜灰霉病和水稻稻瘟病。

5. 藜芦碱 制剂为0.5%可溶性液剂;可用于防治棉花棉铃虫、棉蚜和十字花科蔬菜菜青虫。

6. 血根碱 制剂为1%可湿性粉剂;可用于防治菜豆蚜虫、十字花科蔬菜菜青虫、梨树梨木虱和苹果树二斑叶螨、蚜虫。

7. 闹羊花素-Ⅲ 制剂为0.1%乳油;可用于防治十字花科蔬菜菜青虫。

8. 苦皮藤素 制剂为1%乳油;可用于防治十字花科蔬菜菜青虫。

9. 蛇床子素 制剂为0.4%乳油;可用于防治十字花科蔬菜菜青虫和茶树茶尺蠖。

10. 苦参碱 单剂有0.2%、0.26%、0.3%、0.36%、0.5%水剂,0.3%水乳剂,0.36%、0.38%、1%可溶性液剂,0.3%乳油,0.38%、1.1%粉剂;混配制剂有1%苦参碱·印楝素乳油,0.2%苦参碱水剂·1.8%鱼藤酮乳油桶混剂,0.5%、0.6%、1.1%、1.2%苦参碱·烟碱水剂,0.6%苦参碱·小檗碱水剂;可分别用于防治蔬菜地小地老虎,十字花科蔬菜菜青虫、小菜蛾、蚜虫,韭菜韭蛆,黄瓜红蜘蛛、蚜

虫,茶树茶毛虫、茶尺蠖,烟草烟青虫、烟蚜,小麦、谷子黏虫,棉花红蜘蛛,柑橘树矢尖蚧,梨树黑星病,苹果树红蜘蛛、黄蚜、轮纹病。

11. 丁子香酚　单剂为 0.3% 可溶性液剂;混配制剂为 2.1% 丁子香酚·香芹酚水剂;可用于防治番茄灰霉病。

12. 印楝素　制剂为 0.3%、0.5% 乳油;可用于防治十字花科蔬菜小菜蛾。

13. 烟碱　单剂为 10% 乳油;混配制剂有 0.84%、1.3% 马钱子碱·烟碱水剂,2.7% 莨菪碱·烟碱悬浮剂,27.5% 烟碱·油酸乳油,10% 除虫菊素·烟碱乳油,9% 辣椒碱·烟碱微乳剂,15% 蓖麻油酸·烟碱乳油;可分别用于防治十字花科蔬菜菜青虫、蚜虫,柑橘树矢尖蚧,小麦蚜虫、黏虫,苹果树黄蚜,黄瓜红蜘蛛、蚜虫,菜豆蚜虫,棉花棉铃虫、蚜虫,烟草烟青虫,芥菜蚜虫。

14. 黄芩苷 + 黄酮　制剂为 0.28% 水剂;可用于防治苹果树腐烂病。

15. 楝素　制剂为 0.5% 乳油;可用于防治十字花科蔬菜蚜虫。

16. 桉叶素　制剂为 5% 可溶性液剂;可用于防治十字花科蔬菜蚜虫。

17. 大蒜素　制剂为 0.05% 浓乳剂;可用于防治黄瓜、枸杞白粉病。

18. 除虫菊素　制剂为 5%、6% 乳油;可用于防治十字花科蔬菜蚜虫。

19. 茴蒿素　制剂为 0.65% 水剂;可用于防治苹果树尺蠖、蚜虫和叶菜类蔬菜菜青虫、蚜虫。

四、以中药资源为原料的植物源农药开发的思路与程序

(一) 植物源农药开发思路

对于新农药品种的研发,其关键是研发思路和理念,植物源农药新品种的研发也是如此。植物源农药中的活性物质来源丰富,容易从植物中获得,但是研制一种新农药需要进行一系列研究,涉及的学科众多,是一项极其复杂的系统工程。根据植物源农药开发途径的不同,可将植物源农药的开发思路大致归纳如下(图 8-3-1)。

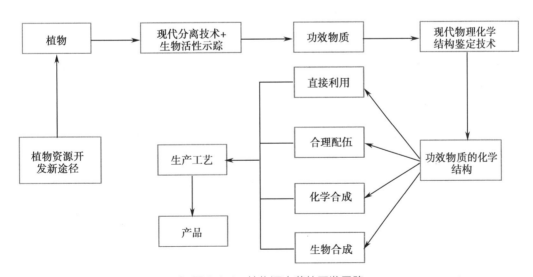

● 图 8-3-1　植物源农药的开发思路

（二）植物源农药开发途径

1. **直接开发利用** 直接开发利用是指将具有杀虫、杀菌作用的植物本身或其提取物直接加工成农药商品。这类植物一般为生物收获量大、有效成分含量高、活性强并且难以人工合成的植物。

2. **全人工仿生合成利用** 全人工仿生合成利用是指从植物体中分离得到杀虫、杀菌的活性成分之后，对其进行全人工仿生合成，合成物的结构要与原化合物完全相同，但可以允许异构体的比例有所差异。这一方法适用于在植物体内含量甚微，但生物活性较高，且结构相对较为简单的化合物。

3. **修饰合成利用** 这一途径适合于在植物体内含量高，但活性低或毒性高，且难以人工合成或合成成本太高的活性成分。其在经简单修饰后，可大幅提高活性或降低毒性。需要指明修饰合成和模拟合成是完全不同的 2 个概念。

4. **生物合成利用** 利用生物技术进行生物合成，定向生产活性物质，经提取后加工成制剂使用。目前，在这一领域已开展了高效杀虫植物的微繁殖技术、细胞培养技术、器官培养技术以及利用内生菌合成目标化合物等方面的研究。该技术适用于含活性物质，但化合物难以人工合成或植物体本身不易获得、难以栽培或生物收获量甚少的植物种类。

微繁殖技术可与植物基因工程技术相结合，对活性物质的限速合成步骤予以解除，这种违反其生产步骤的植株具有比亲本植株更高的生产能力。

细胞培养技术是生产植株次生代谢产物的有效方法，该方法可结合相关代谢调控措施（前体、引发剂、营养物、抑制剂等）和培养工艺（两相培养、两段培养、固定化培养等），能大幅提高目标次生代谢产物的含量。

器官培养技术主要集中在根培养方面，包括天然根离体培养和发状根培养，其中发状根离体培养为主要途径。

由于植物体内存在大量的内生真菌，可以从中分离出具有产生寄主植物活性成分的菌株，然后对该菌株进行人工培养则可获得大量的活性物质。

五、以中药资源为原料的植物源农药开发应用实例

我国现已从中药及天然药物资源中开发出用于农作物防治的植物源农药品种，如苦参碱、血根碱、烟碱、百部碱、藜芦碱、闹羊花素 - Ⅲ、桉叶素、大蒜素、蛇床子素、鱼藤酮、苦皮藤素、丁子香酚、香芹酚、苘蒿素、除虫菊素、楝素、黄酮、印楝素等。其中一些具有代表性的商业化产品如下：

1. **农药产品"七功雷"** 是由多种植物制成的集杀虫、杀菌、病毒及助生长等多种功能于一体的新型生物农药，具有高效、无残留、无污染、无公害等特点。经室内及大田试验，该药对根治棉铃虫、菜心病、红蜘蛛、蚜虫等农作物病虫害效果明显。

2. **拟银杏农用杀菌剂"绿帝"** 具有较强的杀菌和抑菌作用，对蔬菜、草莓、玉米等作物和果树的主要病害如灰霉病、白粉病、轮纹病、干腐病、黑星病、纹枯病等防治效果显著。

3. **"棉菌清"** 选用人参、龙胆草、槐米等 23 种中药材配方而成，主要用于防治棉花立枯病、黄萎病、叶斑病、红叶茎枯病等，具有杀死细菌、保苗、防落铃、防烂果、防早衰、提高棉花品质等多

种功能。

4、印楝素、昆虫信息素生物农药　印楝素是从印楝树中提取的一种生物杀虫剂,可防治200多种农、林、仓储和卫生害虫,是世界公认的广谱、高效、低毒、易降解、无残留的杀虫剂。印楝素具有拒食、忌避、内吸和抑制生长发育的作用,主要作用于昆虫的内分泌系统,降低蜕皮激素的释放量;也可以直接破坏表皮结构或阻止表皮甲壳质形成;或干扰呼吸代谢,影响生殖系统发育等。其对环境、人畜、天敌比较安全,害虫对其不易产生抗药性。

20世纪90年代以来,我国学者开始从事植物源农药的研究。全世界已发现6 300余种植物具有控制甚至杀害生物的功效,其中具有杀虫活性的植物2 400种,包括杀线虫活性108种,使昆虫不育4种,调节昆虫生长发育31种,使昆虫拒食384种,忌避活性279种,引诱活性28种,杀螨活性39种,杀软体动物活性8种,杀鼠活性109种;抗真菌活性94种,抗细菌活性11种,抗病毒活性17种。目前约有17种植物源农药及200多个产品已被注册。主要配方有水溶液(AS),同时大多数注册产品为苦参碱(54个)与油菜素内酯(35个)。我国已登记注册的植物源农药见表8-3-1。

表8-3-1　在中国已登记注册的植物源农药

植物源农药	注册总数	生产企业	农药类型
苦参碱	60	47	杀虫剂 / 杀菌剂
丁香酚	4	4	杀菌剂
印楝素	15	9	杀虫剂
鱼藤酮	14	10	杀虫剂
除虫菊素	9	5	杀虫剂
蛇床子素	4	2	杀虫剂 / 杀菌剂
藜芦碱	4	3	杀虫剂
烟碱	7	6	杀虫剂
苦皮藤素	2	1	杀虫剂
右旋樟脑	5	5	杀虫剂
姜黄醇	2	1	灭鼠剂
大黄素甲醚	2	1	杀菌剂
桉油精	2	2	杀虫剂
香芹酚	1	1	杀菌剂
乙蒜素	19	14	杀菌剂

第四节　含中药天然香精香料及色素等产品的研究与开发

随着人类社会追求自然和时尚的消费方式和生活模式的日益多样化,以及当今社会珍惜资源和多元化利用资源生产方式的逐步形成,源自中药和天然药物资源的香精香料、天然色素、植物胶等资源产品的开发利用蔚然成风,这不仅使得我们的生活更加丰富多彩,也创造了客观的社会财富和经济效益。

一、天然香精香料的研究与开发利用

天然香料(natural perfume)指从芳香植物的含香器官或泌香动物的腺体分泌物中经加工处理后得到的含有芳香成分的物质。天然香精(natural essence)指将 1 种或数种天然香料经一定的配比及不同的加入顺序调和成具有某种香味及特定用途的混合物。从天然植物中提取的天然香料具有品种多、配套性强、用量少、作用大等特点。天然香料又可分为动物性天然香料和植物性天然香料两大类。

(一) 动物性天然香料

动物性天然香料品种主要有麝香、灵猫香、海狸香和龙涎香 4 种。通常以乙醇制成酊剂,并经存放使其熟化后使用。除龙涎香为抹香鲸肠胃内不消化食物产生的病态产物外,其他 3 种都是从动物腺体分泌的引诱异性的分泌物。动物性香料在未经稀释前,香气因过于浓艳会显得腥骚难闻,但稀释后即可发挥其特有的香薰效果。

1. 麝香　麝香是生活于中国西南、西北高原和北印度、尼泊尔、西伯利亚等寒冷地带的多种雄性麝鹿的生殖腺分泌物。雄性麝鹿 10 岁左右为最佳分泌期,每只雄性麝鹿可分泌 50g 左右的麝香。麝香呈暗褐色颗粒物,品质优者可析出白色结晶。固态时具有强烈的恶臭,用水或乙醇高度稀释后具有特有的动物香气。麝香酮为主香成分,此外还有 5- 环十五烯酮、3- 甲基环十三酮、环十四酮、5- 环十四烯酮、麝香吡喃、麝香吡啶等十几种大环化合物。

用途:麝香在东方国度被视为最珍贵的香料,有特殊的动物香气,常作奢侈品香水香精的定香剂。同时,麝香也是名贵的中药材。

麝香酮

2. 灵猫香　灵猫分为大灵猫和小灵猫 2 种,产地为长江中下游地区和印度、菲律宾、缅甸、马来西亚等。人工饲养灵猫活体定期刮香,每期可刮香数克,一年可刮约 40 次。新鲜的灵猫香是呈淡黄色的黏稠物,浓时具有特异性臭味,用乙醇稀释后具有令人愉快的香味。天然灵猫香中含有灵猫酮、二氢灵猫酮、6- 环十七烯酮、环十六酮等 8 种大环酮类化合物。

用途:灵猫香既是名贵的中药材,具有清脑醒神的作用;又是制作高级香水的原料,香味比麝香更优雅。

灵猫酮

3. 海狸香　海狸生活于沼泽和湖泊中,主要分布于俄罗斯西伯利亚和加拿大等地。雄雌海狸在生殖器附近均有2个梨形囊腺,内藏白色乳状黏稠液,即为海狸香。新鲜的海狸香呈白色乳状黏稠液,干燥后呈褐色树脂状。俄罗斯产海狸香具有动物皮革香气,加拿大产海狸香为松节油动物香气,经稀释后均具有温和的动物香气。海狸香主要含有海狸胺、三甲基吡嗪、川芎嗪、异喹啉酮等,此外还含有微量水杨苷、苯甲酸、苯甲醇等。

用途:香水的定香剂。

| 海狸胺 | 三甲基吡嗪 | 川芎嗪 | 异喹啉酮 |

4. 龙涎香　龙涎香产自海洋动物抹香鲸,主要分布于中国南部、印度,以及南美洲和非洲地区。关于龙涎香的成因尚未有准确定论。普遍说法是抹香鲸体内未能完全消耗的食物(如乌贼的喙)损伤抹香鲸的消化道后,体内分泌物所形成的病理性结石即为龙涎香。龙涎香呈灰色或褐色蜡样块状物。其主要成分为龙涎香醇,是结构复杂的多环化合物。龙涎香醇本身并无香味,经放置自然氧化分解得到的产物降龙涎香醚和γ-紫罗兰酮等为其主要的呈香物质。

用途:龙涎香具有温和的乳香香气,香气持久,是品质最优的香水香精原料;同时也是名贵药材,具有防腐作用。

降龙胆香醚

龙涎香醇

γ-紫罗兰酮

(二) 植物性天然香料

1. 植物性天然香料的分类　我国幅员辽阔,地形分布复杂多样,气候温差跨度大,南北气候差异明显,植物资源十分丰富。现今我国种植的香精香料类植物主要有胡椒、香荚兰、白豆蔻、阳春砂仁、草果、肉桂、八角茴香、肉豆蔻、丁香、姜黄、高良姜、山柰、柠檬、罗望子、阳桃、柠檬草、米兰、蒜、葱、姜、胡芦巴、茴香、辣椒、花椒、甘草、当归、白芷、辛夷、橘皮、月桂、百里香、迷迭香、薰衣草、欧芹、桂花、薄荷、罗勒、牛至、菜椒、玫瑰、香茅、洋葱、白兰、留兰香、茉莉、柑橘、甜橙、柚、墨红等上千种。这些香精香料类植物的种植面积在我国日益扩大,品种及其数量也在不断地更新增长。

植物性天然香料是以芳香植物的花、枝、叶、草、根、皮、茎、籽或果实等为原料得到的香料提取物产品。目前市面上较为常见的几类植物性香料为香树脂、精油、浸膏、净油和香膏等,如玫瑰油、茉莉浸膏、香荚兰酊、白兰香脂、吐鲁香树脂、水仙净油等。

(1)精油:精油为天然香料制品中最常用的形态。通常采用水蒸气蒸馏法制取,少数采用冷榨、冷磨的方法。精油大多是具有挥发性芳香的无色至棕褐色油状液体,因而又称挥发油。精油中的含氧化合物为其主香成分。由于精油中的萜烯化合物易氧化变质,于是将萜烯成分去除,并称其为除萜精油。将精油中的有效成分加以浓缩所得的产品称为浓缩油,如甜橙油等,主要包括玫瑰油、香叶油、薰衣草油、檀香油、薄荷油等。

(2)浸膏:浸膏常采用溶剂萃取法制取,是具有特征香气的黏稠膏状液体或半固体物,有时浸膏中会有结晶析出。浸膏所含的成分比精油成分更为完全,在乙醇中的溶解度较小,色深。常用的有茉莉花浸膏、桂花浸膏等。

(3)净油:以乙醇为溶剂,浸膏在低温下进行萃取后再经过冷冻、去蜡制成产品。可直接用于配制各种高档香水,如晚香玉、茉莉净油等。

(4)香树脂:常用乙醇作溶剂,萃取某种芳香植物器官的干燥物,包括树胶、树脂等渗出物和动物的分泌物,从而获得有香味物质的浓缩物。香树脂多半呈黏稠液体,有时呈半固体,如橡苔香树脂等。

(5)油树脂:用食用挥发性溶剂萃取辛香料,制成芳香且有味道的黏稠液体和半固体。多数作食用香精,如生姜油树脂等。

(6)酊剂:用天然芳香物质作原料,以高浓度的纯净乙醇进行萃取,再将萃取液经适当回收溶剂制得的产品,如麝香酊、排草酊、枣子酊等。

2. 植物性天然香料的提取方法

(1)传统提取方法:天然香料的提取方法包括榨磨法、水蒸气蒸馏法、挥发性溶剂浸提法、吸附法等。所产生的香料有香树脂、精油、净油、浸膏和香膏等。

(2)超临界 CO_2 萃取技术:超临界流体是指处于临界温度以下和临界压力以上的流体,具有独特的物理性质与化学性质,兼具气体和液体的优点,如黏度小(近似于气体)、密度大(接近液体)、扩散系数为液体的几十倍甚至上百倍,因此具有很强的溶解能力和良好的流动性。

(3)微波(辅助)萃取法:微波是一种频率在 300~300 000MHz 的电磁波。微波(辅助)萃取技术是将微波萃取的原料浸于某选定的溶剂中,通过微波反应器发射微波能,使原料中的化学成分迅速溶出的技术和方法。微波(辅助)萃取技术的基本工艺流程为原料预处理—溶剂与物料混合—微波辐射—过滤—滤液—除去溶剂—萃取组分。

微波萃取技术与传统提取方法(水蒸气蒸馏、索氏提取、有机溶剂萃取等)相比,更简便、快捷,具有能更好地保护有效功能成分、香气等优点,同时也能提高产品纯度。

(4)微胶囊双水相萃取法:双水相萃取技术是将 2 种不同的水溶性聚合物的水溶液混合,达到一定浓度时,体系会分成互不相溶的两相,形成双水相体系。当物质进入双水相体系后,在两相间进行选择性分配,表现出一定的分配系数,从而达到分离纯化的目的。

微胶囊技术是用特殊的方法将固体、液体或气体物质包埋封存在一种微型胶囊内而成为固体微粒产品。先将需要包覆的物质(主要为固体和液体)细化成为极其微小的固体颗粒或液滴,以其为核心,利用特殊的方法,将具有成膜性能的聚合物在其表面沉积涂覆,形成无缝薄膜,最后经过分离、干燥等过程而形成微胶囊,直径一般在 2~200μm,壁厚 0.5~150μl。

近年来,一些科研人员将微胶囊技术和双水相萃取技术相结合提取植物精油,常用 β- 环糊精为主要囊壁材料,针对不同的囊化目标产物按比例配以 α- 环糊精和 γ- 环糊精,糊精囊化的优先性为含氧萜 > 含氧芳烃 > 烯萜 > 烷烃。

(5)超声波萃取法:超声波萃取技术利用超声波辐射产生的强烈空化效应、扰动效应、高加速度等多级效应增大物质分子的运动频率和速度,增加溶剂穿透力,从而加速目标成分溶解,促进提取的进行。

(6)分子蒸馏法:分子蒸馏是一种在高真空度下进行液 - 液分离操作的连续蒸馏过程。在高真空度的条件下,由于分子蒸馏的加热面和冷凝面之间的距离小于或等于被分离物的分子平均自由程,当分子从加热面上形成的液膜表面上进行蒸发时,分子间相互发生碰撞,无阻拦地向冷凝面运动并在冷凝面上冷凝,从而达到分离的目的。

(7)酶法提取:酶法提取是先利用酶对被提取物进行酶解,再用其他分离技术(超临界 CO₂ 萃取、水蒸气蒸馏等)对有效成分进行分离的提取方法。

(三) 天然香精香料的开发思路与程序

天然香料中因所含的芳香成分各不相同,所产生的香气和香韵也会不同,且各香料混合后的稳定性与调配性等因素也不能忽视。因此,首先是应选择优良的中药材,并从中提取出理想的天然香料化合物;再通过合理的调香方法与步骤得到具有应用价值的天然香精。

1. 天然香料化合物的筛选

(1)具有良好的挥发性。

(2)具有良好的溶解性。

(3)具有较强的稳定性。

(4)具有某些芳香的原子或者基团,如 C、N、P、羟基、羧基、醛基、酮基等。

(5)必须符合一定的安全卫生标准:首先对人体(包括皮肤、毛发及吸收后对体内器官)是安全的,或在一定限度的使用量(接触量)下是安全的;其次不应含有对人体有害的杂质或污染物。

2. 天然香料的调配 根据化合物的理化性质将各含香成分提取出来进行调香。调香前,应先了解各种香料的挥发性,根据挥发度不同将香料分为 3 类(表 8-4-1)。

表 8-4-1 香料类型及挥发特性

香料类型	挥发性及留香时间	香料实例
头香	挥发性较好,在留香纸上的留香时间为 2 小时内	肉豆蔻油等
体香	挥发性中等,在留香纸上的留香时间为 2~6 小时	丁香油等
基香	挥发性慢,在留香纸上的留香时间为 6 小时以上	灵猫香净油

各种香料之间调和后可以产生感觉美好的香气,而不调和的香料混合时会产生令人不愉快的气味,因此调香过程应注意:①明确所配的香精在生产上的用途;②考虑香精的组成配方,即选用哪些类型的香料;③根据不同香料的挥发性,确定香精的组成比例;④调香应从基香部分开始,然

后加入体香的香料,最后加入头香部分,这样会使香气较为温和、活泼,并隐蔽基香和体香的不佳气味,取得良好的香气平衡;⑤调节香气的稳定性。

(四)天然香精香料开发应用实例

薰衣草 *Lavandula angustifolia* 为唇形科植物小灌木类型,呈紫色,具有较强烈的芳香气味且带有特别的甜香型气味,具有抗菌、抗氧化、降脂与降血压、抗凝血性活性,主要成分有芳樟醇、乙酸芳樟酯、桉树脑、乙酸薰衣草酯、薰衣草醇、萜-4-醇和樟脑等,广泛应用于香料和精油产品中。

苏樟醇

1. **薰衣草精油的提取方法**　可采用超声辅助乙醇浸提薰衣草的茎、叶成分。
2. **薰衣草精油的开发应用**　薰衣草精油具有清热、保湿、美白、安神等作用,能清洁皮肤、控制油分、祛斑美白、祛皱嫩肤、去除眼袋和黑眼圈,同时还可促进受损组织再生恢复,对心脏有镇静效果,可降低高血压、安抚心悸,对失眠也有调整恢复作用。

二、天然色素的研究与开发利用

色素也称着色剂或色料,即可用来改变其他物质或制品颜色的物质的总称。天然色素是以自然界中存在的物质为原料,通过各种方法提取分离制成的。天然色素作为常用添加剂,广泛应用于食品、日化用品行业中,不仅具有安全性高、色泽鲜艳等特点,而且某些特有的活性成分,对人体的多种疾病有预防、治疗作用。

(一)天然色素的分类

天然色素按原料来源不同可分为植物色素、动物色素、微生物色素和矿物色素。我国在天然色素的研究方面研究最多的是植物色素,植物色素按其结构主要分为类胡萝卜素类、黄酮类及花色苷类、醌类、生物碱类、叶绿素类等。

1. **类胡萝卜素类**　类胡萝卜素是广泛存在于植物中的一种生物活性物质,是植物和微生物合成的天然色素,是光合作用的光吸收剂和光过敏作用的保护剂。类胡萝卜素在自然界中约有600多种,主要包括β-胡萝卜素、α-胡萝卜素、γ-胡萝卜素、叶黄素、番茄红素、辣椒红素等。

β-胡萝卜素也称β-叶红素,是橘黄色脂溶性化合物,因其本身的颜色浓度的差异可涵盖由红色至黄色的所有色系。其分子结构中含有多个碳碳双键,易被氧化而褪色,也易受金属离子的影响,故需要与抗氧化剂和螯合剂一起使用。β-胡萝卜素具有抗氧化、保护视力、保护心血管的作用及增强免疫力的功能,非常适合油性产品的开发,如人造奶油、胶囊等产品。

β-胡萝卜素

2. 黄酮类及花色苷类　红高粱色素是以黑紫色或红棕色高粱种子的外果皮为原料,利用现代生物技术提取而成的天然红色着色剂。高粱红色素略有特殊气味,溶于水和乙醇,不溶于油脂,其主要成分为芹菜素和槲皮素及其糖苷类物质。红高粱色素广泛应用于熟肉制品、果冻、膨化食品、冰棍等的着色,也可作为糖衣药片和医用空胶囊以及化妆品的着色剂。

芹菜素　　　　　　　　　　　　　槲皮素

3. 醌类　醌类是广泛存在于自然界中的一类天然色素。以紫草素为例,紫草素来源于紫草科植物黄花软紫草 Arnebia guttata 的根,又名紫草醌、紫根素,不溶于水,溶于乙醇、有机溶剂和植物油,易溶于碱水,遇酸又沉淀析出紫草素。紫根素具有显著的抗炎、抗肿瘤、抑菌、抗病毒、保肝和免疫调节等作用,作为天然色素广泛应用医药、化妆品和印染工业中。

紫草素

4. 天然动物色素　天然动物色素包括血红素、肌红素及动物血液和肉如猪肉、牛肉中的红色色素等;胆汁色素使鱼类的表皮呈现蓝色,由胆汁色素变化而成,如孔雀鱼等;胭脂虫红是从生长在不同地区、不同类型的仙人掌上的胭脂虫体内提取的一种天然色素,并且是从雌胭脂虫体内提取的,色调呈粉红色至紫红色。

5. 天然矿物色素　如炭黑、赭石等。

6. 微生物色素　如红曲色素、维生素 B_2(核黄素)等。

7. 其他类　包括一些生物碱类化合物、叶绿素及其他植物来源色素,如茄子色素、仙人掌色素等。

(二) 天然色素的提取方法

天然色素的提取方法主要有溶剂提取法、超临界流体萃取法、超声波提取法、酶法、压榨法、粉碎法、组织细胞培养法及微生物发酵法等。

1. 溶剂提取法　溶剂提取法是目前从动植物中提取色素的一种最常用的方法。溶剂提取法包括浸渍法、渗漉法、煎煮法和回流提取法 4 种。用水作溶剂提取天然色素可用浸渍法和煎煮法。用有机溶剂提取则用回流提取法,但若色素中含有对热不稳定的成分则不宜用此法。

2. 超临界流体萃取法　超临界流体萃取法是利用介于气体和液体之间的流体进行萃取。在超临界状态下,将超临界流体与待分离的物质接触,通过控制不同的温度、压力及不同种类和含量的夹带剂,使超临界流体有选择性地将极性大小、沸点高低及分子量大小不同的成分依次萃取出来。

3. 超声波提取法 超声波提取法是采用超声波辅助提取溶剂进行提取的方法。超声波是一种弹性波,它能产生并传递强大的能量,大能量的超声波作用于液体后,在振动处于稀疏状态时,声波在植物组织细胞中比电磁波穿透更深,使液体被击成很多的小空穴后发生瞬间闭合,产生高达 3 000MPa 的瞬间压力,即产生空化作用,导致植物细胞破裂。此外,超声波还具有机械振动、乳化扩散、击碎等多级效应,可使植物中的有效成分转移、扩散及被提取。

4. 酶法 在植物色素提取过程中,色素往往被包裹在细胞壁内,而大部分植物的细胞壁是由纤维素构成的,用纤维素酶可以使植物的细胞壁破坏,有利于有效成分的提取。

5. 其他方法 现代已有很多其他方法应用于植物色素的提取,如微波提取法、空气爆破法、冻结－融解法、植物细胞培养法等。

(三)天然色素的开发思路与开发应用实例

天然色素使用时不仅起到增色添彩的作用,且其中的某些活性成分对人体疾病可起到治疗、预防作用。因此,开发天然色素产品具有广阔的市场前景和极高的经济价值。

1. 天然色素应具有的特性

(1)安全性:在允许使用范围内应无毒、无刺激性、无过敏性等,兼有营养、药理作用。

(2)稳定性:应具耐热、耐盐、耐酸、耐金属、耐微生物等特性,在各种苛刻条件下依旧不变质、不褪色。

(3)调色能力:应有较强的着色能力,且分散度与遮盖性均良好。

(4)气味良好:无异味或其他刺激性气味。

(5)具有经济效益与生产效益:有充足的原料来源,且能产生理想的经济效益。

2. 天然色素开发应用实例 辣椒红色素又名椒红素、辣椒红,是从茄科植物辣椒 *Capsicum annuum* 的果皮中得到的一种橙黄色至橙红色的天然红色素,属于叶黄素类共轭多烯烃含氧衍生物,其主要成分为辣椒红素和辣椒玉红素。具有辣椒的香气,能溶于大多数非挥发性油,部分溶于乙醇、丙酮、正己烷等有机溶剂,不溶于水和甘油。在可见光下稳定,在紫外线下易褪色。

辣椒红色素

(1)辣椒红色素的提取:目前,国内外生产辣椒红色素的方法主要有溶剂提取法、油溶法和超临界 CO_2 流体萃取法 3 种。在油溶法中,油和色素分离困难,难以得到较纯的色素。超临界流体萃取法的设备技术要求较高,提取成本大。因此,国内外生产辣椒红色素大多采用溶剂提取法,此法又可分为浸渍法、渗漉法、回流提取法及索氏提取法 4 类。

(2)辣椒红色素的应用:从辣椒中提取的辣椒红色素其安全性已得到世界公认,联合国粮食及农业组织(FAO)和世界卫生组织(WHO)将辣椒红色素列为 A 类色素,在使用中不加以限量。我国食品安全法规定,辣椒红色素可用于油性食品、调味汁、蔬菜制品、果冻、冰淇淋、奶油、人造奶油、干酪、色拉、调味酱、米制品、烘烤食品等产品。

三、中药胶黏剂的研究与开发利用

胶黏剂又称为胶合剂、黏合剂等,大多数是胶质类物质,以中药材为原料制得。

(一) 中药胶黏剂的分类

中药胶黏剂主要有黄蓍树胶、白及胶、果胶、杜仲胶、海藻酸钠、鹿角菜胶等。

1. 黄蓍树胶　黄蓍树胶又称为黄蓍树皮粉、白胶粉、龙胶,是以豆科植物胶黄芪的干枝被割伤后渗出的树胶经干燥而得的胶性物质。其结构与阿拉伯胶相似,水解后得到 L- 阿拉伯糖、D- 木糖和 L- 岩藻糖等。黄蓍树胶呈白色或黄白色粉末,不溶于乙醇,吸水性强,在水中膨胀成凝胶,可用作成型剂、悬浮剂、增稠剂、乳化剂等,应用于牙膏和发胶等产品。

2. 白及胶　白及胶是从兰科白及属白及块茎中水提醇沉后所得的一种黏液质。主要是多糖高分子化合物,由葡甘露聚糖和 1 分子葡萄糖组成的葡萄甘露聚糖是其主要结构,还结合少量金属离子。白及胶为淡黄色的均质胶状物,可溶于水,不溶于乙醇,在碱性溶液中失去黏性,可用于膜剂的成膜材料、代血浆、化妆品、制药辅料等。

3. 果胶　果胶是从植物中提取的一种天然多糖类高分子化合物,主要成分是 D- 半乳糖醛酸的缩聚物,其相对分子量因原料和制取方法不同而有较大的差异。通常为白色至淡黄色粉末,略有酸味,不溶于乙醇、丙酮等,溶于甘油,在水中呈凝胶状黏稠液体。果胶应用于食品中的胶凝剂、增稠剂、稳定剂、悬浮剂等。果胶无毒,对皮肤无刺激性和过敏性,可用于牙膏和微酸性乳液化妆品中。

4. 杜仲胶　杜仲胶是从杜仲科的杜仲树皮和叶片中提取的,主要成分是反式聚异戊二烯,纯胶无色,40~50℃开始表现出弹性,易伸长,100℃软化,可用作发热塑性功能材料、水下电线或海底电缆等。

5. 海藻酸钠　海藻酸钠又称褐藻酸钠、海带胶、褐藻胶、藻酸盐,是由海带、褐带菜等褐藻类经稀碱溶液提取,再经过滤除去纤维素等,并经漂白后精制得到的一种天然多糖碳水化合物。海藻酸钠呈白色或淡黄色粉末,无味,不溶于有机溶剂,易溶于水成黏稠状胶体液。海藻酸钠广泛应用于食品、医药、纺织、印染、化妆品等行业,主要用作胶体保护剂、黏合剂、增稠剂、乳化剂、稳定剂等。

(二) 白及胶开发应用实例

1. 白及胶的化学结构　白及胶是白及块茎中经水提醇沉后所得的一种黏液质。主要成分为多糖,为高分子化合物,其主要结构是由葡甘露聚糖和 1 分子葡萄糖组成的葡萄甘露聚糖,还结合少量金属离子。一般认为白及多糖的相对分子质量在 10 万 ~20 万,误差来源于提取和纯化方法不一致。

葡甘露聚糖

葡萄甘露聚糖

2. 白及胶的提取方法　制备白及胶的传统工艺为水提醇沉法,提取率较低且杂质较高。有研究提出制备白及胶的最佳工艺为以 pH 8.5 的碱水为提取溶剂,3 次提取的固液比分别为 1∶6、1∶5 和 1∶5,温度为 90℃,提取时间为 2 小时;提取液过 LSA-21 柱后进行盐酸脱蛋白,然后加入 0.5% 的活性炭进行脱色;再用 4 倍量的乙醇沉淀,连沉 3 次,80% 乙醇洗渣,多糖含量达 80% 以上。

3. 白及胶的开发应用　除在医药方面的应用外,白及胶在工业方面也应用广泛,可作为高级香烟滤嘴的黏合剂、裱字画的黏合剂、胃镜检查的保护剂、美白面膜的添加剂等,还能作为化妆品天然植物添加剂、水果保鲜膜、助悬剂、乳化剂等。在军工方面,白及胶可制成止血绷带,具有自黏性,止血和抑菌效果明显。

课后习题

一、名词解释

1. 中兽药

2. 饲料添加剂

3. 植物源农药

4. 天然香料

5. 天然色素

二、简答题

1. 简述中兽药的分类。

2. 试举例说明中兽药的开发思路与研发程序。

3. 试举例说明中药饲料添加剂的特点。

4. 目前以中药资源开发的饲料添加剂产品主要有哪些?

5. 试举例说明以中药资源开发饲料添加剂的思路与研发程序。

6. 简述植物源农药的分类。

7. 试举例说明植物源农药的开发思路。

8. 试举例说明植物源农药的开发途径。

9. 试简述天然香料的类型,并举例说明之。

10. 天然色素的提取方法有哪些?

11. 试举例说明中药胶黏剂的研究与开发利用。

第九章　中药资源循环利用与产业绿色发展

中药资源是国家战略资源,是人类健康用药需求和中医药事业发展的物质基础与根本保障,中药资源可持续利用是社会经济可持续发展的基础和前提。近年来,我国以消耗中药及天然药物资源为特征的资源经济产业得到快速发展,社会贡献率强劲增长。随着中药资源性原料消耗量的激增,庞大的经济规模加速自然资源的耗竭和人工替代与补偿资源的大量生产,同时产生巨量的废弃物和环境承载压力,由此导致的诸多生态与环境问题已引起社会的广泛关注。中药资源循环利用正是适应这一发展现状,以减少资源消费、提高资源利用效率、减少排放、实现循环利用为目标的新型产业发展模式,其在中医药行业的有效推广将为中药资源产业的可持续绿色发展提供重要支撑。

第一节　中药产业发展与中药资源循环利用的目的与意义

辩证唯物主义认为,物质形态千变万化,物质不会消失而永恒存在,任何一种物质即便是废物和放错地点的资源都有其特定的使用价值,任何废物都能转变为资源,这取决于技术水平和经济投入。此观点构成循环经济学的哲学理论基础。通过倡导中药资源循环利用的理念,推行多途径、多层次资源价值创新策略,有针对性地进行科学研究与适宜技术集成,从废弃物中发现资源的残留价值,并通过对其副产品进行合理配置和利用,实现资源残值在相关或另一产业中的转移和资源最大限度的利用。由此逐步推行对取自自然资源或是人工替代资源的中药原材料使用的"减量化",达到节约资源、维护生态的目的;通过对资源产业化过程产生的下脚料等废弃物的"再利用"和"资源化",以充分拓展资源产业化空间,扩大和延伸资源产业链,有效提升资源利用效率和产业效益。

从人与自然的关系看,人的生存和发展依赖自然。生态环境没有替代品,人类活动必须尊重自然、顺应自然、保护自然,否则会遭到大自然的报复。从可持续发展看,保护环境就是保护生产力,改善环境就是发展生产力。环境就是民生,青山就是美丽,蓝天也是幸福,绿水青山就是金山银山。绿色发展是资源承载力和环境容量下的发展。要以绿色发展为基色调,开展生态设计,施行清洁生产,减少有毒有害原辅料的使用;加强绿色供应链管理,形成固体废物产生量小、循环利用率高的生产方式;发展节能环保产业、清洁生产产业、清洁能源产业,实施国家节水行动,大力发展循环经济,在中高端消费、绿色低碳、共享经济、现代供应链等领域培育新的增长点。

一、中药资源循环利用是中药资源产业绿色发展的迫切需求

国家中医药管理局出台的《中医药发展"十三五"规划》提出"加强中药资源保护和利用,促进中药制剂原料精细化利用和生产过程资源回收利用,有效提升中药资源利用率"。《中医药发展战略规划纲要(2016—2030年)》进一步提出"实施中药绿色制造工程,形成门类丰富的绿色新兴产业体系,……建立中药绿色制造体系"。因此,转变资源利用方式、保护生态环境、循环经济、绿色发展已成为经济社会高质量发展的着力点和行动纲领。

(一)中药农业发展与中药资源循环利用

据统计,近年来我国中药及天然药用生物资源的生产面积已超过 $2.40 \times 10^6 hm^2$,药材产量达 $5.40 \times 10^6 t$,而在药材采收过程中产生的传统"非药用部位"生物量高达 $(1.1 \sim 1.6) \times 10^7 t$。在药材产地加工过程中同样会产生大量的根头、尾梢、栓皮、果核、果肉等"下脚料"及破碎组织、碎屑粉渣等废弃物。目前,在药材采收及初加工过程中产生的资源浪费已成为行业发展面临的棘手问题,给生态环境也带来了巨大的压力。从资源经济学的角度来看,药材原料生产加工过程产生的废弃物是一类具有特殊形态和巨大利用潜力的农业废弃物,充分有效地将其加工转化对合理有效地发掘利用并产生资源价值、减少环境污染、改善农村及药材生产基地的生态环境等均具有十分重要的意义,也是依据循环经济原理构建生产-生活-生态-生命一体化协调发展的富裕、健康、文明的社会主义新农村的必然要求。

中医先贤们在千百年的生活和生产实践中不断地认识和发现药用生物资源治病疗疾的价值,进而在比较中选取植物或动物的某一组织器官作为药材施用并传承后世,逐渐形成现今地药材品种结构和商品规格。然而,当人口规模和健康需求尚未发展到仅依靠自然资源难于满足时,依据传统经验的药材采集与加工过程是在野外自然生态环境中寻找发现并收获药用部位,非药用部位的遗弃并没能对我们的生产生活带来影响,并没有引起人们的普遍关注。但是,随着人口的不断增长和需求的日益旺盛,当我们自古以来所依赖的自然资源不敷应用之际,人们不得不发展人工生产以减轻自然资源的压力和部分替代自然资源的供给,且规模剧增。基于此,在与传统农业种植粮食作物争夺土地空间以生产药材的同时也产生出数千万吨计的"非药用部位"散布于田头堤埂,导致生物资源的大量浪费和生态环境污染。

中药材品种中大宗常用及较常用的植物类药材有800~900种,药用部位包括根及根茎类、全草类、藤茎类、皮类、花类、叶类、果实种子类等,其中根及根茎类占多数。统计分析表明,中药资源产业化过程形成的传统非药用部位及其研究概况可归纳为以下几个类型。

1. **根及根茎类药材生产加工过程产生的副产物及其利用价值** 根及根茎类中药是常用中药中的主体部分,在其种植生产、田间管理和采收过程中,因间苗、疏枝、疏花、疏果产生废弃植株、枝条、茎、叶、幼果以及大量的非药用部位等;在药材初加工过程中因去栓皮、去木心等产生大量栓皮、木心等非药用部位。研究表明,非药用部位中富含多种类型的化学物质,具有多途径利用的资源化价值。如表9-1-1所示。

表 9-1-1　代表性根及根茎类药材生产加工过程产生的非药用部位及其利用价值

中药	资源植物类群	药用部位	非药用部位	资源利用价值
大黄	掌叶大黄 *Rheum palmatum* 唐古特大黄 *Rheum tanguticum* 药用大黄 *Rheum officinale*	根及根茎	茎、叶、花序	可开发抗氧化剂；具有治疗压疮的作用
白芍、赤芍	芍药 *Paeonia lactiflora*	根	茎、叶、花	分离纯化芍药叶总苷，芍药叶还可用于制酒，花用于提取香精；用于制备膳食、饮料、保健食品
甘草	甘草 *Glycyrrhiza uralensis* 胀果甘草 *Glycyrrhiza inflata* 光果甘草 *Glycyrrhiza glabra*	根、根茎	茎、叶、花	用于提取甘草酸、甘草黄酮类资源性物质
黄芪	蒙古黄芪 *Astragalus membranaceus* var. *mongholicus* 膜荚黄芪 *Astragalus membranaceus*	根	茎、叶	用于制茶及生产冬虫夏草菌无性型培养基
葛根	野葛 *Pueraria lobata* 甘葛藤 *Pueraria thomsonii*	根	叶、藤茎	葛叶经发酵，可生产高纯度的 L-乳酸，也可生产葛叶茶
丹参	丹参 *Salvia miltiorrhiza*	根、根茎	茎、叶、花	可作为提取丹酚酸类成分的优良原料；也可制茶，以丹参花蕾为主要原料制茶
黄芩	黄芩 *Scutellaria baicalensis*	根	茎、叶、花	制茶，提取黄酮类成分
郁金	温郁金 *Curcuma wenyujin*	块根	茎、叶	提取倍半萜类化合物 β-榄香烯等，抗肿瘤
柴胡	柴胡 *Bupleurum chinense* 红柴胡 *Bupleurum scorzonerifolium*	根	茎、叶、花、果实	富含三萜皂苷类资源性化学物质
当归	当归 *Angelica sinensis*	根	叶	具有抑菌作用，可开发畜禽用药；当归叶浸膏片治疗痛经效佳
板蓝根	板蓝根 *Isatis tinctoria*	根	果实	富含脂肪酸类成分
北沙参	珊瑚菜 *Glehnia littoralis*	根	果实	富含单萜及苷类成分
刺五加	刺五加 *Acanthopanax senticosus*	根和根茎或茎	花、果实	抗惊厥、抗疲劳、增强免疫力作用等
麦冬	麦冬 *Ophiopogon japonicus*	块根	须根、叶	可用于食用或提取麦冬总皂苷
川乌、草乌、附子	乌头类 *Aconitum* spp.	根	茎、叶、花序	抗风湿性关节炎

　　2. 果实种子类药材生产加工过程产生的副产物及其利用价值　传统药用部位为果实种子类的药材，其资源植物的藤茎、叶、果壳、果核等资源量巨大，造成资源的巨大浪费，充分挖掘这些非药用部位的资源价值将产生良好的经济、社会和生态效益，如表 9-1-2 所示。

表 9-1-2　代表性果实种子类药材生产加工过程产生的非药用部位及其利用价值

资源植物类群	药用部位	非药用部位	资源利用价值
五味子类 *Schisandra* spp.	果实	叶、藤茎	叶用于制茶、野菜;藤茎用于提取五味子木脂素制备保肝药,也可用作调味品
枣 *Ziziphus jujuba*	果实	叶、花	用于制备甜味抑制剂及提取总黄酮
沙棘 *Hippophae rhamnoides*	果实	枝干、叶	枝干可用于制备沙棘碳、沙棘醋液、沙棘煤气 3 种热解产物;叶可用于制茶及动物饲料
连翘 *Forsythia suspense*	果实	叶、花	连翘叶富含连翘苷、连翘酯苷、芦丁等资源性成分;种子的含油率高达 25%~33%,精炼后作为食用油,富含油酸和亚油酸,可开发连翘籽油,连翘籽油可作为化妆品的良好原料供制造肥皂及化妆品;花可作为提取芦丁的新原料,也可作为预防心血管疾病的药品及保健食品
宁夏枸杞 *Lycium barbarum*	果实	叶、花	以枸杞嫩叶为原料可制保健茶、作时鲜蔬菜食用
山楂类 *Crataegus* spp.	果实	果核	制备山楂核干馏油用于抗菌剂的生产,制备活性炭
地肤 *Kochia scoparia*	果实	根	具有降血糖、预防糖尿病肾病的作用
柑橘类 *Citrus* spp.	果实	果皮、落花、落果、根	制备柑橘精油、果胶、色素、橙皮苷;花用于制备橙花精油;根具有止痛、镇痛作用
补骨脂 *Psoralea corylifolia*	果实	叶	提取香豆素类成分
胡芦巴 *Trigonella foenum-graecum*	种子	茎、叶	胡芦巴茎、叶为上等的天然食用调料,可作各种糕点、烙饼的加香剂和着色剂;胡芦巴嫩茎的叶作为蔬菜食用。胡芦巴茎、叶含有芳香油,可用于烟草、日化产品、化妆品及卫生制品加香,作商品香料的原料及工业用香精
酸枣 *Ziziphus jujuba* var.*spinosa*	种子	叶、果肉、果壳	叶用于制茶及提取总黄酮;果肉可制备饮料,经发酵后制酒、醋,也可用于制备总三萜部位用于抗肿瘤药的开发;果壳用于制备活性炭
薏苡 *Coix lacryma-jobi*	种仁	根、茎、叶	可用于提取制备薏苡素
胡桃 *Juglans regia*	种子	果皮、果壳	果皮可制备食用色素;果壳可粉碎后用作金属的清洗和抛光材料,也可用于涂料行业,生产活性炭和煤焦油
亚麻 *Linum usitatissimum*	种仁	外种皮	制取亚麻胶,用于食品及日化行业
益智 *Alpinia oxyphylla*	种仁	果肉、花、茎、叶	用于制酒、果脯、糖、膳食纤维等

3. 叶类、皮类及其他类药材生产加工过程产生的副产物及其利用价值　传统药用部位为叶类、皮类等中药材,其资源植物的枝、根等被作为非药用部位,长期以来造成资源浪费。研究发现,该类药用生物资源在生产药材过程中形成的非药用部位数量大、资源化利用价值高,循环经济产业发展前景广阔。如表 9-1-3 所示。

表 9-1-3　叶类、皮类及其他类药材利用过程产生的非药用部位及利用价值

资源植物	药用部位	非药用部位	资源利用价值
银杏 *Ginkgo biloba*	叶	落叶、根皮、外种皮、花粉	提取银杏黄酮、内酯、莽草酸,用于制药工业;提取银杏根皮总内酯,用于制药工业;外种皮用于制备生物农药
杜仲 *Eucommia ulmoides*	树皮、叶	果实	提取杜仲胶、制备杜仲叶茶;制备杜仲籽油
厚朴类 *Magnolia* spp.	干皮、根皮、枝皮	叶、花	镇咳和胃肠推进作用
大血藤 *Sargentodoxa cuneata*	藤茎	叶	抑菌作用
钩藤 *Uncaria tomentosa*	带钩茎枝	叶	中枢抑制作用

因此,通过对古今相关文献的分析和较为系统的应用性基础研究,揭示传统非药用部位中可利用的资源性化学物质的质与量,进而与其药用部位进行比较以探讨其作为资源性物质的可替代性,或是发现新用途、拓展新功效、发展新药材等,以充分挖掘药用生物废弃组织器官的多途径、多层次开发途径及可用性和多宜性价值,既可开发为药品、保健食品原料或中间体,也可开发为饲料、兽药原料以及生物农药等资源产品,对减少资源消耗、提高中药资源利用效率,促进中药资源价值的转移、增值和补偿,追求经济效益和生态效益的统一,实现中药资源循环利用和产业模式的转变具有重要的科学意义和经济价值。

(二) 中药工业发展与中药资源循环利用

据统计数据表明,2014 年我国中药工业产值超过 6 000 亿元,其 GDP 的贡献率已占全国医药产业总额的 1/3 份额。同时也造就了一大批年产值超过 10 亿、50 亿,乃至百亿元人民币的标志性中药资源深加工制造企业。当前而言,就其企业规模、装备水平、GMP 硬软件条件以及产业能力来看,部分企业已达到国内外同行业一流水平。然而,分析其经济发展模式和生产方式,大多却处于大量消耗资源性原料、大量排放固液废弃物、资源利用效率低下、再生利用能力及再生产业发展薄弱等传统线性生产方式,滞后于现代经济产业发展的范式和循环经济产业结构要求。

药材作为中药工业深加工制造产业的原料,经水提、醇提或其他方式进行富集、纯化等工艺环节,进入口服制剂或标准提取物等各种类型的资源产品生产阶段,药材原料的利用率平均低于30%,约 70% 的剩余物被作为废物排放或简单转化为低附加值产品利用。中药注射剂在中药资源产业体系中占有举足轻重的地位,然而其终端产品中资源性化学物质的含量仅为药材原料质量数的 1%~10%,也就是说用于中药注射剂生产的药材资源利用率大多不足 10%,其 90% 的物质量大多被废弃,造成中药资源的大量浪费和废渣、废水的排放对生态环境带来的巨大压力。因此,不难看出若不能有效地推进中药资源产业化过程的循环利用和再生产业发展,必然结果是中药资源产业的 GDP 越大,中药资源经济活动中的实物流量和资源消耗量就越大,生产过程产生的废渣、废水、废气等中药废弃物的排放量和环境压力就越大。这种传统工业的“高投入、高消耗、高排放、低产出”的落后经济发展方式和经济形态将日益受到更多的社会与环境制约,承担更大的资源消耗和环境保护责任。

中药制造过程产生的废弃物以中药废渣为主体,尚包含固体沉淀物等。中药废渣的产生主要源于中药提取物、中药制剂、中药配方颗粒以及其他含中药的资源产品等的制造过程,其中以中药制剂生产带来的废渣量最大,约占废弃药渣总量的 70%。

1. 单味中药提取过程废弃物及副产物的资源化利用　中药配方颗粒及提取物产业的发展势头强劲,中药配方颗粒以其使用方便、剂量准确的优势赢得广大消费者的青睐。配方颗粒虽隶属于中药饮片,但其近年来的增长速度却远超中药饮片的整体增速,年复合增长率近30%,是医药行业为数不多的保持超高速增长的细分领域。

2. 复方中药制剂生产过程固废物及副产物的资源化利用　中药复方制剂在中成药制造过程产生巨量的固体废弃物药渣或沉淀物,目前尚未能有效利用和无害化处理,给生态环境带来巨大的压力,其潜在资源化前景广阔。例如生脉注射液是由人参、麦冬和五味子 3 味药组方,经水提、精制等工艺制成的注射剂,在其制备过程中产生药渣、沉淀物、过滤固形物等固废物及副产物,其所含有的丰富多糖类、纤维素及半纤维素类、木质素类、脂肪酸类等具有制备成家畜家禽的免疫调节剂、饲料添加剂等资源产品的潜力。

3. 中药资源深加工产业化过程液态废弃物的资源化利用　中药"标准提取物"及以消耗中药和天然药用生物资源为特征的资源产品的制造过程中产生大量含有天然有机物的液态废弃物,其主要含有纤维素、半纤维素、糖类和蛋白质等各种天然产物,以及分离纯化过程中的各种有机溶剂等。中药液态废弃物的主要来源有以下几部分:前处理车间清洗原料废水,提取车间提取废水和部分提取液以及过滤后的污水,浓缩制剂车间废水,蒸汽冷凝水和处理离子交换树脂酸碱液的中和水,罐体清洗、管道及地面冲洗水等。中药液态废弃物通常属于较难处理的高浓度有机废水之一,因提取物产品和生产工艺不同而差异较大,水质波动较大,COD(废水用化学药剂氧化时所消耗的氧量)可高达 6 000mg/L,BOD(废水用微生物氧化所消耗的氧量,称为生物需氧量)可达 2 500mg/L。

关于植物提取物生产过程中的废水排放标准,我国早在 1973 年就首次颁布了《工业"三废"排放试行标准》(GBJ 4—73),对排入地面水的工业废水中的 19 项污染物或有害因素的排放标准进行规定。1988 年国家环境保护局重新修订颁布《污水综合排放标准》(GB 8978—88),适用于排放污水和废水的一切企事业单位。现在执行的标准是 1996 年 10 月 4 日批准,并于 1998 年 1 月 1 日实施的《污水综合排放标准》(GB 8978—1996),按其规定植物提取行业的废水排放依照该标准执行。标准规定的植物提取行业的废水排放标准值见表 9-1-4。

表 9-1-4　植物提取行业废水污染物允许排放的最高浓度

污染物	pH	色度(稀释倍数)	悬浮物 /(mg/L)	BOD/(mg/L)	COD/(mg/L)	总有机酸 /(mg/L)	硫化物 /(mg/L)
排放标准	6~9	80	150	30	150	30	1.0

(1)植物提取物生产过程中中药液态废弃物回收利用的基本方法:根据污染物在治理过程中的变化,可以分为分离治理和转化治理两大类。分离治理是指通过各种外力(物理或物理化学)的作用使污染物从废水中分离出来,一般不改变污染物的化学性质;转化治理是通过化学或生物化

学方法改变污染物的化学性质,使其转化为无害的物质或可分离的物质,后者再经分离予以去除。按照废水治理手段划分,主要有化学法、传质法及生物处理法。化学法包括混凝、中和处理法、氧化法等;传质法主要有汽提、吹脱、吸附(离子交换)、膜分离等;生物处理法主要包括活性污泥法、生物膜法和厌氧生物处理法等。因为植物提取物生产过程中的液态废弃物因提取物产品和生产工艺不同而差异较大,因此在对其治理的过程中,通常会用到几种不同的处理方法或是几种不同方法的组合。在以上方法中,应用最为广泛的则是生物处理法。据统计,全世界生物法处理的废水量占处理水总量的 65%。

(2)植物提取物生产过程中中药液态废弃物回收利用流程:植物提取物生产过程中的废水不仅因为目的产物和工艺不同而水质不同,在同一企业用同一工艺生产同一目的产物的不同工段中其水质也差异甚大。较为先进的治理方法是不同性质的废水分类收集、分类处理。对于植物提取行业,清洗原料的废水和各种工业设备的冷却水可采用相对简单的冷却、过滤、沉降等物理方法处理,降低水温,除去其中的植物原料枝叶及泥沙后即可循环使用;提取车间、制剂车间的废水及罐体、管道的冲洗水可根据其废水的特性(含酸碱、含植物提取残渣、含有机溶剂、含难生化降解的有机物或含对微生物有抑制作用的植物天然产物)而采用中和、混凝、氧化、生物处理等相应的行之有效的方法,使其中的资源性化学成分得以利用,提高其利用价值。

国务院于《中华人民共和国国民经济和社会发展第十三个五年规划纲要》中指出,要推进资源节约集约利用;大力发展循环经济:实施循环发展引领计划,推进生产和生活系统循环链接,加快废弃物资源化利用。2016 年发布的《“十三五”国家科技创新规划》中的重点方向之一是发展资源高效循环利用技术,重点推进大宗固废源头减量与循环利用、生物质废弃物高效利用等关键技术与装备研发等。我们应该看到,我国有全世界 22% 的人口,却仅有 7% 的耕地,且由于水土流失及环境污染,导致可耕种面积不断减少。随着国内外市场对中药资源性健康产品的需求大幅增长,也将会进一步加剧传统依赖自然生态提供的天然药用生物资源种类和数量日趋紧缺或濒于枯竭,导致占有大量生产力要素人工生产的药材品种日益增多,药材种植面积不断扩张,种药与种粮争夺土地空间和水资源的矛盾不断加剧。

因此,有限的资源依赖科技进步和社会发展所带来的更为高效的利用方式,利用效率的提升是实现资源节约型、环境友好型的循环经济,保障医药事业可持续发展的重大战略问题,而资源的无限性则正是这种进步与发展的永恒。其目的是科学合理地生产和利用中药资源,经济有效地延伸和发展中药经济产业链,构建中药农业、中药工业生产过程资源循环利用和经济产业绿色发展模式,推动实施中药产业可持续发展的生产方式。由此可见,中药资源循环利用与产业绿色发展具有重大而深远的战略意义和社会意义。

二、循环经济理论为中药资源循环利用和产业绿色发展提供理论依据

20 世纪 60 年代美国经济学家 K. 波尔丁提出循环经济的概念。倡导在物质不断循环利用的基础上发展经济,将经济活动组织成“资源—生产—消费—二次资源”的闭环过程,对供应链管理要求增加反馈机制,延长生产链,从生产产品延伸到废弃物处理与再生。至 20 世纪 90 年代,随着依赖自然资源的重要工业资源危机和相伴而来的生态环境破坏等相关问题不断加剧,如何减少资

源消费、提高资源利用效率、减少排放以保护人们赖以生存的环境等社会、经济、科学问题摆在世界各国政府、学者及产业界面前而无法回避,资源循环利用的理念及其新型的社会经济发展模式和生产方式被普遍认同和推行。发达国家更是率先采用循环利用的策略和经济变革方式,并有效应用于实践,一大批遵循循环利用方式的工业园区、产业集群、示范企业在政府及优惠政策的引导下迅速崛起,循环利用产业得到社会的尊重和认可,循环经济效益带来企业新的经济增长空间和发展前景。

自 20 世纪 90 年代后期,我国引入循环经济发展理念,一批经济学家、资源学家、管理专家和企业家结合本领域和行业实际进行了卓有成就的理论研究和具体实践。在国家政策法规的指引下,在经济学、资源学、管理学等相关学科的共同推动下,在资源产业领域有识之士企业家的积极实践和带领下,我国循环经济发展的序幕已经拉开。各行业和资源产业体系结合自身特色和经济发展需求,通过多学科交叉综合,对循环经济的发展方式和运行机制等方面进行了较为深入的研究探索并产生一系列的初步成果,尤其是在意识形态方面发生巨大的转变和提高,一些产业形态和生产方式正在发生革命性的变革,显示出强大的生命力、重要性和战略意义,循环经济理念已深入人心,循环经济发展方式展现出广阔的空间和前景。

2008 年我国颁布《中华人民共和国循环经济促进法》,并规定循环经济是指在生产、流通和消费等过程中进行的减量化、再利用、资源化活动的总称。其中,"减量化"是指在生产、流通和消费等过程中减少资源的消耗和废物的产生;"再利用"是指将废物直接作为产品或者经过修复、翻新、再制造后继续作为产品使用,或将废物的全部或者部分作为其他产品的原料予以使用;"资源化"是指废物直接作为原料进行利用或者对废物进行再生利用。

三、中药资源化学为中药资源循环利用和产业绿色发展提供重要支撑

中药废弃物资源化利用是一项涉及多领域、多学科的复杂而系统的综合性工程。在中药资源产业化过程中,提高中药资源利用效率,实现中药废弃物资源化和综合利用价值,提升资源产业价值的资源产品开发,延伸资源产业链,是培育产业价值和资源优势的重要源泉和途径。从资源经济学的角度来看,中药原料生产和加工过程产生的废弃物是一类具有特殊形态和蕴含着巨大利用潜力的农业固体废弃物,充分有效地将其加工转化对合理有效地发掘利用其资源价值、减少环境污染及改善中药材种植和加工基地的生态环境等均具有十分重要的社会、经济和生态效益。

中药废弃物资源化的理论基础在于中药资源学及中药资源化学理论、物质循环理论与资源再生理论等相关知识领域的交叉融合。中药资源产业化过程中的废弃物资源化利用与产业化是中药资源化学的主要研究任务之一。通过多学科交融、适宜技术集成和工艺条件优化,促进中药废弃物的回收利用与资源化;或促使原料中资源性物质的有效转移和得率提高;或通过对药用生物资源各类物质利用价值的不断研究,以逐步实现有限资源的多元化、精细化综合利用。已成为减少资源消耗推进低碳经济发展模式,降低原料成本提升产品竞争力,实现资源节约型和环境友好型经济发展的重要内容。基于循环经济理念的中药资源循环利用理论创新如图 9-1-1 所示。

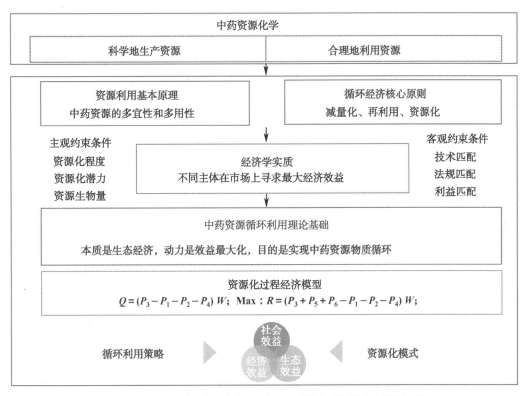

図 9-1-1 基于循环经济理念的中药资源循环利用理论创新

中药废弃物及副产物种类多样、化学物质复杂、应用途径和价值空间较大,通过废弃物资源化可有效提升资源利用效率,实现节约资源,形成循环利用的资源经济产业链。因此,中药废弃物资源化是一项富于挑战性,又具有广阔发展前景,社会迫切需要解决的研究领域。

四、中药资源全产业链的循环利用与循环经济发展

循环经济就是指按照自然生态物质循环方式运行的经济模式,要求按照生态规律和经济规律安排生产活动,使产业链上游的废物变成下游的原料,使资源得到最有效的利用,使经济活动对环境的负面影响降到最小。循环经济以资源节约和循环利用为特征,将清洁生产和废弃物的综合利用融为一体,要求合理利用自然资源和环境容量,在物质不断循环利用的基础上发展经济,使经济系统和谐地纳入自然生态系统的物质循环过程中,实现经济活动的生态化。在实践中循环经济遵循"减量化、再利用、资源化"原则,采用全过程管理模式进行技术、工艺和管理创新,运用各种技术和工艺手段实现某种物品和废弃物的资源化,实现"资源—产品—再生资源"的物质闭环流动循环过程,达到最佳生产、最适消费、最少废弃的最佳资源利用效率。

(一) 中药农业生产过程资源循环利用与产业绿色发展

在中药农业生产领域,通过对大宗常用中药材以生产区域的科学规划和基地建设,实施机械化、规模化生产,有效提高生产力水平,真正改变目前千家万户、千差万别的生产方式和产品质量,以提升资源的生产效率和节约宝贵的土地空间。同时,在中药材种植生产、田间管理和采收

过程中,因间苗、疏枝、疏果产生的废弃植株、枝条、茎、叶、幼果以及大量的非药用部位等,以及在药材初加工过程中因去栓皮、去核、去木心等产生的大量栓皮、果核、木心等废弃组织器官尚具有多个方面的应用价值和潜在利用价值,由此而减少资源消耗、减少排放、节约土地空间和减轻生态负担。

(二) 中药工业制造过程资源循环利用与产业绿色发展

针对中药工业生产过程产生的中药废弃物及副产物具有一定的潜在资源价值与资源化途径,应用生物转化技术可将其转化为高附加值的生物基平台化合物,或经生物转化将废弃物中的纤维素、半纤维素类成分高值转化为高附加值转化产物;经生物发酵转化可开发高品质的饲料或饲料添加剂;经生物发酵转化和元素生物阻控技术将废弃物开发成全元生物有机肥;以及可供生物质能源化的废弃物经热化学转化将废弃物中的木质纤维素类成分降解为生物质燃料、生物炭、木醋液等产品。提高中药制药过程中的资源利用效率,提升资源产品品质,提升产业竞争力,是增强中药企业综合竞争能力的内在需求和转变产业发展模式的重要途径。

第二节　中药资源产业化过程废弃物及副产物的分类利用

中药废弃物及副产物的产生源于药材原料生产、药材初加工与饮片加工、中药制剂以及含中药健康产品等资源产品的制造过程。主要包括:①药材生产与加工过程中产生的传统"非药用部位"的废弃组织器官;②在中药制药等资源产品制造过程中产生的废渣、废水、废气等;③对中药多元功效物质基础的科学认知和精细化利用水平滞后,中药资源的利用大多尚处于"总提取物""部位(群)"等粗放式利用状态,致使资源性化学成分的利用价值或潜在利用价值未能得到有效挖掘和充分利用;④以中药制药为主体的资源产品制造过程中,由于提取和精制过程的工程化集成度不高、工艺技术水平的相对落后,资源性物质的转化与利用效率较低,造成部分可利用物质重新回到自然环境而导致资源的浪费和环境的污染等。

从资源经济学的角度来看,中药废弃物是某种物质和能量的载体,是一种可转化的、有待开发的资源。中药废弃物依据其产生的不同阶段或理化性质不同,可有多种分类方法,主要包括以下几种类型。

一、中药材生产过程废弃物和副产物及其分类利用

1. 依据来源进行分类　中药材生产与加工过程产生的固体废弃物主要包括在采收药材过程中废弃的传统"非药用部位",药材产地加工、饮片加工过程中产生的根头、尾梢、栓皮、果核等"下脚料"及破碎组织、碎屑粉渣等废弃物,以及所有药用生物在生长过程中产生的未被有效利用的废弃组织器官、分泌物等;饮片加工过程中产生的碎屑和不合格废弃物以及切片前药材浸润造成水溶性成分流失等。

2. 依据理化特点及功用等进行分类　依中药废弃物的理化性质和特点可分为富含纤维素类

物质的废弃物、富含脂(烃)类物质的废弃物、富含生物大分子类物质的废弃物等;按废弃物的材料特性不同可分为草本类、木本类、菌类废弃物等;按废弃物所属的组织器官不同可分为根及根茎类、全草类、茎木类、果实种子类、真菌子实体类、动物体或组织类等废弃物;按废弃物材料的功用特性不同可分为补益类、活血类、有毒类等废弃物。

3. 依据潜在资源价值及其资源化途径进行分类 依据废弃物的潜在资源价值与资源化途径可分为:①可供药用的废弃物,如非药用部位或富含药用资源性成分的中药渣等,可开发新资源药材、医药产品或原料;②可供食用的废弃物,如部分药食两用中药的非药用部位,可开发具有一定保健功能及食疗作用的功能食品;③可转化为高附加值的生物基平台化合物的废弃物,如经生物转化将废弃物中的纤维素、半纤维素类成分高值转化为生物基平台化合物;④可供饲料化的废弃物,如经生物发酵转化可开发高品质饲料或饲料添加剂;⑤可供肥料化的废弃物,如经生物发酵转化和元素生物阻控技术将废弃物开发全元生物有机肥;⑥可供生物质能源化的废弃物,如经热化学转化将废弃物中的木质纤维素类成分降解为生物质燃料、生物炭、木醋液等产品。

4. 依据可再生性或危害程度进行分类 依据中药废弃物是否能被回收利用分为可回收中药废弃物、不可回收废弃物;依据废弃物存在的安全性可分为不含有毒中药的废弃物、含有毒中药的废弃物。中药废弃物大多为可一定程度上回收利用的废弃物,部分含有毒中药的废弃物或发霉变质、存在安全风险的废弃物需经无害化处置后再行资源化。

药材生产过程产生的废弃物分类及其资源化途径如图9-2-1所示。

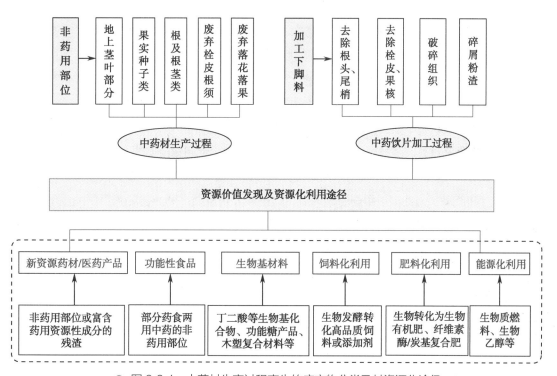

● 图9-2-1 中药材生产过程产生的废弃物分类及其资源化途径

二、中药工业生产过程废弃物和副产物及其分类利用

1. **中药工业生产过程产生的固体废弃物** 包括在中药提取物制备过程中或以消耗中药及天然药用生物资源为特征的资源产品制造过程中产生的废渣、沉淀物等，或获取某一类或某几类资源性物质后废弃的其他类型的可利用物质等。例如丹参注射液的制备生产过程主要采用水提醇沉工艺，致使脂溶性的丹参酮类成分残留于药渣中，未得到充分利用而导致丹参资源性化学物质的浪费和资源利用效率低，同时造成环境污染。

中药配方饮片颗粒的产量增长快速，消耗大量的药材和中药饮片，在其以水提工艺为主的制备过程中产生的废弃药渣保留丰富的次生小分子脂溶性成分和大分子初生产物等可利用物质，值得进一步开发利用。

中药复方制剂在中成药制造过程中产生巨量的固体废弃物药渣或沉淀物，目前尚未能有效利用和无害化处理，给生态环境带来了巨大的压力，其潜在资源化前景广阔。

2. **中药工业生产过程产生的液体废弃物** 主要包括在中药原料提取、精制过程中产生的液态废弃物，其中含有丰富的有机酸类、多酚类、氨基酸类、肽类、水溶性蛋白及多糖类，以及生产过程产生的水解产物、氧化聚合产物等。还有目前工业化生产中常采用的大孔吸附树脂、聚酰胺、离子交换树脂等分离材料和以陶瓷膜、有机膜等超滤材料进行中药水提物精制处理过程形成的大量洗脱废水等。这些制药废水多呈现水量小、有机浓度高、色度高、冲击负荷大、成分复杂的特性。

3. **中药工业生产过程产生的气态废弃物** 包括中药资源产业化过程挥发或升华的单萜、倍半萜等小分子混合物，以及未回收利用形成的废弃物。富含易挥发性化学成分的芳香全草类药材有薄荷、荆芥、佩兰、青蒿等，花类药材有辛夷、金银花、玫瑰花、丁香等，果实种子类药材有小茴香、豆蔻、砂仁、胡芦巴等，这些药材在水提取过程中易产生气态废弃物。此外，还有大黄、羊蹄等富含蒽醌类物质药材及饮片干燥加工过程的升华产物等。

中药工业生产过程产生的废弃物及副产物分类与资源化利用途径如图 9-2-2 所示。

综上表明，中药工业制造过程所产生的废弃物及副产物来源复杂、组成多样、理化特性差异较大、资源化程度不一，因此开展中药资源产业化过程废弃物及副产物的循环利用与产业化开发具有复杂性和连续性。中药资源循环经济体系的构建不仅取决于科学技术的发展程度，同时与配套政策法规的建设密切相关，现有政策法规在一定程度上制约中药废弃物及副产物多元化利用研究成果的有效转化。因此，实现中药资源产业循环经济模式的构建亟待政府、社会和企业共同倡导，在充分论证的前提下，基于循环经济发展理念，从政策保障层面拓宽中药废弃物及副产物的资源化利用途径，以全面推动中药资源产业循环利用与绿色发展。

三、中药资源循环利用与资源经济学评价

循环经济的核心内涵是资源循环利用，它反映经济社会发展与资源循环利用之间的关系，揭示科技进步及资源替代在经济与社会可持续发展进程中的关键作用，表明资源循环利用是缓解资

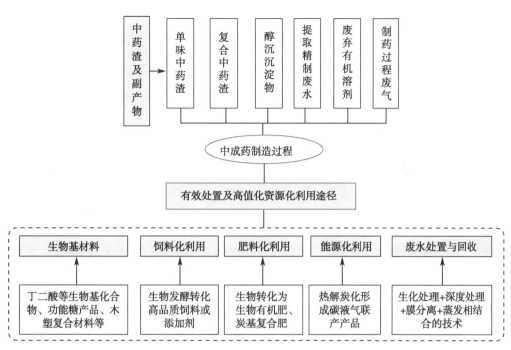

● 图 9-2-2　中药工业生产过程产生的废弃物及副产物分类与资源化利用途径

源短缺与环境压力的重要途径。循环经济作为经济系统和生态系统的复合体,有助于弥合价值流与物质流的相背离,使资本循环与物质循环相统一。但是,由于循环经济存在巨大的外部性和公共产品特点,循环经济不可能完全靠自发形成和发展起来,需要通过有效的规划设计和市场运行等相关制度对经济主体产生激励和约束,由此复合而成的生态经济系统才会进入良性的自运行轨道。同时,在知识经济和信息技术的支撑下,信息成本的降低、交易关系的增强和交易制度的完善、经济活动的信任度提高,将会有效地促进经济系统运行中物质流和信息流的同步性。中药资源产业化过程涉及药材生产、饮片加工、深加工产业制造等多个环节,且各个环节的生产过程都在产生固态和液态废弃物等。然而,由于人们对废弃物产生的危害性及废弃物资源化的认识程度不高,致使在药材生产及产业化过程产生的废弃物随意抛弃、堆积、填埋,导致有毒有害化学物质及营养性成分进入生态环境,给自然生态、生产条件、生活环境及人口健康等带来严重的不利影响和不可预估的巨大损失。加之现阶段中药资源性原材料的成本和生产企业承担的环境治理成本均较偏低,从追求经济效益的角度分析,企业缺乏实施循环经济绿色产业发展的内在动力。

　　据有关资料统计显示,我国资源产业化过程产生的固体、液体和气体废弃物的回收利用率不足 30%,与发达国家的再生资源综合利用率达到 50%~80% 形成巨大的反差。基于资源经济学的角度分析,我国每年在资源加工产业链中沦为废弃物未加以利用的物质中蕴含的资源价值和潜在资源价值高达 250 亿元人民币。中药资源循环利用的根本目的是通过提高资源产出效率以实现产业增值,其评价方法的选择及其行业的适宜性必将对评价结果或是管理决策产生重要影响。根据循环经济评价的若干原则,较为适宜的循环经济效率评价方法主要有成本 - 效益分析法、生态效率法、资源利用率法、节约指数法、线性加权法、模糊综合评价法、物质流分析法等,各有其特点和适用范围,需根据自身的产业形态和生产方式加以选择或多元方法结合应用。中药资源循环经济不仅是一个需要投入的经济活动,也存在巨大的利润空间,主要收益来自将废弃物再生转化为商品所产生的经济效益及废弃物排放支付的成本。

基于数学规划的角度，废弃物资源利用可表述为一个多指标的优化过程，其实施可表现为不同主体在市场上寻求最大经济效益的问题。对于废弃物产生或废弃物处理的企业，其目标是在市场上实现经济价值。假设废弃物的年产量为 W，其获得价格为 P_1，则废弃物的购买成本为 P_1W。在处理转化过程中，仍然需要投入新的资源和成本，假设为 P_2W，P_2 为单位废弃物的处理或转化成本。处理利用后会产生新的产品并在市场上出售获得效益，同时也产生新的废弃物或污染。为了描述方便，将新产品和新废弃物的量仍折算为 W，则企业的经济效益 (Q) 为 $Q = (P_3-P_1-P_2-P_4)W$，其中 P_3 为新产品价格，P_4 为新废弃物带来的污染或损失。通常情况下，废弃物价格 P_1 会比较低廉，但由于技术原因，处理或转化成本 P_2 会较高，新产品的价格也很难有竞争力。因此经济效益 Q 经常为负值，难以调动企业的积极性。

从政府管理和社会发展的角度来看，中药废弃物排放到资源化利用过程还涉及生态修复和环境保护等。因此，效益 (R) 计算应调整为 $R = (P_3+P_5+P_6-P_1-P_2-P_4)W$，其中新增的 P_5 代表原废弃物 W 所造成的环境污染或损失，经过再利用或处理后这部分损失应算作效益；P_6 则代表新的废弃物再利用产业所带来的税收、就业等，可看作社会效益。对于政府来说，只要 $R>0$，则废弃物资源化利用即值得推进和发展。这里 Q 与 R 之间的差距在市场条件下需要通过政府补贴、政策法规引导等方法加以弥补，才能调动企业的积极性开展废弃物资源化利用。

废弃物资源化利用过程可以表示为以下优化模型，包括 $\max: Q = (P_3-P_1-P_2-P_4)W$；$\max: R = (P_3+P_5+P_6-P_1-P_2-P_4)W$；$\min: P_5+P_4$；约束条件 $P_i>0$。

中药废弃物资源化利用过程是一个复杂的系统工程，根据自然资源产业化过程中废弃物的产生和废弃物资源化理论，体现资源的综合利用和多途径、多层次利用价值。中药废弃物处理与资源化不仅关系到资源的再利用和环境生态，同时与中药资源的可持续发展和循环利用经济的建设密切相关。按照循环经济理论，以中药废弃物的循环利用为切入点连接农、林、牧、渔、轻化工、食品等各个领域，对促进中医药事业发展具有特殊的现实意义和长远的战略意义。

四、相关基本概念

1. 中药资源产业化过程（Chinese medicinal resources industrialization） 是指以利用中药资源为目的的中药材种植、初加工及饮片加工过程、中药提取物以及以消耗中药及天然药用生物资源为特征的资源产品制造过程等。

2. 中药废弃物及副产物（Chinese medicine wastes and by-products） 是指在药材生产过程、中药提取物制备过程或中药配方颗粒生产过程，以及以消耗中药及天然药用生物资源为特征的资源产品制造过程中产生的未被开发利用的中药资源生物体废弃组织器官，未被利用的可利用物质，中药废渣、废水、废气以及其他副产物等。

3. 废弃物资源化（wastes recycling） 是指通过回收、加工转化、精制工程等循环再利用，使废弃物成为再生资源，属于国际上资源循环利用或资源再生利用范畴。废弃物资源化主要包括废弃物处理并从中回收资源性物质、废弃物利用并制取新的资源性物质开发资源产品、废弃物回收并经过加工转化获得新用途、从废弃物中回收能量等。

4. 中药资源产品（resources products of Chinese medicinal materials） 是指以消耗中药及天然药用生物资源为主的医药原料、中间体及其制剂产品，保健食品与功能性产品，精细化工原料、中间体及其日用健康产品等。

5. 中药废弃物利用策略（the utilization strategy of Chinese medicine wastes） 是指依据中药废弃物产生的不同阶段和废弃物的不同理化性质，对其利用途径、利用方式、最终利用价值的体现等所依据的指导思想和采取的措施等。可归纳为传统"非药用部位"多途径利用策略、药材加工过程废弃物回收利用策略、中药资源深加工过程废弃物回收利用策略。

6. 中药废弃物资源化模式（the resources modes of Chinese medicine wastes） 是指针对中药废弃物的资源化潜力、所含资源性物质的利用价值大小等资源属性而采取的粗放低值化利用模式、转化增效利用模式和精细高值化利用模式。

7. 资源性物质（resource materials） 是指中药废弃物中具有资源化潜力及可被利用的原材料、化学物质以及转化产物等。

8. 低值化利用（low value utilization） 是指利用价值较低的中药废弃物或废弃物资源化潜力较低，可作为投入成本低的肥料、燃料以及饲料等进行利用。

9. 高值化利用（high value utilization） 是指采用现代科学方法和集成技术，促使中药废弃物中资源性物质的资源化，并开发具有高利用效率和高附加值的系列资源产品等，相对于废弃物的燃烧或填埋等简单利用方式，属于高值化利用。

10. 资源化潜力（resources potential） 是指中药废弃物的资源化开发潜力，可通过资源量、经济性、社会效益、生态效益等对资源化潜力进行评估。

第三节　中药废弃物及副产物的资源化利用策略与技术体系

中药资源高效利用是实现资源节约型、环境友好型循环经济发展理念，保障中医药事业健康可持续发展的重大战略问题。因此，围绕中药资源产业化过程中产生的废弃物及副产物开展资源化利用研究，以形成节约资源、保护环境的资源循环型、环境友好型低碳经济产业链。依据中药废弃物及副产物的资源化途径与水平，逐渐形成中药废弃物利用策略与资源化模式，为中药废弃物资源化和产业化提供指引和方法技术支撑，既是中药资源化学研究思想的具体体现，又是中药资源实现综合利用、提升利用效率的重要内容。

一、中药资源产业化过程废弃物及副产物的资源化利用策略

基于循环经济理念和因地制宜的基本原则，依据生态学和生态工程学原理，将中药废弃物资源化利用集成技术作为支撑，构建中药废弃物资源化利用模式，实现中药资源产业循环利用经济。以中药资源化学（resources chemistry of Chinese medicinal materials）研究思路与方法为指导，依据中药废弃物产生的不同阶段、不同理化性质和特点，提出中药废弃物的多级利用策略。

中药废弃物资源化利用体现中药资源化学的重要研究思想，是其实现中药资源高效综合利

用、提升资源利用效率的重要内容。因此,以中药资源化学基本理论为指导,集成化学、生物学、农学、生物转化、重组工程菌等领域的适宜方法和技术,围绕中药资源产业化过程中产生的中药废弃物开展资源化利用研究,形成节约资源、保护环境的循环型、环境友好型低碳经济产业链。

随着社会和经济发展,全球能耗不断增加,仅凭传统能源必然无法支持未来的能源消耗,因此大力发展新能源已在各国政府中形成共识。而在各种新能源形式中,生物质能源(bioenergy)近年来受到广泛的重视和发展。而中药废弃物尤其是植物纤维资源,逐渐成为生物质能源生产的重要原料来源。从可持续发展的角度来看,中药废弃物是可再生而且洁净的能源资源。采用厌氧发酵技术可将中药废弃物进行发酵产生乙醇、沼气等能源物质,是中药废弃物综合利用的最有效的方法之一。该方法不仅能提供清洁能源,解决燃料短缺的问题,同时解决了大中型中药制药企业的药渣污染问题。因此,中药废弃物有效转化为生物质能源并进入市场,形成中药资源产业化的循环利用经济有广阔的发展前景。

中药废弃物处理与资源化不仅关系到资源的再利用和环境安全,同时与中药产业可持续发展和大中药健康产业紧密相关。依据中药废弃物的理化性质和特点,探索性提出中药废弃物的"三大利用策略"。基于循环经济理念,中药废弃物资源化对于缓解资源不足、减少环境污染、拓展其多途径资源化利用、提高中药产业的综合效益具有重要意义。

1. 药材生产过程传统"非药用部位"的循环利用策略 在药材生产与饮片加工过程中产生的大量"非药用部位"废弃物。如废弃的当归地上部分具有开发兽药和生物农药的潜在利用价值;废弃的银杏外种皮富含多糖类资源性物质,具有免疫扶正功能;银杏酚酸类又可作为生物农药开发利用。

中药资源性化学成分往往在非药用部位中含量较低但活性显著,单纯依靠分离得到这些成分,容易造成环境生态破坏且很难满足医疗需求,可采用生物转化技术解决这些成分的来源困难问题。同时,富含纤维素类、半纤维素类及木质素类等的资源性化学物质可通过挤压成型或热压成型等物理转化技术制备功能性材料。此外,由于中药组织结构中纤维素本身的结晶结构使得各类资源性物质的直接利用程度较低,可通过利用蒸汽爆破技术进行预处理,削弱纤维间的黏结,可有效提高资源性物质的利用效率和提升产品的附加值。

2. 药材及饮片加工过程副产物的循环利用策略 药材加工过程产生的废弃植物组织器官多富含糖类、蛋白及纤维素等资源性物质,可作为畜、禽、渔业等养殖业的饲料补充剂,可通过复配技术形成改良土壤结构和增加有机质的肥料基质;也可采用热压裂解工程化或发酵产生沼气,使其成为生物质能源资源等;亦可经适当加工处理包括生物转化、化学转化形成资源附加值更高的资源性物质。

在中药资源生产加工过程中还会产生大量的"非药用部位"及"下脚料",这些废弃物中通常含有大量的纤维素、蛋白、淀粉组分,容易对生态环境造成极大的压力,而对其进行生物转化降解发酵,将这一类大分子生物质转化为利用价值较高的醇、沼气等清洁能源以及微生物蛋白饲料、有机肥料等,对中药资源循环利用与可持续发展具有重要意义。

3. 中药资源深加工过程副产物的循环利用策略 中药资源产业化制造过程产生的大量药渣和排放的废水、废气等,其中尚包含未被利用的部分资源性化学成分,从开发与综合利用的角度,促使中药及天然药物资源产业化过程的废弃物资源化,通过工程技术集成促进资源性物质的转化与转移,以提升资源利用效率。在现代医药制造产业及其集成性工程技术体系的支撑下,对资源消耗量和产品规模大的中药资源性原料及其深加工产品进行提质增效和升级改造,以优化和提升生产工艺和工程化过程,提高资源性化学成分的提取、富集和转化利用率;通过拆分和解析传统药材的多元功效及其物质组分(成分),以及资源产业化过程产生的理化性质各不相同的废弃物,构建形成由复杂混合物—组分(群)—成分(群)—结构改造(修饰物)等不同科技含量、不同资源价值、不同产品形态、体现资源循环经济发展特征的中药资源新型产业结构,以有效提升资源利用效率和效益。

总之,通过在中药资源产业化全过程的各个环节推行资源循环利用发展理念和生产方式,有效地延伸和拓展资源经济产业链,系统深入地揭示中药资源中对人类健康及其相关领域具有应用价值或潜在价值的资源性化学物质,不断挖掘和创新再生资源价值与发展模式,是实现中药资源产业可持续发展的必由之路。中药废弃物及副产物循环利用策略与循环经济产业链的构成如图9-3-1 所示。

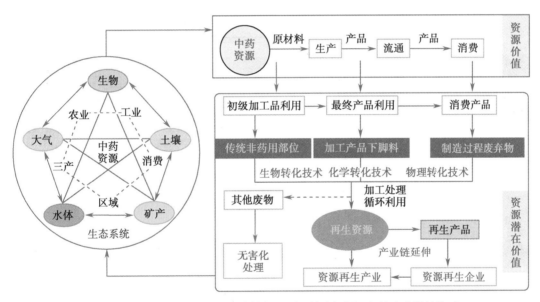

● 图 9-3-1　中药废弃物及副产物循环利用策略与循环经济产业链的构成

中药资源循环利用再生产业结构及其产业价值链重构包括基于循环经济的产业链耦合机制、基于生产者责任延伸的环境成本重置机制、基于互惠互利的社会资本整合机制等多个方面交互作用与共同推进。循环利用产业经济的发展,首先是需要政府部门研究制定并出台一系列行之有效的激励机制和政策保障体系,以形成企业革新发展的驱动力和生产者责任延伸的新型制度,以及良好的社会舆论与监督环境。从价值的再分配来触发企业遵从循环经济发展模式、调整和延伸产业结构、配置循环利用再生产所需的资源,将节约资源、减量消耗、减少排放、保护生态的社会行为与提高资源利用效率及产业发展效益有机融合,构建中药资源循环利用再生产业链和价值链,形成中药资源产业经济效益与环境生态效益相互兼顾、协调发展的稳定的中药资源生态经济产业良性发展的局面。

二、中药资源循环利用的适宜方法技术体系

中药资源生产过程所追求的目标就是高效、有效地综合开发利用资源,实现其物尽其用的目的。以中医药学、民族医药学与资源学理论为指导,通过利用药效评价、保健功能评价、兽药活性评价、农药效应评价等价值发现技术,充分挖掘中药废弃物的可利用价值。

基于中药废弃物及副产物的化学转化、生物转化和物理转化三大类方法体系,实现中药废弃物的多途径、多层次综合利用,实现中药资源产业化过程的废弃物资源化,提升废弃物资源化利用效率和效益,促进中药资源循环利用与产业健康可持续发展。图 9-3-2 为中药资源循环利用的生物转化、化学转化和物理转化方法与技术体系示意图。

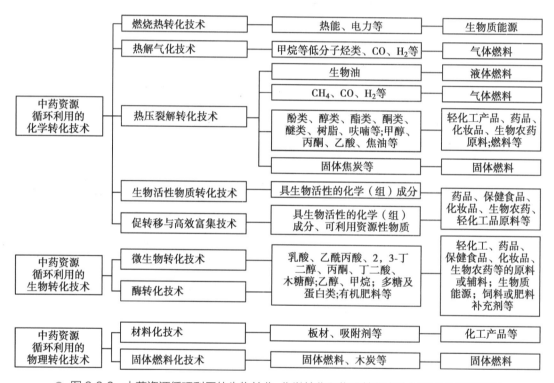

● 图 9-3-2 中药资源循环利用的生物转化、化学转化和物理转化方法与技术体系示意图

转化增效资源化模式是中药资源高效利用的一种有效途径。中药资源通过物理转化技术、化学转化技术、酶转化技术、微生物转化技术、细胞生物转化技术、发酵转化技术等,使其转化为利用价值较高的资源性物质,以提高产品附加值;通过技术革新或技术集成,提升资源性物质的利用效率。该模式是实现节约资源、循环经济的重要途径,为逐步推进中药资源产业链的延伸提供重要支撑,其资源化过程涉及多领域的多学科交融、多元化技术集成等,以实现中药资源转化增效与高效利用。

(一) 适宜于中药资源循环利用的化学转化技术

化学转化利用途径与方法技术主要包括通过热化学转化途径与技术,使中药废弃物转化为固

态、液态和气态等资源产品;通过酸、碱预处理以及化学催化反应等化学转化途径与技术,将废弃物中的大分子物质解聚转化为低聚类或小分子化学物质,或通过转化提升资源性化学物质的利用价值或潜在利用价值。

1. 热化学转化技术　热解是利用热能切断大分子量的有机物、碳氢化合物,使之转化为含碳数更少的低分子量物质的过程,包括大分子的键断裂、异构化合小分子的聚合等反应,最后生成各种较小的分子。其主要产品可通过控制反应参数,如温度、反应时间、加热速率、活性气体等加以控制。

(1)燃烧热转化技术:是将贮存在中药资源生产过程产生的废弃物中的化学能转化为可利用的热能、电能等的能源化方式,可用于供热和发电等。该方式通常是利用中药资源生产过程产生的废弃物在锅炉中燃烧,释放出热能,产生高温、高压的水蒸气(饱和蒸汽),在蒸汽过热器吸热后成为过热蒸汽,进入汽轮机膨胀做功,以高速度喷向涡轮叶片,驱动发电机发电。做功后的乏汽在向冷却水释放出热量后凝结为水,经给水泵重新进入锅炉,完成一个循环。目前,利用中药废弃物进行燃烧热转化技术多采用与煤等矿物燃料进行混合燃烧而实现能源转化,它不仅为生物质和矿物燃料的优化混合提供机会,同时许多现存设备不需太大的改造,使整个投资费用低,利于推广。

燃烧热转化技术虽一定程度上缓解中药废弃物处理压力及提供热能和电能,但直接燃烧效率低、烟尘排放量大、污染环境等,是粗放低值化的利用方式。

(2)热解气化技术:热解气化是所有生物质热化学加工中开发最早、可规模化生产的利用技术,从气化到产品气的后续加工和应用均已有较高的商业化程度。其基本原理是在一定的热力学条件下,借助部分空气(或氧气)、水蒸气的作用,使生物质的高聚物发生热解、氧化、还原、重整反应,最终转化为一氧化碳、氢气和低分子烃类等可燃性气体的过程。

生物质热解气化在气化反应器中进行,按照使用的氧化介质不同可以划分为空气气化、氧气气化、水蒸气气化,也可以同时使用2种介质气化。空气气化成本低廉,但是由于有氮气的稀释作用,使得裂解后的燃气热值降低。氧气气化成本较高,但是燃气纯度和热值较高。两者均为自供热气化,即氧化过程的放热可以供给其他阶段的吸热。水蒸气气化效果也较好,但需要外加热源。共同使用多种介质的气化反应可以较好地互补各种介质的缺点。目前常用的热解气化装置主要有固定床气化炉、流化床气化炉、循环流化床系统等。

通过热解气化技术产生的粗燃气经净化后可直接作为燃料,也可用于发电、供热等。热解气化发电是生物质能源的最有效、最洁净的利用方法之一。该技术为中药资源产业化过程产生的大量废弃物的资源化利用提供有效途径和技术支撑,从而避免废弃物对环境生态的污染。该方面的研究与产业化实施将具有重大意义和广阔的应用前景。

(3)热压裂解转化技术:是指在隔绝氧气或少量供氧的条件下热裂解为液体生物油、可燃气体和木炭3个组成部分的过程。该技术与热解气化技术的主要区别为一是需氧量不同,二是收集产物的形式不同。气化技术以气体为主要收集对象,热/裂解技术则以可燃生物油为主要收集对象。不同的热/压裂解工艺技术条件,其转化率一般为50%~90%,大致可以分为高压热解、常压热解、常压快速热解、气化合成、超临界液化5种类型。

中药资源植物的茎杆等非药用部位以及根及根茎类、茎枝类药材经提取后产生的药渣均富含纤维素、半纤维素、木质素等物质,这3类物质可分别在325~375℃、225~350℃和250~500℃裂解产生具有不同化学组成的生物油及木炭和可燃性气体。其中,纤维素裂解产生的生物油其化学组成主要为醛类、酮类和有机酸类化学成分;半纤维素裂解产生的生物油其主要化学组成为乙酸、1-羟基丙酮、1-羟基-2-丁酮、糠醛及环戊烯酮等;木质素裂解产生的生物油则主要含有芳香烃类及苯酚等化学成分。其工艺过程如图9-3-3所示。

以中药资源产业化过程中产生的固态废弃物为主要原料经热/压裂解产生的生物油可以直接燃烧发电,也可精炼或者改性后作柴油的替代资源,或用作提取各种化学用品的化工原料。裂解产生的气态产物可用作工业燃烧用气。炭化物可用作锅炉的固体燃料,也可用于生产活性炭、纳米炭,也可经进一步裂解生产天然气。

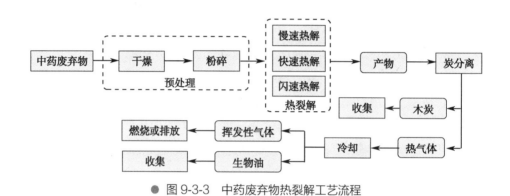

● 图9-3-3 中药废弃物热裂解工艺流程

(4)直接液化技术:是一项新兴生物质能利用技术,其目的仍然是裂解生物质提取生物油。直接液化技术是在一定温度和压力条件下,借助溶剂及催化剂的作用将木质生物质转化为生物油的热化学过程。与传统的热裂解技术不同的是,直接液化技术的反应温度较低、反应压力较高,需要借助气体、溶剂和催化剂;产生的生物油的物理和化学性质更为稳定。

直接液化的最佳反应温度通常为250~350℃、最佳反应压力为10~29MPa,常用的气体包括惰性气体和还原性气体(H_2、CO_2等),溶剂包括水、苯酚、杂酚油、邻环己基苯酚、乙二醇、丙三醇、聚乙二醇以及超临界液体等。

适用于中药废弃物处理的直接液化技术工艺流程如图9-3-4所示。取纤维素、木质素含量较高的中药废弃物经干燥和粉碎后可直接输入液化反应器,有时也可用稀酸或碱水解后再进入液化反应器以提高液化效率。液化后生成的炙热气体与木炭分离后,木炭可以经气化生成还原性气体回用到液化反应器中;炙热气体经冷凝后分离为生物油和挥发性气体,挥发性气体中的惰性和还原性成分也可回用到液化反应器中。直接液化技术由于成本高、技术尚不成熟,目前尚未有规模

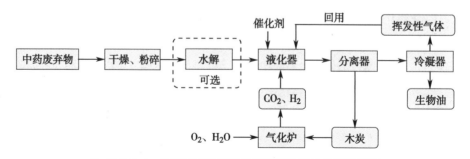

● 图9-3-4 中药废弃物直接液化制备生物油的工艺流程

化的应用,现有报道均为小试和中试。但由于其对生物质的液化效果优于传统的热裂解液化技术,所以具有较大的应用潜力,是未来的发展方向。

2. 化学反应转化技术

(1)酸预水解化学转化技术:中药废弃生物质原料经酸预水解后,组织材料中的半纤维素与纤维素之间的连接键被解离,得到由纤维素和木质素组成的固体物质,或可用作制浆造纸的原料,或经进一步发酵生产获得乳酸或乙醇等。

(2)碱预水解化学转化技术:利用不同浓度的碱液与某些助剂的共同作用,将中药生物质中的不同类型的多聚糖提取出来。碱液还可削弱皂化纤维素与半纤维素之间的氢键、半纤维素与木质素之间的酯键,从而将半纤维素释放到溶液中。

(3)化学催化反应转化技术:以中药生物质、中药资源性化学成分、中药生产过程产生的废水等为原料,加入特定的化学催化试剂,促使中药资源性化学成分转化为高附加值的可利用物质,进一步开发为资源产品,同时亦减少废弃物对环境的污染。

(二) 适宜于中药资源循环利用的生物转化技术

生物转化(bioconversion,biotransformation)是指利用酶或者生物有机体(细胞、细胞器、组织等)作为催化剂,对外源性底物进行特异性的结构修饰以获得有价值产物的化学反应过程。生物转化是指利用生物体系(包括微生物、植物和动物)以及生物体系的酶制剂作为催化剂,对外源性底物进行结构修饰时所发生的化学反应。生物转化的本质是生物体系的酶对外源性底物的催化反应。生物转化反应具有高效、高选择性、反应清洁、产物单纯、易分离纯化、能耗低等优点,符合绿色化学的要求。生物转化中常用的有机体主要是微生物,其本质是利用微生物细胞内的酶进行催化,促进生物转化的进程。

目前,生物转化技术已广泛应用于中药资源高效利用过程中,所涉及的反应包括氧化、还原、酯化、水解、缩合、聚合等。生物转化具有选择性高、反应条件温和、转化效率高、副产物少、产物接近天然及能够进行传统有机合成难以进行的化学反应等特点。

常用的生物转化技术包括:①按照微生物来源可分为植物内生菌生物转化、肠道菌生物转化、极端微生物转化以及基因工程菌转化等;②按照微生物的存在形式可分为静息细胞转化、酶生物转化、微生物孢子转化以及渗透细胞生物转化等;③依据对氧的需要可分为厌氧性发酵和好氧性发酵;④依据培养基的物理性状可分为液态发酵和固态发酵;⑤依据发酵设备可分为敞口发酵、密闭发酵、浅盘发酵和深层发酵等。近年来,随着现代生物技术的快速发展,多种新型的生物转化技术在中药资源高效利用方面的应用日益广泛和深入。

1. 非水相体系极端微生物转化技术 生物转化通常在水相中进行,而对于中药难溶性成分就存在水相中底物溶解度低而使转化效率不高的不利因素。可以通过改变反应的溶剂体系以克服底物溶解度低的困难,可在转化体系中加入有机溶剂以增加中药难溶性成分的溶解度,此法称为非水相生物转化技术。普通的微生物在非水相体系中存在易失活的问题,寻找有转化能力的耐有机溶剂极端微生物和酶类,并掌握最优的转化条件是这一技术的关键核心。

在传统的以葛根素为底物的微生物水相转化体系中,底物浓度(<4g/L)和产率(<80%)通常维持在较低的水平。以20%二甲基亚砜(DMSO)为筛选溶剂,从油污土壤中筛选得到一株能高效催

化葛根素糖基化的菌株 *Arthrobacter nicotianae* XM6。该菌株能胞外分泌一种新型的果糖苷酶,该酶在 25%DMSO 和甲醇中能保持高稳定性和催化活性,在 110.4g/L 葛根素的高浓度底物下产率高达 90.6%(图 9-3-5)。

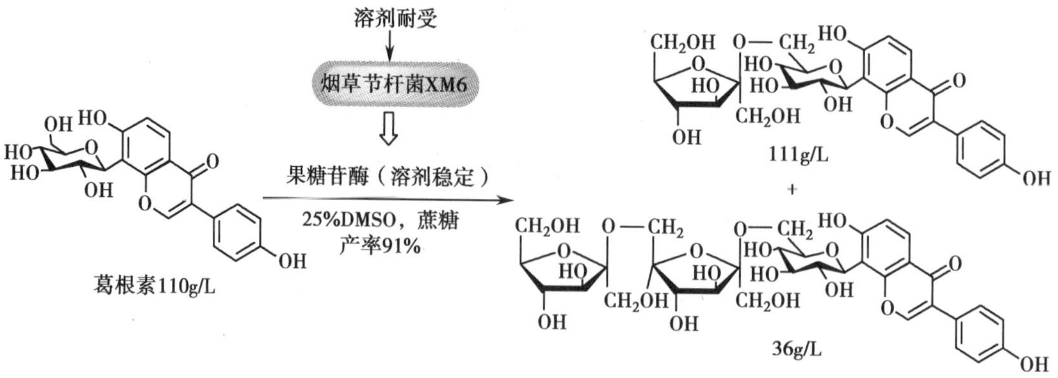

● 图 9-3-5　XM6 分泌的果糖苷酶催化葛根素生成糖基化衍生物示意图

2. 环糊精包合技术　环糊精包合技术可从以下两个方面提高微生物对中药底物的生物转化效率:一方面可提高中药资源性化学成分的溶解度;另一方面环糊精与微生物细胞膜存在一定的相互作用,具有较好的生物相容性,能增加环糊精包裹的底物分子与微生物细胞膜内酶的接触效率。由于甾体化合物在水中的溶解度低而导致其生物转化率低,是目前国际上甾体工业普遍关注的关键问题和难点问题。增加底物颗粒的分散度,促进底物在反应体系中的高度分散,加速底物颗粒的传质过程是提高甾体转化效率的关键因素。如以来源于中药资源的甾体化合物为原料生产氢化可的松,所采用的即是环糊精包合技术:以新月弯孢霉为实验菌种,采用超声法制备 β- 环糊精与底物甾体的包合物,进行转化生产。结果表明,采用 β- 环糊精包合后甾体底物浓度可由 2g/L 提高至 3g/L,在 2L 发酵罐中氢化可的松收率依然维持较高的水平(57.8%)。

3. 变压生物转化技术　变压生物转化技术亦是解决底物溶解度低及酶溶出少问题的另一新型技术。通过改变发酵过程中的压力,从而改变底物晶体结构,增加其溶解性;同时能增加反应体系溶氧,提高细胞膜通透性,使胞内代谢流向目的产物方向加强,达到提高发酵产率的目的。该技术目前已广泛应用于谷氨酸、脯氨酸等氨基酸发酵行业,同时在中药资源性成分转化过程中具有一定的应用前景。

4. 超声波强化生物转化技术　超声波强化生物转化技术也能解决底物溶解与细胞活性酶释放的双重难题。超声波处理可以促进中药资源性化学成分溶解,促使细胞内的活性转化酶释放,提高酶活力,提高转化效率等。如采用肠道菌对黄芩苷进行转化,在不采用超声波处理技术的情况下几乎检测不到黄芩苷转化产物黄芩素;采用超声波处理技术能显著提高黄芩素的得率,在 40kHz 40 分钟的超声波处理条件下,黄芩素的最高得率可达 73.9%。

5. 固定化技术　采用游离酶或微生物细胞进行中药资源性成分生物转化时,亦存在催化剂浓度低、易失活、不能重复利用等问题。反应体系中酶或微生物细胞的频繁更换既增加反应成本、降低反应速率,同时易产生较多的废弃物而造成二次污染等。采用固定化技术能有针对性地解决这些难题。

固定化技术包括固定化酶技术与固定化微生物技术,是采用化学或物理手段将游离的酶或者微生物定位于限定的空间区域内,以提高酶或微生物细胞的浓度,使其保持较高的生物活性并反复利用的方法。如将糖苷型异黄酮水解成活性更强的苷元型异黄酮时,固定 β- 葡糖苷酶的方法是用海藻酸钙包埋富含 β- 葡糖苷酶的黑曲霉孢子。在优选的底物浓度、pH 和温度的条件下,当固定化酶株体积占反应总体积的 5%,糖苷型异黄酮浓度为 1.2mg/ml,作用 24 小时时的酶解效果良好。连续 7 批的转化率均可保持在 90% 以上,显示本法可稳定高效地多次使用。

6. 级联生物转化技术　中药资源性化合物的结构改造往往是需要多种酶参与的多步反应,反应过程中容易造成中间体的浪费、操作时间长、能耗大等问题。

发展级联生物转化,即无中间体回收步骤的组合催化反应是实现具有内在安全设计的可持续生物转化的一个重要发展方向。它能显著减少操作时间、成本、辅助化学品的消耗及能源的使用,因此可减少原料的使用和废弃物的产生。级联转化和多步协同转化的全开发需要发展新型、相互兼容的生物合成方法及工艺,最终实现生物合成的全集成。在中药资源性化学成分的合成与改造过程中,级联生物转化技术有多种表现形式,包括传统的一锅煮法、组合生物催化法以及近年来兴起的组合生物合成技术等。

7. 固态双相发酵技术　对于绝大多数生物转化体系而言,液态发酵占据主体,然而液态发酵过程中的能耗高、有机废水量大等问题成为限制发酵工业可持续发展的主要问题。固相发酵技术在一定程度上弥补液态发酵的不足;同时针对中药资源成分生物转化这一特殊命题,通过理性设计药物基质与发酵菌株,在此基础上建立起固态双相发酵技术,既能低能环保地实现药效分子的结构优化,又能取得良好的协同增效作用。

例如以灵芝菌为发酵菌株、人参为药物基质进行双相固体发酵获得参灵菌质,既保留人参、灵芝固有的有效成分,又使人参中的稀有皂苷 Rg_3、Rh_1 含量明显增高,使两者发挥协同促进作用。

8. 离子液体纤维素均相酶解技术　在中药资源中存在丰富的木质纤维素类物质,酶法转化是实现木质纤维素向燃料及化学品高效转化的最佳途径。然而木质纤维素的化学成分和结构非常复杂,其高效降解必须在多种水解酶如内切葡聚糖酶、外切葡聚糖酶、葡糖苷酶、木聚糖酶、甘露聚糖酶等协同下才能完成。虽然一些大型酶制剂公司已开发出数十种不同比例的复合酶制剂商品并投向市场,但木质纤维素酶解技术还未能真正实现产业化,主要原因是水解过程中需要的酶种类多、用量大,导致成本过高。

离子液体是指在室温或接近室温下呈现液态的、完全由阴阳离子所组成的盐,也称为低温熔融盐。由于离子液体所具有的独特的溶解性能,可利用稳定存在于高浓度离子液体体系的纤维素酶原位均相水解处于溶解态的纤维素,在简化预处理工序的同时突破纤维素的天然致密结构,从而实现酶与底物的多维契合与高效水解。中药资源生产过程中会产生含有大量纤维素的生物质,不加以利用可导致资源浪费与环境污染。可利用此项技术将这些废弃物中的纤维素组分高效酶解糖化。

9. 联合生物加工技术　面对中药废弃物中的大量纤维素资源,除采用纤维素酶将其水解糖化外,最理想的是将其进一步发酵成生物乙醇(或生物丁醇)等清洁能源。然而该转化过程中居高不下的成本问题成为制约其工业化进程的最大障碍。首先木质纤维素需要在复杂的纤维素酶系统酶解作用下生成己糖(葡萄糖)和戊糖(木糖、阿拉伯糖)等混合糖;接下来微生物利用混合糖发酵生产乙醇时会发生碳源分解代谢阻遏效应(carbon catabolite repression,CCR),即葡萄糖的存在严重影响木糖、阿拉伯糖等戊糖的转运和利用,这种有选择性地先后利用使得发酵过程更加复杂,而且大大降低产物的得率及生产强度。因此,高效纤维素酶降解系统的开发,微生物混合糖发酵系统的途径优化,产酶、糖化、发酵三部分的有效集成成为木质纤维素高效生产生物乙醇的关键。

分步水解发酵法、同时糖化发酵法等工艺生产纤维素酶主要存在分步且价格高昂的问题,将产酶过程与糖化、发酵集成在一个反应器内同步进行的联合生物加工技术有效地降低酶的生产成本及过程操作和设备投资成本。首先纤维素酶将木质纤维素降解为己糖和戊糖,然后己糖、戊糖通过细胞转运系统进入细胞内,在细胞内糖类经过复杂转化和变换进入糖酵解途径,最后合成生物乙醇。

10. 干发酵技术　干发酵技术是指以有机废弃物为原料(干物质浓度在20%以上),利用厌氧菌将其分解为 CH_4、CO_2、H_2S 等气体的发酵工艺。与湿发酵技术相比,耗能低且产气效率高是其主要优点。目前已有的干发酵系统有车库型干发酵系统、气袋型干发酵系统、干湿联合型发酵系统、渗滤液储存桶型干发酵系统等大型沼气干发酵系统,已经投入生产性应用,可进行规模化的沼气生产。在中药废弃物中存在大量的纤维素、蛋白、淀粉等组分,是制取沼气的理想原料,可采用此项技术将中药废弃物进行资源化利用。

11. 好氧堆肥技术　堆肥技术主要是利用多种微生物的作用,将植物有机残体进行矿质化、腐殖化和无害化,使各种复杂的有机态的养分转化为可溶性养分和腐殖质,同时利用堆积时所产生的高温(60~70℃)来杀死原材料中所带来的病菌、虫卵和杂草种子,达到无害化的目的。堆肥技术主要用于农业废弃物处理及其资源化利用过程中。中药产业化过程中产生的非药用部位以及药渣、沉淀物等废弃物富含糖类、蛋白类、纤维素类等营养物质,为良好的堆肥原料。近年来,堆肥技术逐步应用于中药废弃物处理过程,使其转化为生物肥料用于农业生产,为目前中药渣等废弃物实现循环利用的主要资源化方式。

堆肥既可以在好氧条件下进行,也可以在厌氧条件下进行。目前应用较多的堆肥技术主要为好氧堆肥,好氧堆肥按是否加入外源微生物可进一步分为高温堆腐技术和菌剂堆腐技术。高温堆腐技术为过去较常用的一种堆肥技术,主要是在适宜的温度和湿度条件下,通过原料自身含有的好氧微生物来分解纤维素、半纤维素、木质素等物质达到提高肥效的目的;而菌剂堆腐技术主要是通过合理地接种外源微生物而达到有利于缩短发酵时间,减少有机物料中的难分解物质,从而提高肥料的质量,具有堆腐时间短、腐熟程度好等特点。总之,无论采用何种堆腐技术,为了获得优质的堆肥,在堆制过程中千方百计地为微生物的生命活动创造良好的条件是加快堆肥腐熟和提高肥效的关键。

综上表明,围绕中药资源高效利用和环境友好所进行的中药资源化学研究和资源循环利用体系的建立,需要对其化学物质的组成、结构、性质及其动态变化规律进行系统研究和揭示。化学物质是资源构成的基础,与资源循环利用的关系极为密切。化学是链接资源循环科学与工程技术学科的关键环节,并由此派生出材料化学、资源化学、环境化学、地球化学等交叉性多元融合学科,这是社会进步和产业发展的需求和动力使然,也得益于相关领域新材料、新方法、工程技术、信息技术等科学技术的进步和战略性新兴产业的发展给予的有力支撑。

(三) 适宜于中药资源循环利用的物理转化技术

中药资源生产过程产生的非法定药用部位如草本、木本等地上茎、叶、秆等资源产品深加工过程产生的废弃药渣等通常含有丰富的纤维素类、半纤维素类及木质素类等资源性化学物质,是一类具有潜在开发利用价值的潜在资源。物理转化技术为中药资源生产加工过程产生的废弃非药用组织器官、深加工过程产生的药渣的资源化利用提供一种工艺简单、成本较低、可操作性强的资源化利用途径。常见的物理转化途径有适宜于提高中药废渣中资源性物质得率的蒸汽爆破预处理技术、适宜于富含纤维的非法定药用部位及药渣的固化成型技术、适宜于混合药渣分离并实现分别利用的气流分选技术、适宜于中药制药废水净化及可利用物质回收利用的混凝技术等。

1. 蒸汽爆破预处理物理转化技术 采用蒸汽爆破预处理中药资源生产过程中产生的废弃物可显著提高固态中药废渣中纤维素类资源性物质的得率和酶解产量,同时可使其中尚有利用价值的次生小分子产物的转移率明显提高。常用的方法技术为将原料置于蒸气压可达 3MPa、235℃饱和水蒸气温度的电力蒸汽锅中,先在高温高压和水蒸气作用下处理,然后突然将高压释放,此时存在于植物纤维孔隙间的气体急剧膨胀产生爆破效果,被处理的原料胀裂为细小纤维态,其中的纤维素、半纤维素会部分降解,为废弃物的进一步利用提供必要条件。

2. 固化成型物理转化技术 压缩固化成型技术可分为热压缩成型技术、冷压缩成型技术和炭化成型技术 3 种。热压缩颗粒成型技术是将生物质原料加热到一定温度(150~300℃),使其中的木质素具有一定的黏性时,再通过施压将松散的生物质颗粒压制成具有一定形状、密度较大的成型材料的技术。该技术将粉碎后的原材料在高温及高压下压缩成高密度成型燃料或建筑材料,极大地降低生物质的储运成本,提高其燃烧效率和抗压强度。冷压缩颗粒成型技术是在常温下通过特殊的挤压方式,使粉碎的纤维结构互相镶嵌包裹而形成颗粒。炭化成型技术是将成型燃料经干燥后,置于炭化设备中,在缺氧条件下闷烧,即可得到机制木炭的技术。

中药采收加工过程中产生的非药用部位以及提取精制过程中产生的药渣等废弃物均富含纤维素、半纤维素、木质素、糖类等物质,可通过适宜的固化成型技术生产可替代煤炭的压块燃料和高性能成型活性炭,克服生物质能量密度低、燃烧效率低的缺点。该技术尚可用来制备纤维板、木塑板等资源产品。通过材料化技术将中药固体废弃物挤压成型是生物质固化技术的核心,成型有间歇式挤压和连续式挤压等方式。如有报道以生产黄蜀葵花所产生的非法定药用部位茎资源为主要原料,经热压成型技术用于制备纤维复合板,为黄蜀葵药用植物资源循环利用提供支撑。

3. 气流分选技术 气流分选技术主要是依靠混合物料中各组分的密度不同,通过气流使其达到分离的一种分选技术。按气流吹入分选设备的方向不同,气流分选设备可分为 2 种类型:水平气流分选机(又称为卧式风力分选机)和上升气流分选机(又称为立式风力分选机)。研究表明,要使物料在分选机内达到较好的分选效果,就要使气流在分选筒内产生湍流和剪切力,从而将物料团块进行分散,有利于各物料的分选。

根据风机与旋流器安装位置的不同,立式风力分选机可分为3种不同的结构形式,但工作原理基本一致。即经破碎后的中药渣等废弃物从中部给料,在上升气流的作用下,物料中的各组分按密度进行分离,重质组分从底部出料,轻质组分从顶部排出,通过旋风分离器进行气固分离,从而达到分选的目的。卧式风力分选机从侧面送风,物料经破碎和筛分使其粒度均匀后,定量给入分选设备内,物料在下降过程中,被送入的气流吹散,各组分按不同的运动轨迹分别落入重质组分、中重组分和轻质组分收集槽内,从而达到分选的目的。

气流分选技术作为一种传统的分选方式,对于质地、密度不同的中药混合药渣的回收利用具有重要作用。如在进行丹红注射液药渣回收利用时,因红花药渣质地较轻、密度较小,而丹参药渣质地较硬、密度较大,可采用气流分选技术将两者进行初步分离后再行分别回收,实现其资源循环利用。

4. 混凝技术　混凝处理法为目前国内外普遍采用的一种水质处理方法,广泛用于制药废水预处理及后续处理过程中。它是通过向废水中投加混凝剂,使其中的胶体微粒等发生凝聚和絮凝(合称混凝)而相互聚结形成较大的颗粒或絮凝体,进而从水中分离出来,以净化废水的方法。混凝处理法一般先投加聚合硫酸铁(PFS)、聚合硫酸氯化铁铝(PAFCS)等无机絮凝剂,再加入少量的聚丙烯酰胺(PAM)等有机高分子絮凝剂,具体投加量按实际情况以达到经济实用的效果为佳。有研究报道对中药制药废水进行处理,结果表明每种絮凝剂都存在其最佳投药量,PFS 与 PAC 为 80~100mg/L,PFSS 为 1.0mg/L,PFS 较 PAC 有更好的絮凝效果;有机阳离子高分子絮凝剂可增强 PFS 与 PAC 的絮凝效果,而对 PFSS 的影响不显著。

利用混凝技术处理中药产业化过程中产生的制药废水,一方面可实现净化水体的作用;另一方面也可使中药制药废水中含有的细分散固体颗粒、乳状油及胶体物质通过沉降而回收利用,实现其循环利用的目的。

三、中药资源循环利用发展模式的形成

依据社会需求、行业及区域经济发展水平,基于中药资源全产业链各个环节产生的废弃物及副产物形成背景、利用现状、生态压力诸因素,通过长期探索实践和理论创新,形成转化增效、精细高值化、粗放低值化的多层级利用策略。基于不同类型废弃物的理化性质、资源化潜力等特点,创建 5 类中药资源循环利用模式(如图 9-3-6):①针对具有潜在药用价值的非药用部位,创建"基于药材生产过程传统非药用部位的新资源药材、医药产品开发模式";②针对具有生物转化潜质的中药废弃物,创建"基于中药固废物及副产物的生物酶、低聚糖、生物醇等系列产品开发模式";③针对具有热解炭化价值的中药废弃物,创建"基于中药固废物的炭 - 液 - 气联产产品开发模式";④针对药食两用资源特点的非药用部位,创建"基于药材生产过程传统非药用部位的功能食品开发模式";⑤针对具有材料化性能的中药废弃物,创建"基于中药固废物的功能材料制备及产品开发模式"。通过推广应用,形成综合效益显著增加、资源浪费与环境压力显著减少的"一增一减"绿色发展样板,为推动我国中药产业提质增效和可持续发展,促进生产方式与发展模式转变探索出一条可复制、易推广的有效途径。

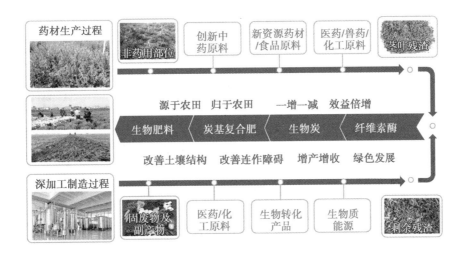

● 图 9-3-6　药材生产与深加工过程产生的非药用部位、固液废弃物及副产物循环利用模式

实例 1　丹参资源生产过程非药用部位的资源化利用

丹参是中医临床常用的大宗药材,具有活血祛瘀、通经止痛、清心除烦、凉血消痈的功效,也是中成药制剂的重要原料。随着人口老龄化及心血管疾病发病率的逐年增长,依赖自然资源提供的丹参药材已逐渐由人工种植所代替。然而,在丹参传统药用部位根及根茎的采收过程中,产生的大量丹参地上部分未被有效利用而废弃,造成资源浪费和环境污染。丹参叶早在清代《医方守约》中就有药用的记载,即"丹参叶捣烂,合酒糟敷乳,肿初起立消"。在《山东药用植物志》中记载有"丹参茎叶具有活血化瘀,清心除烦之功效"。

对于丹参地上部分的化学成分及药理活性方面的研究已经逐步开展,研究发现丹参茎、叶具有抗菌、抗病毒、抗肿瘤、抗氧化、活血化瘀等多种生物活性,可用于血栓、冠心病等心血管疾病以及糖尿病糖代谢紊乱等症的治疗。目前,丹参茎、叶已被《陕西省中药材标准》收录。此外,丹参花可配制成丹参花露饮品,具有扩张血管、预防心血管疾病的保健功效。丹参非药用部位资源化利用途径如图 9-3-7 所示。

(1)丹参茎、叶:化学成分分析表明,丹参茎、叶部分的生物量约占全株重量的 67%。茎、叶中的总酚酸含量等于或高于根部,其中含有较为丰富的丹酚酸 B、迷迭香酸(rosmarinic acid),以及丹酚酸 A、丹参素、咖啡酸、原儿茶醛、阿魏酸等资源性化学成分。活性评价表明其具有抗艾滋病病毒、抗癌、抗菌、抗炎、抗氧化等作用,可直接作为升高白细胞及血小板的药物制剂原料,如原发性或继发性血小板减少性紫癜,以及因化疗或放疗引起的白细胞及血小板减少等。此外,丹参叶中的 K、Zn、Cu、Fe 含量也明显高于丹参根,并且还含有 Mg、Mn、Co、Cr、Ni 等多种微量元素,可降低血压、纠正人体胆固醇的异常代谢,对防治冠心病具有一定的价值。

1)丹参茎、叶(地上部分)注射液的开发利用:取丹参去根后的地上部分(干品)洗净,称取2 500g,切细,以蒸馏水冲洗 2 次,置煎锅中,加入注射用水至药面。煎煮 2 次(第 1 次 1.5 小时,第2 次 1 小时),合并 2 次药液,浓缩至每 1ml 相当于生药 2g,冷却后加入乙醇,边加入边搅拌,至含醇量达 75%,冷藏 40 小时,过滤。滤液减压回收乙醇,并浓缩至每 1ml 相当于生药 6g 左右,冷却后,

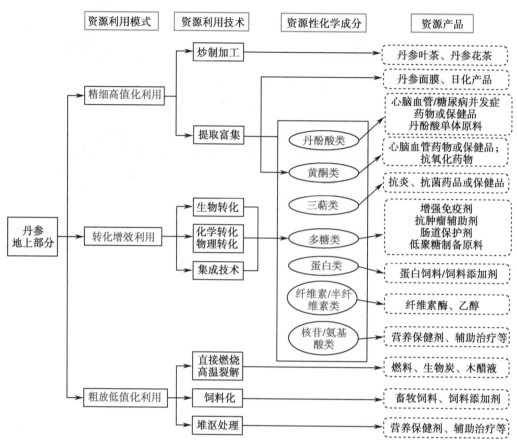

| 资源利用模式 | 资源利用技术 | 资源性化学成分 | 资源产品 |

精细高值化利用 → 炒制加工 → 丹参叶茶、丹参花茶

提取富集 → 丹参面膜、日化产品

丹酚酸类 → 心脑血管/糖尿病并发症药物或保健品 丹酚酸单体原料

黄酮类 → 心脑血管药物或保健品；抗氧化药物

三萜类 → 抗炎、抗菌药品或保健品

多糖类 → 增强免疫剂 抗肿瘤辅助剂 肠道保护剂 低聚糖制备原料

蛋白类 → 蛋白饲料/饲料添加剂

纤维素/半纤维素类 → 纤维素酶、乙醇

核苷/氨基酸类 → 营养保健剂、辅助治疗等

丹参地上部分 → 转化增效利用 → 生物转化 / 化学转化 物理转化 / 集成技术

粗放低值化利用 → 直接燃烧 高温裂解 → 燃料、生物炭、木醋液

饲料化 → 畜牧饲料、饲料添加剂

堆沤处理 → 营养保健剂、辅助治疗等

● 图 9-3-7　丹参非药用部位资源化利用途径

边搅拌边加入乙醇至含醇量达 85%，冷藏 40 小时，过滤。滤液减压回收乙醇，并浓缩至每 1ml 相当于生药 6g，加入 6 倍量的注射用水搅匀，并调节 pH 至 6.5 左右，冷藏约 40 小时，过滤。滤液以 10% NaOH 调 pH 6.8 左右，加热煮沸半小时，加入约 0.5% 的活性炭，保温处理 15 分钟，稍冷后滤过。最后以注射用水稀释至每 1ml 相当于生药 1.5g［浓度与丹参(根)注射液相同］，调节 pH 至 6.8，精滤至澄明，灌封于 2ml 安瓿中，以 100℃ 灭菌半小时即得。

2)丹参茎、叶中丹酚酸 B、丹参素的开发利用：丹参茎、叶富含酚酸类成分，其中丹参素的含量约为丹参根含量的 2 倍，因此丹参茎、叶可作为提取丹酚酸类成分的优良原料。有研究采用响应面法优化超声波辅助提取丹参茎、叶总酚酸的工艺参数，确定为乙醇浓度 63%、浸提时间 43 分钟、温度 50℃、液料比 33∶1(ml/g)，在此条件下，总酚酸提取率达到 7.78%。此外，有专利报道以丹参茎、叶为原料，经水提取、冷藏及离心过滤、调 pH、大孔吸附树脂分离、干燥等工艺制备得到资源性成分丹参素及丹酚酸 B，充分利用了丹参茎、叶资源。

3)丹参叶保健饮料的开发利用：丹参叶经超纯水浸提后，加入木糖醇、柠檬酸、蜂蜜等辅料，可制成丹参叶保健饮料。其制备工艺流程为丹参叶—清洗—浸泡—切碎—热烫—提取—过滤—二次提取—过滤—合并提取液—放置澄清—过滤—澄清液—风味调配—均质—灌装—灭菌—成品。

4)丹参叶茶的开发利用：丹参叶茶的制备工艺流程为采收后经萎凋—杀青—揉捻—干燥—丹参叶茶。丹参叶茶具有调节血脂、改善微循环、抗氧化、延缓衰老、安神利眠的保健作用。

5)丹参叶的其他利用途径：丹参叶配伍芍药花、黄芪、枸杞子可制成具有延缓衰老、美白肌肤功效的保健食品或药品,具有广泛的应用前景。

(2) 丹参花:丹参花为轮伞花序组成顶生或俯生的总状花序,花期为5—9月。丹参花中含有烷烃、烯烃、酮醇类等成分。丹参花的挥发油主要由倍半萜和脂肪酸构成,含有石竹烯、棕榈酸、杜松萜二烯等,其中β-石竹烯是丹参花的主要挥发性成分。丹参花中尚含有丰富的丹酚酸类成分,尤其是迷迭香酸的含量远高于丹参叶和丹参根。

丹参花质轻,气香,具有解表散邪、辟秽解毒、疏肝和胃、下气化痰等功效,可用于中医临床。以丹参花蕾为主要原料,经采收、阴晾、杀青、揉捻、烘干、筛分等工艺程序可以制得丹参花茶。该茶具有茶色淡雅、茶味微苦而甘、香气持久、清凉爽口的特点,可使饮用者不断调节身体功能,达到调节血压、降低血脂和血糖、保护心脑血管、消除疲劳、增强免疫力、促进食欲、提高睡眠质量的效果。丹参花中加入薄荷、刺梨汁、甜蜜素等可制成丹参花露饮品,具有扩张血管、预防心血管疾病的保健功效。

(3) 丹参须根:丹参的地下须根与根所含的化学成分类型基本相同,均含丹参酮、隐丹参酮、原儿茶醛及丹参酸等成分。

实例2 银杏资源生产利用与产业绿色发展

银杏 *Ginkgo biloba* 为多用途的经济树种。中国是银杏资源的主产区,种植面积超过 2×10^7 平方米,约占全球的 80% 以上。中国的银杏资源主要分布在江苏、山东、安徽、河南、浙江、湖北、广西等地区。江苏省的银杏产业规模和效益均列居全国之首,有悠久的银杏栽培种植历史,这也是建设绿色江苏的重要内容之一,其中江苏泰州、徐州地区又相对集中,形成重要的银杏资源生产中心和产品集散地。

从产业发展分析来看,银杏叶主要作为国内外银杏制剂的制药原料。除保证江苏乃至全国中药制药企业生产银杏叶片、银杏内酯注射液、银杏酮酯分散片等活血化瘀益气药物和保健食品系列产品外,尚以银杏叶标准提取物或干叶原料出口德国、法国等制药企业。然而,银杏外种皮、银杏落叶、银杏花粉等资源则处于被废弃或资源化程度较低的状态,亟待提升银杏资源的利用效率和效益。银杏非药用部位资源价值创新及资源化利用途径如图9-3-8所示。

(1) 银杏外种皮:银杏外种皮中含有近20种银杏酚酸类化学成分,且含量较高。研究发现银杏酸类成分具有致敏性、胚胎毒性、免疫毒性和细胞毒性等生物毒性,被认为是银杏叶提取物中的最主要的毒副作用成分,但同时也具有较好的抑菌、杀虫效用,被作为植物源杀菌剂、杀螺剂、杀虫剂等生物农药广泛利用,具有高效、广谱、无毒、无残留的优良特性。因此,探索银杏外种皮中的银杏酚酸类资源性化学成分对农作物病原菌的抑制效用和特色优势,可为银杏外种皮资源的开发利用及其在农业生产上的推广应用奠定基础。

(2) 银杏落叶:银杏落叶中含有一定量的萜内酯与黄酮类资源性化学成分,只是其含量偏低,如果在提取精制工艺方面进行改进,可制备银杏落叶提取物,为其开发利用奠定基础。银杏落叶中的聚戊烯醇含量较高,可高达 1.0%~1.5%,有的甚至达 1.96%。聚戊烯醇及其磷酸酯作为 N-糖蛋白生物合成的载体,对细胞具有修补和双向调节作用,其还具有抑制肿瘤、抗病毒、降血糖、护肝和造血等功能。因此,可利用银杏落叶制备聚戊烯醇而用于医药产品开发。此外,银杏落叶中还含有丰富的莽草酸,据报道莽草酸是合成抗禽流感药物的重要原料,还具有抗菌、抗肿瘤等生物活性,目前主要从八角中获取莽草酸。我国的银杏落叶资源丰富、莽草酸含量高,有望开发为制备莽

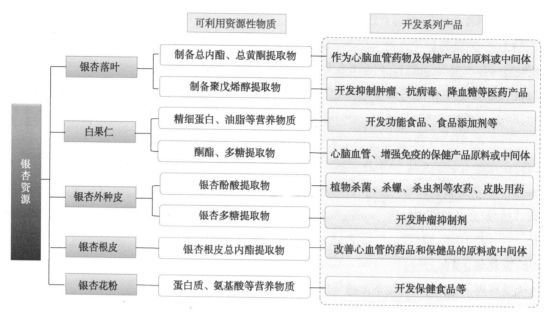

图 9-3-8 银杏非药用部位资源价值创新及资源化利用途径

草酸的新资源。

(3)银杏花粉:银杏花粉除含有一定量的银杏黄酮和银杏内酯类成分外,尚富含人体必需的蛋白质、氨基酸、维生素、脂类等多种营养成分,具有提高免疫力、延缓衰老、保健、美容的作用。对于银杏花粉产品的开发,国内市场已有银杏花粉膏体、花粉颗粒剂、花粉口服液等,受到消费者青睐。但与市场上其他成熟的花粉系列产品相比,尚需系统研究与开发。结合市场需要和银杏花粉本身的特点,应重视银杏花粉保健食品以外的花粉药品、化妆品、促生长剂等产品的开发。

(4)银杏根皮:据统计,仅江苏邳州地区,每年园林绿化、树木移栽会产生约20t银杏根皮,这些根皮多被丢弃在土中任其腐烂分解,无形中造成资源浪费。由于银杏根皮中含有丰富的银杏内酯类资源性化学成分,银杏内酯是血小板活化因子受体的特异性拮抗剂,具有广泛的药理作用。因此,银杏根皮总内酯的开发与利用可为银杏根皮这一资源得到有效利用提供有效途径。

实例3 菊资源生产与循环利用

菊花为菊科植物菊 *Chrysanthemum morifolium* 的干燥头状花序,是我国传统常用中药材,有2 000多年的应用历史,公元7世纪就输出日本,是国内外药材市场的重要商品。药用菊花的主产区分布于安徽、浙江、江苏、河南、河北、福建、江西、贵州等省。然而,菊的传统药用部位为其开放的头状花序,采收花序后的茎、叶、根部资源量4~6倍于花序的生物量,常被废弃在田头或被焚烧或掩埋,造成巨大的资源浪费与环境污染。

除作为药用部位的花序外,菊茎、叶和根在历代本草中也有大量药用或食用的记载。菊花始载于《神农本草经》,将其列为上品,明确指出其"正月采根,三月采叶,五月采茎,九月采花,十一月采实,皆阴干"。《食疗本草》指出甘菊"其叶,正月采,可作羹;茎,五月五日采;花,九月九日采"。《本草乘雅半偈》中指出菊花"久服利血气,轻身耐老延年。茎叶根实并同"。李时珍在《本草纲目》中关于用药部位时指出"有全用者,枸杞、甘菊之类是也";同时详细论述菊"其苗可蔬,叶可啜,花可饵,根实可药,囊之可枕,酿之可饮,自本至末,罔不有功"。《肘后备急方》称菊花可治疗疔肿垂死,"菊花一握,捣汁一升,入口即活,此神验方也。冬月采根"。《世医得效方》称菊嫩苗可治疗女人阴肿,"甘菊苗捣烂煎汤,先熏后洗"。《外台秘要》称菊花可治疗酒醉不醒,"九月九日真菊花为末,饮服方寸匕"。可知菊花、根及嫩苗除清热解毒、平肝明目外,还可以用于醒酒、治疗疔肿垂死危重症,外用可消肿解毒。近10年来,菊的非药用部位资源化利用在日用品、化妆品、畜牧生产等各个领域中的研究日益广泛,并取得一定成果。

(1)菊茎、叶:药用菊茎、叶中含有多种化学成分。研究发现,菊茎、叶中的侧柏酮(萜类化合物)含量较高,相对含量达到55.18%,其味道与薄荷味香气相似,是一种很有价值的香料成分,可加强在资源应用方面的研究力度,制备香囊和清新剂类产品。因菊茎、叶含有黄酮、挥发油等活性成分,可通过给动物喂食菊茎、叶来加强其生长性能。有研究证明,进食菊茎、叶的动物体重高于喂食稻草的对照组,并且动物体重随着喂食菊茎、叶量的增加而增加,由此可以进一步制备出绿色安全的动物饲料。此外,菊茎、叶中的活性成分也可应用于护肤的化妆品和驱蚊、清新空气的日用品中。以上研究表明菊花的非药用部位及其衍生的产品具有广阔的前景,亟待被挖掘。

(2)菊根:菊根部中的多糖含量可达30%左右,高于花;菊根等部位尚含有大量氨基酸、核苷酸等营养成分。此外,动物实验表明菊根多糖能够有效调节肠道菌群的结构和功能,增加短链脂肪酸含量,从而改善多种诱因引发的结肠炎。

目前,菊非药用部位的资源化利用和产业化开发并未形成规模化,尚需更为深入细致的研究工作和推动产业化开发利用。为了使菊非药用部位资源化利用达到效益最大化,可对其进行多层次、多途径的分级综合利用。其资源价值创新及循环利用发展模式如图9-3-9所示。①一级利用:将药用菊采收过程中产生的废弃物(根、茎、叶)进行资源性成分分析与资源价值发现等基础研究,构建(非)挥发性成分、多糖等分离纯化、富集制备技术体系,进一步开发制备高品质的精油产品、黄酮及酚酸类、多糖保健产品或原料等;②二级利用:经提取后的菊根、茎、叶残渣进行发酵产酶,转化为纤维素酶、木糖醇、生物乙醇等转化产物,或经热解炭化形成生物炭、木醋液等转化产物;③三级高值化利用:采用非水相高效生物转化技术,实现资源性成分的功能化生物转化修饰,提高转化产物的水溶性和生物活性,提升资源产品的附加值。最终实现菊根、茎、叶的清洁分级利用及耦合高值化利用,为药用菊花生产过程的固体废弃物资源化利用与产业化

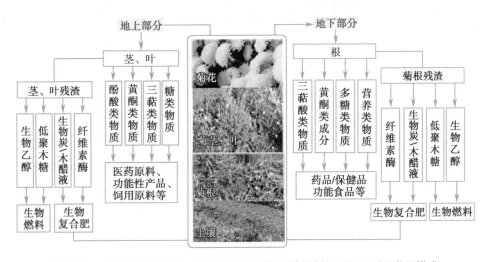

● 图9-3-9 药用菊栽培生产过程非药用部位资源价值创新及循环利用发展模式

开发提供可行的技术方案,延伸资源经济产业链,实现废弃物的零排放,解决菊花生产过程中的废弃物资源化利用与环境污染等问题。

实例4　单味中药提取过程废弃物及副产物的资源化利用——以丹参为例

以丹参为例,目前在消耗丹参资源的产品生产过程中多采用水提醇沉工艺,产生大量的丹参药渣及醇沉沉淀。丹参药渣中尚富含丹参酮类成分和少量丹酚酸类成分。通过研究建立从丹参药渣中快速分离获得丹参酮类成分的中高压制备方法,并获得高纯度的总丹参酮(纯度>60%)和丹参酮ⅡA、丹参酮ⅡB、隐丹参酮等(纯度>95%)。同时,创建利用光合细菌生物转化技术对丹参药渣中的丹酚酸类成分进行转化,提高总丹酚酸的含量。剩余的药渣进一步转化为生物炭,制备生物炭菌剂用于土壤改良,使得丹参药渣成为再生资源以生产再生产品,提升丹参资源的利用价值和利用效率,推动丹红注射液生产过程资源循环利用和循环经济的发展。同时,建立固体废弃物生物炭—热—肥联产的生产技术与质量标准,解决废弃物造成生态环境污染的问题。

此外,丹参药渣中存在大量的植物蛋白、纤维素及糖类等成分。丹参水提醇沉沉淀中主要含有寡糖类成分,其中以具有重要资源价值的水苏糖含量较高。其资源化利用模式如图9-3-10所示。

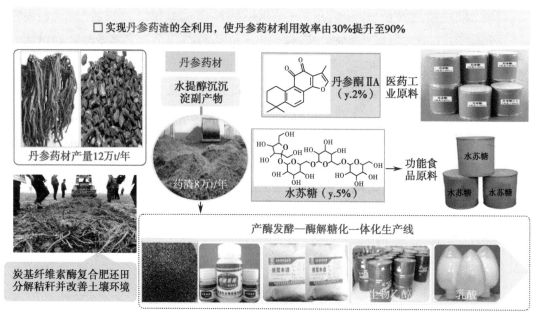

● 图9-3-10　单味中药渣固废物资源化利用——以丹参药渣为例

实例5　复方中药制剂生产过程固废物及副产物的资源化利用

(1)中药废弃物的生物质炭化和联产气、液关键技术及产业化示范:针对中药制药过程高含水中药复合药渣排放等环境难题,创新热解炭化工艺,创制适宜的技术装备,转化应用于以稳心颗粒为代表的复合药渣的资源化利用与有效处置,转化形成清洁燃气、生物炭等资源产品。所产生的清洁燃气/蒸汽为工业生产提供清洁能源,热解炭化/气化后的生物炭/草木灰作为复合有机肥料用于中药材种植,实现中药渣无害化处理与伴生能源收集/转化利用的集成创新以及循环利用和处置过程的零排放。复方中药制剂生产过程高含水药渣热解气化工程示意图如图9-3-11所示。

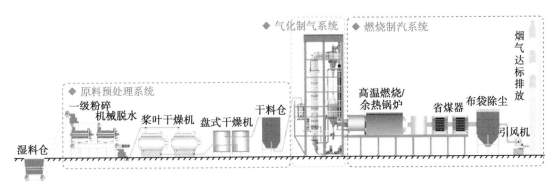

● 图 9-3-11　复方中药制剂生产过程高含水药渣热解气化工程示意图

以中药废弃物为主要原料,提出"基于中药废弃物的炭化、气化的多联产技术",即以中药废弃物为主要原料制备生物质炭,同时联产生物质可燃气、生物质提取液(活性有机物和焦油)三相产品,并分别加工开发成多种产品的技术。通过炭化多联产技术,不仅可有效消耗中药渣等中药废弃物、降低环境承载压力,同时也制备生物质炭、可燃气、生物质液体等资源产品,实现中药资源产业循环经济的发展。

充分利用生物质炭含有大量的碳和植物营养物质,可用作土壤改良剂提高土壤肥力,并可以进一步提高农作物产量。同时具有较大的比表面积且表面含有较多的含氧活性基团,可吸附土壤或污水中的重金属及有机污染物等。中药固废物作为新型生物质炭来源,对碳、氮具有较好的固定作用,可有效增加土壤碳源,有利于土壤微生态稳定和平衡,减少药材种植过程多发的连作障碍和土壤板结问题,在中药农业和生态环境修复中具有广阔的应用前景。

(2)中药废弃物的生物转化技术及产业化示范:通过微生物发酵法将废弃药渣或沉淀物转化为菌体蛋白饲料,用于畜牧业、家禽养殖业等,既可变废为宝,又可节约成本。该方面的研究较多,如利用白腐菌对中药渣(经煎熬浸提后的野菊花、忍冬、夏枯草等)进行固态发酵,发现在经过白腐菌 3~5 天静态发酵后,发酵产物的真蛋白质量分数可达 19.05%,比原料本身的真蛋白质量分数高71.34%;粗纤维质量分数由 29.14% 降低到 17.42%,可作为蛋白饲料资源。

利用微生物处理废弃药渣或与家禽粪便混合处理,获得农业用绿肥,用于农业生产或中药材生产,可实现中药废渣的良好生态循环。中药渣富含有机质及氮、磷、钾养分,质轻,通气性好,是一种优质的有机肥和轻基质原料,同时可改善土壤的通透性。利用生产脉络宁的药渣,配合适量的无机肥和生物菌肥施用可快速提高生土活性与生土供养能力,促进生土团粒结构形成,使生土快速熟化,实现当年熟化当年丰产;在与鸡粪投入成本相当的情况下,改土、增产效果优于鸡粪。

以中药渣为主要原料,工厂化制作食用菌栽培基质是目前较为成熟的药渣利用途径。其菌渣回收后,经 pH 调节后直接种植草菇或是加入少量牛粪、碳棒灰经过高温好氧发酵处理,制作蔬菜育苗基质、蔬菜栽培基质、有机无机肥及生物有机肥;草菇渣用过 2 年后的栽培基质、有机肥及育苗基质随秧苗定植回田改良土壤。这套模式对中药渣进行三级循环利用,实现资源利用最大化和环境污染最小化,促进农业环境的可持续发展。

此外,尚有多个方面的中药渣开发利用,如利用中药渣制成花肥;利用工业纤维素酶使中药渣中的纤维素降解为 β- 葡萄糖;日本公司利用中药渣制造包装纸,用于药品的包装;利用中药渣作絮凝剂,处理造纸废水,与无机絮凝剂、有机絮凝剂进行对照比较,发现自制中药渣具有良好的絮凝效果,并且作为天然高分子絮凝剂的中药渣制备简单,对造纸废水具有良好的处理效果;板蓝根药渣能快速吸附大量的铅,对低浓度的铅溶液吸附率更高、吸附速度更快;甘草渣纤维作为烟草薄片的原料等。

课后习题

一、是非题(对√;错 ×)

1. 循环经济的核心内涵是资源循环利用,它反映经济社会发展与资源循环利用之间的关系。( )

2. 中药废弃物资源化利用过程体现资源的综合利用和多途径、多层次利用价值。( )

3. 中药资源循环利用适宜的方法与技术主要有化学转化、生物转化及物理转化技术。( )

4. 蒸汽爆破预处理中药废弃物可提高固态中药废渣中的纤维素类资源性物质的得率和酶解产量,同时使次生小分子产物的转移率明显增加。( )

5. 富含纤维素、半纤维素、木质素类等资源性物质的中药固废物可通过物理转化、生物转化等方式进行利用。( )

6. 循环经济就是指按照自然生态物质循环方式运行的经济模式。( )

7. "减量化"是指在生产、流通和消费等过程中减少资源的消耗和废物的产生。( )

8. 转化增效资源化模式是针对具有一定资源化潜力的中药废弃物,通过酶转化技术、微生物转化技术、细胞生物转化技术、发酵转化技术等,使其转化为利用价值较高的资源产品。( )

9. 将纤维素转化为二糖或葡萄糖等属于精细高值化利用。( )

10. 采用厌氧发酵技术可将中药废弃物进行发酵产生乙醇、沼气等能源物质,是中药废弃物综合利用的最有效的方法之一。( )

二、名词解释

1. 循环经济
2. 中药资源循环利用
3. 粗放低值资源化模式
4. 转化增效资源化模式
5. 精细高值资源化模式
6. 气流分选技术
7. 热解气化技术
8. 资源再利用
9. 非水相生物转化技术

三、简答题

1. 试举例说明中药资源循环利用包括哪些内容。
2. 中药资源循环利用策略有哪些?分别适用的范围是什么?

3. 中药资源价值创新体现在哪些方面？并举例说明之。

4. 中药资源循环利用适宜方法与技术主要有哪些？各有什么特点及适用范围？请举例说明之。

5. 中药资源循环利用的生物转化技术与方法主要包括哪些？可解决中药副产物中哪些类型资源性物质的利用？

6. 中药非药用部位主要有哪些类型？各自有何特点及资源化利用途径？

7. 中药资源循环利用再生产业结构及其产业价值链的重构主要包括哪些方面？

8. 试举例说明中药非药用部位资源化利用的成功案例。

9. 中药资源循环利用的理论基础与模式分别是什么？

10. 简述中药废弃物及副产物的产生及分类，并举例说明之。

主要参考文献

［1］封志明.资源科学导论［M］.北京:科学出版社,2004.

［2］孙若梅,尹晓青,操建华,等.资源与环境经济学学科前沿研究报告［M］.北京:经济管理出版社,2013.

［3］申俊龙,熊季霞.中药资源与环境经济学［M］.北京:科学出版社,2016.

［4］中国自然资源学会.中国资源科学学科史［M］.北京:中国科学技术出版社,2017.

［5］段金廒,周荣汉.中药资源学［M］.9版.北京:中国中医药出版社,2013.

［6］丁安伟,王振月.中药资源综合利用与产品开发［M］.9版.北京:中国中医药出版社,2013.

［7］裴瑾.中药资源学［M］.北京:人民卫生出版社,2017.

［8］万德光,王文全.中药资源学专论［M］.北京:人民卫生出版社,2009.

［9］张伯礼,陈传宏.中药现代化二十年(1996—2015)［M］.上海:上海科学技术出版社,2016.

［10］段金廒.中药资源化学:理论基础与资源循环利用［M］.北京:科学出版社,2015.

［11］段金廒.中药废弃物的资源化利用［M］.北京:化学工业出版社,2013.

［12］王诺,杨光.中药资源经济学研究［M］.北京:经济科学出版社,2017.

［13］许赣申.中药资源的可持续利用理论与方法研究［D］.天津:天津大学,2005.

［14］黄晶.森林公园社会效益评价研究［D］.福州:福建农林大学,2010.

［15］曾建国.植物提取物标准化研究:方法与示范［M］.北京:化学工业出版社,2011.

［16］王淑君,宋少江,彭缨.保健食品研发与制作［M］.北京:人民军医出版社,2009.

［17］孙海峰.中药化妆品开发与应用［M］.北京:人民卫生出版社,2017.

［18］刘华钢.中药化妆品学［M］.北京:中国中医药出版社,2006.

［19］胡元亮.中药饲料添加剂的开发与应用［M］.2版.北京:化学工业出版社,2017.

［20］赵润怀,贾海彬,周永红,等.我国动物药资源供给现状及可持续发展的思考［J］.中国现代中药,2020,22(6):835-839.

［21］刘圣金,严辉,段金廒,等.江苏药用矿物资源种类分布及其利用现状与展望［J］.中草药,2020,51(6):1628-1640.

［22］国靖,汪贵斌,封超年,等.银杏林下经济模式分类及模式综合效益评价［J］.中南林业科技大学学报,2017,37(1):118-122.

［23］余际从,刘慧芳,雷蕾,等.矿产资源开发社会效益综合评价方法研究［J］.资源与产业,2013,15(3):62-67.

［24］聂弯,于法稳,和月月.核桃种植的生态效益评价——以云南省大姚县为例［J］.安徽农业科学,2016,44(29):156-160.

［25］段金廒,郭盛,严辉,等.中药材优质优价机制建立制约因素分析及其实施路径探讨［J］.中国现代中药,2019,21(10):1283-1287.

［26］饶芬.中国植物提取物产业竞争力研究［D］.广州:暨南大学,2016.

［27］刘颖铄.中药的国际化探究［D］.济南:山东中医药大学,2016.

［28］曾建国.别隐品碱在农药杀菌剂中的应用:CN101401579A［P］.2009-04-08.

［29］LEE C H.CHEN J C,HSIANG C Y,et al.Berberine suppresses inflammatory agents-induced interleukin-

1β and tumor necrosis factor-α productions via the inhibition of IκB degradation in human lung cells［J］. Pharmacological research,2007,56(3):193-201.

［30］ 曾建国.普托品类总生物碱在抗寄生虫兽药中的应用:CN101502567A［P］.2009-08-12.

［31］ BARRETO M C,PINTO R E,ARRABAÇA J D,et al.Inhibition of mouse liver respiration by Chelidonium majus isoquinoline alkaloids［J］.Toxicology letters,2003,146(1):37-47.

［32］ 曾建国,钟明,姚利.博落回总生物碱或其盐在抗血吸虫致肝纤维化治疗中的应用:CN101297870A ［P］.2008-11-05.

［33］ VRBA J,DOLEŽEL P,VIČAR J,et al.Chelerythrine and dihydrochelerythrine induce G1 phase arrest and bimodal cell death in human leukemia HL-60 cells［J］.Toxicology in vitro,2008,22(4):1008-1017.

［34］ 王晶晶,徐方旭,冯叙桥,等.中药类保健食品的研发:从食品科学角度的思考与建议［J］.食品安全质量检测学报,2015,6(4):1350-1355.

［35］ 杨明,胡彦君,王雅琪,等.基于中医药理论与优势的中药保健产品设计思路［J］.中草药,2017,48(3):419-423.

［36］ 王林元,张建军,王淳,等.对中药类保健食品的认识及研究开发策略［J］.中国中药杂志,2016,41(21):3927-3930.

［37］ 国家食品药品监督管理总局.化妆品安全技术规范(2015年版)［S］.北京:2015.

［38］ 谢艳君,孔维军,杨美华,等.化妆品中常用中草药原料研究进展［J］.中国中药杂志,2015,40(20):3925-3931.

［39］ 李慧萍.人参AFG系列化妆品开发研究［D］.长春:吉林农业大学,2014.

［40］ 宫庆.中兽药原料药的分类、资源现状与发展措施［J］.养殖技术顾问,2012(1):229.

［41］ 赵明,段金廒,张森,等.基于中药资源产业化过程副产物开发禽畜用药及饲料添加剂的策略与路径［J］.中国中药杂志,2017,42(18):3628-3632.

［42］ 郭盛,段金廒,赵明,等.基于药材生产与深加工过程非药用部位及副产物开发替代抗生素饲用产品的可行性分析与研究实践［J］.中草药,2020,51(11):2857-2862.

［43］ 张兴,马志卿,冯俊涛,等.植物源农药研究进展［J］.中国生物防治学报,2015,31(5):685-698.

［44］ 张兴,吴志凤,李威,等.植物源农药研发与应用新进展——特殊生物活性简介［J］.农药科学与管理,2013,34(4):24-31.

［45］ 刘双清,张亚,廖晓兰,等.我国植物源农药的研究现状与应用前景［J］.湖南农业科学,2016(2):115-119.

［46］ 何衍彪,詹儒林,赵艳龙.丁香提取物对芒果炭疽病菌和香蕉枯萎病菌的抑制作用［J］.四川农业大学学报,2006,24(4):394-397,404.

［47］ 张晓艳,陈浩,李敏,等.植物源抗病毒剂丁香酚微囊及田间使用技术开发［J］.中国生物防治学报,2015,31(1):139-147.

［48］ 林中正.植物源抗烟草花叶病毒活性物质的筛选和作用机理初探［D］.长沙:湖南农业大学,2012.

［49］ 张宏利,韩崇选,程明,等.30种植物杀鼠活性研究［J］.西北植物学报,2007,27(12):2545-2550.

［50］ 滕春红,陶波,吕志超,等.植物源除草剂研究进展［J］.农药,2013,52(9):632-634,641.

［51］ 邵仁志,刘小安,孙兰,等.中国植物源农药的研究进展［J］.湖北农业科学,2017,56(8):1401-1405.

［52］ 万群.芸薹素内酯对高温胁迫下草莓幼苗生化物质的影响［J］.中国南方果树,2016,45(3):117-121,125.

［53］ 杨芳.芸薹素内酯延缓百合切花衰老的生理效应研究［J］.江苏农业科学,2012,40(7):268-270.

［54］ 肖年湘,郁松林,王春飞.6-BA、玉米素对全球红葡萄果实发育过程中糖分含量和转化酶活性的影响［J］.西北农业学报,2008,17(3):227-231.

［55］ 陈阳峰,钟晓红.中国中草药源农药的应用开发进展［J］.农药,2013,52(10):717-720.

［56］ 段金廒,宿树兰,郭盛,等.中药资源产业化过程废弃物的产生及其利用策略与资源化模式［J］.中草药,

2013,44(20):2787-2797.

［57］ 段金廒,郭盛,唐志书,等.中药资源循环利用模式构建及产业化示范[J].江苏中医药,2019,51(3):1-5.

［58］ 段金廒,张伯礼,宿树兰,等.基于循环经济理论的中药资源循环利用策略与模式探讨[J].中草药,2015,46(12):1715-1722.

［59］ 申俊龙,魏鲁霞,汤莉娜,等.中药资源价值评估体系研究——基于价值链视角的分析[J].价格理论与实践,2014(3):112-114.

［60］ 段金廒,宿树兰,郭盛,等.中药废弃物的转化增效资源化模式及其研究与实践[J].中国中药杂志,2013,38(23):3991-3996.

［61］ 林文锋.我国固废资源化的技术及创新发展[J].中国资源综合利用,2019,37(8):78-80.

［62］ 段金廒,郭盛,严辉,等.药材生产过程副产物的价值发现和资源化利用是中药材产业扶贫的重要途径[J].中国中药杂志,2020,45(2):285-289.

［63］ 段金廒,郭盛,唐志书,等.中药资源循环利用模式构建及产业化示范[J].江苏中医药,2019,51(3):1-5.

［64］ 段金廒,唐志书,吴启南,等.中药资源产业化过程循环利用适宜技术体系创建及其推广应用[J].中国现代中药,2019,21(1):20-28.

［65］ 李洁,申俊龙,段金廒.中药资源产业副产品循环利用模式研究[J].中草药,2019,50(1):1-7.

［66］ 严辉,张森,陈佩东,等.基于木塑产品开发的中药固体废弃物资源化利用研究[J].中国现代中药,2017,19(12):1677-1682.

［67］ 郭盛,段金廒,鲁学军,等.中药固体废弃物的热解炭化利用策略与研究实践[J].中国现代中药,2017,19(12):1665-1671.

［68］ 顾俊菲,宿树兰,彭珂毓,等.丹参地上部分资源价值发现与开发利用策略[J].中国现代中药,2017,19(12):1659-1664.

［69］ 张伯礼,张俊华,陈士林,等.中药大健康产业发展机遇与战略思考[J].中国工程科学,2017,19(2):16-20.

［70］ 段金廒,宿树兰,郭盛,等.中药资源化学研究与资源循环利用途径及目标任务[J].中国中药杂志,2015,40(17):3395-3401.

［71］ 江曙,刘培,段金廒,等.基于微生物转化的中药废弃物利用价值提升策略探讨[J].世界科学技术:中医药现代化,2014,16(6):1210-1216.

［72］ 沈飞,宿树兰,江曙,等.丹红注射液生产过程中丹参固体废弃物的资源性成分分析及其转化机制研究[J].中草药,2015,46(16):2471-2476.

［73］ 戴新新,沈飞,宿树兰,等.丹参药渣中丹参酮类化学成分的提取富集研究及其利用途径分析[J].中国现代中药,2016,18(12):1578-1582.

［74］ 戴新新,沈飞,宿树兰,等.酸碱预处理后酶解提升丹参药渣中丹参酮类成分的提取效率研究[J].中国中药杂志,2016,41(18):3355-3360.